U0067917

身心靈整體的自然醫學

的自然醫學

虞和芳　著

天空數位圖書出版

目　錄

前　言

自然醫學來自古老的傳統醫學

醫學的領域，不分國籍，在歐洲待了 50 年，跟許多歐洲人相處以來，發覺他們身心靈的疾病，都跟我們東方人沒有什麼不同。只是因為文化的不同，氣候環境，遺傳因子的相差相異，在宗教習俗禮節應對上顯出不同而已。

這也是生病時，可用同樣的藥物來治病，所得的病，除了因為遺傳因素，體質有異而會有不同外，其它的也都能相通。

所有的人類，都是來自同源，這是即使種族不同，仍然能通婚，也能同樣血型的人，互相輸送血液一個道理。

每種不同種族的人，雖然皮膚不同，但每種民族都同樣的有眼耳口鼻，思想情感，喜怒哀樂。

因此不管是歐洲的醫學，亞洲的醫藥，同樣也能適合來治療我們東西方世界各地人們的疾病。

自然醫學中神和靈的奧妙

自然醫學是以自然的資源，啟發發揮人類天賦本有的自癒力來對抗疾病的醫學。

人體是非常複雜奧妙，世界上沒有任何人類的創造發明，機器，藥物，藝術，文明，科學，能夠解釋清楚，人體構造的那麼奧妙，和運作的神奇，更遑論創造出一個小生物出來。

我們只能名之宇宙萬物來自上天（神）的創造。

一個卵細胞和精子結合，這麼小的受精卵，能成長為一個複雜的人體。

一粒種子，就隱藏著它日後長大的因子，只待日光空氣水的孕育，自生成長滋長，成為一棵樹。在這種子內，已經賦有它的形狀，它的生長激素，它的生命長短，它在宇宙運行本身生長，對其它生物體的相關性的作用。這是不會行動的植物，更何況是能夠走動，飛翔的動物。即使麻雀雖小，也五臟俱全。

子曰：「予欲無言。」子貢曰：「子如不言，則小子何述焉？」子曰：「天何言哉？四時行焉，百物生焉，天何言哉？」

上天不會說話，它透過萬物的生長，變化，在宇宙中的生生滅滅，多少生物，動物，微生物，我們肉眼看不到的病毒，都在我們生存的宇宙中，共同相制，相依，相生相長。

還有我們看不見的能量，生命的能量，這種生命力，從哪裡來？

小而來自病毒，大而擴至無窮無盡的宇宙太空星球，都在宇宙中按照一定的軌道運行不息。

人類的文明，宗教，哲學，醫學，神學都在探索宇宙，人體的奧妙，得到不少的經驗，一代一代的傳承他們的發現和經驗。中醫以一種象徵陰陽五行，來闡述生命和疾病。

黃帝曰：陰陽者，天地之道也，萬物之綱紀，變化之父母，生殺之本始，神明之府也，治病必求於本。故積陽為天，積陰為地。陰靜陽躁，陽生陰長，陽殺陰藏。陽化氣，陰成形。寒極生熱，熱極生寒。寒氣生濁，熱氣生清。清氣在下，則生殖泄，濁氣在上，則生膩脹。此陰陽反作，病之逆從也。

裡面的"治病必求於本"，提出治病的根本。

我們生存在今日，有前人所創的文明，前人的著作，供給我們精神食糧，繼續的教導我們對抗疾病，尋求健康之道。

這是中國人的拜祖先感恩之情，這也是宗教倡導感恩之德。

本書所談，只不過是以一種探索的方式，來看人類利用自然，在生老病死中，跟疾病奮鬥的發現經驗貢獻。在龐大的宇宙中，利用自然，累積經驗，對疾病的認識了解，探討發現的片片斷斷，在生命中，預防，治療疾病，這樣我們才能夠享受到今日生活的品質。

突然冠性病毒在 2019 年末出現，到 2020 年有半年多，橫掃宇宙天空。生存在地球的人們，所有的特效藥都無效，中西醫，才發現"治病必求於本"的重要，最後要靠天賦給我們的免疫系統的運作來對抗它。
20.7.2020

第一章

身心靈自然醫學的特色

一、什麼是身心靈的自然醫學？

➤ 求根治本的整體醫學

這些診斷和療法，有別於西方主流醫學，被歸類為「另類醫療」。它是一種整體的診斷和治療法，不但不像西醫分成不同的科，互不相關，還將心身靈視為一個整體。換言之，自然醫學是指有系統地身心一體的學說作為診斷，和利用大自然資源來作為治療疾病的醫學。加上靈的層次，就是身心靈合為一體的自然醫學。自然醫學不在於壓抑身體不適的症狀，而是求根治本。如頭痛並不是讓病人吃止痛藥，而是要找出是哪一個經絡生病，過敏也是在找出疾病的根源，以求徹底解決問題，使身體恢復健康。

不是把身體拆成各個不相關的部門，分別對待，而是將個體作為整體的對待。在我的診所時常看見的現象，如一位眼睛快要瞎的病人，只一直去看眼科醫生，換新眼鏡，而她的目疾是源於糖尿病。醫生沒有聯想得到，只要她一再地換眼鏡，她的疾病沒有即時的對症下藥，而延拖成幾乎目盲。另有病人皮膚搔癢，醫生只管在皮膚上的症狀治療，沒有看出這是導源於他的腎臟功能失職。這種誤診，常會使病人拖延治療的時機，而耽擱病情，造成不可補救的傷害，因此可知整體醫學的重要。

➤ 了解疾病的信號

　　了解疾病的信號，在疾病徵兆期，即能診斷出來並治療（Prevention）。即找出真正病因（Identify and Treat the Cause）後，作治本的治療。自然醫學的預防比一般西醫積極且有效率，等到形成癌症、糖尿病、高血壓、心臟病、腎臟病、後才去治療，通常就是事倍功半了。最好是預防，在疾病未爆發前，透過診斷，看出疾病的預兆；在疾病還小時，就做治療，即所謂「小病不補，大病吃苦」。

➤ 強調人體的自癒力

　　強調人體的自癒力（Healing Power of Nature）。我們感染到的疾病，多半是免疫系統不夠強，無法戰勝疾病的侵襲。免疫系統又跟每人的遺傳，心理，和生活起居相關。所以自然醫學在疾病治好後，很重要的就是調養，增強自身的免疫系統。

　　而在個人對其靈性的修養信仰方面，也會影響疾病治癒的結果。

二、身心靈的整體醫療

　　人體的內外是互相相連為一體，即身心靈一體，相互影響不能分開對待。從中醫的五志：怒、喜、思、憂、恐中可以明確的認識情緒與身體的關係。

➤ 靈是指什麼？

　　靈是牽涉到宗教信仰，個人修身的人格，牽涉到人的高層靈的領域。

　　不同宗教信仰，不同的人生哲學，對靈有不同的解釋。

　　基督教的三位一體的靈，三天三夜也講不完。

　　靈魂和靈性又很難分。

　　簡單說來，從歐洲的醫學來看，占星術，就是人和宇宙溝通的管道，這是深一層的對宇宙的溝通。

　　印度教認為神就是在每個人的身體內，它是人類的跟造物主結合的地方，這樣達到 samadhi 境界，這是超意識境界。雖然他仍然生存在物質平面上，他已到達超越時，空，超越因果律的境地，即是最美的境界。

　　Sigmund Freud，把人分成三個層次，es，ich，über ich。es 是原我，是原始生下來的求生存的我。ich 是我，受到情感意識操縱的我。而 über ich 是超人的境界，是能夠達到的跟神性溝通的世界，是靈的境界。

　　中國的天人合一，我們的良知良能，就是屬於靈的境界。

> ## 醫生與病人互動

醫生有教育教導病人的任務，而病人要能夠接受，照著去實行，這才是治病，康復和保持健康之本。不是醫生開了藥方就了事，還要病人遵照醫生的囑咐，雙方進行溝通，才能達到治癒疾病的目的。這我們可從醫師 Doctor 的原意看得出來。

> ## 身心靈的靈指什麼？

「身」指身體，「心」指心理和情緒，很清楚明瞭。那麼身心靈的自然醫學的「靈」是指什麼？

靈是指靈性。換言之，身心靈的醫學分別指自己與自己、自己與他人、自己與世界的關係。世界衛生組織 1948 年提出：「健康，不僅是沒有病，而是身體、心理及社會都完全舒適。」這說出真正健康的意義，它不是窄小的只有自我，而是更廣泛的，心理及社會環境，都影響我們的身體健康。

中文的靈字很妙，靈的寫法說明兩個巫師跪在祭台上求雨。這就是歐洲盛行的占星術，也就是中國易經中的天人合一的理想。

易經是一本占筮的書，易經的易就是"日月"兩字的合成。日月星辰的運行，就是天體的運行，就是包羅萬象的時間和空間。中國的巫術，占星術，也用在醫學上，這就是中國易經所闡明的道理。身心合一這就是身心靈自然醫學，它包括自古以來影響人類和社會生存的環境。

靈的意義，靈還指靈活，靈通，靈巧，是人與人，人與社會，人與天地溝通的能力，這樣身心靈才真正合一。

人類在不同的三種層次中生存：身界、心界、靈界。

心界，注重內在和內心的感受，會出現喜怒哀樂，開心高興，痛苦煩惱。處於心界的人極易產生慾望，而慾望可以有小有大，得到一項，還會生另外一個，不時會受到，得不到之苦，中國俗話"不如意事常八九，可對人言無二三"，這就影響我們的身體，產生不同的疾病。心界的人也容易陷入情感的漩渦，容易生出煩惱、痛苦、恐懼、糾結、矛盾。糾結於身界心界的人時常會在生老病死的過程中，陷入痛苦迷茫。

靈涉及哲學和宗教，都是形而上學，看不見，摸不到，很難言傳，要靠意會。老子開門見山就說"道可道，非常道"。

哲學倫理道德是良知良能。靈魂是虛無縹緲，在宗教的領域，基督教和佛教都是勸人為善，就是喚醒人感恩、這樣才能體會到幸福、富足的、慈悲、大愛的靈界領域。

靈魂超我，可以把眼光放高一線，跳出自我之身，有了遠大利己利人的目標，就能獲得幸福和富足。人生是一場不停止的身心靈的修行，修的是一顆本真的心。

身心靈成長就是在生活中不斷學會愛自己、認識自己、修正自己、找回自己、遇見、回歸本性的良知良能的過程。它跟自然醫學息息相關。
13.7.2020

三、人體的免疫系統

➤ 中西醫解釋身體的自我調節平衡功能

　　我們體內有自我調節平衡的特性。英語 homeostatic，德文 Homöostase。它源自古希臘語 ὁμοιοστάσις，表示為平衡狀態，指體內調節過程，維持開放動力系統的平衡狀態。體內平衡具有恆定狀態或恆定性，是指在一定外部環境範圍內，生物體或生態系統內，環境有賴整體器官的協調聯繫，得以維持體系內環境相對不變的狀態，保持動態平衡的這種特性。動態平衡發生於兩個逆向但同步的過程當中。首先見於化學，但後來在生態學、經濟學，而至政治學等均有所應用。化學上的解釋，化學平衡在一個可逆的化學反應中，當正向反應及逆向反應的反應速度率相等時就會達到動態平衡。在這個狀態下不論生成物及反應物的濃度均沒有改變，動態一詞意指兩個反應仍然在持續進行而非停滯，但剛好兩者的速率相等，致使各自的濃度均沒有改變，達致平衡狀態。生態學上的解釋在出生率及死亡率均為等值的情況下，某物種的種群數目維持不變，就是一種動態平衡。此術語還用於許多學科，例如：物理學，化學，生物學，經濟學，社會學，心理學，醫學或法律。體內平衡系統是一種穩態調節作用。生理學家 Claude Bernard 在 1860 年左右描述此穩態的概念，Walter Cannon 和 Karl Ludwig von Bertalanffy 在 1929 年和 1932 年創造這個術語及其名稱。生物學知道許多平衡狀態，這些平衡狀態通過特殊的體內平衡過程得以維持。無論在細胞，器官或生物體內都具有平衡的作用。要獲得的特性可以是解剖的，化學的，物理的或數學的（細胞數）。在生理學中，術語穩態被定義為內部環境的持續維持（目標狀態），這是通過調節來實現的。這樣的一個例子是腦穩態，它由血腦屏障即腦血管障壁（英語：blood–brain barrier，BBB），指在血管和腦之間有一種選擇性地阻止某些物質由血液進入大腦的「障壁」。

在醫學方面，臨床穩態與激素產生有關。這種平衡穩態在體內許多方面都可以看出：體積和滲透壓，鈣和磷酸鹽平衡，酸鹼平衡，呼吸驅動使氧氣和 CO_2 的分壓達到穩態，並用於酸鹼障礙的呼吸、補償血壓調節、鐵成分的穩態、調節血糖水平、調節能量平衡、溫度調節反射以確保身體姿勢免受重力或外部干擾、睡眠和體內壓力（睡眠壓力）。醒來時對睡眠的需求逐漸增加，而在睡眠過程中再次減少。腺苷 Adenosine 在這裡起著重要的作用。

****

從上面諸多的解釋，中醫以很簡單的陰陽來表示：《生氣通天論》：「陰平陽秘，精神乃治；陰陽離決，精氣乃絕。」〔中醫〕陰氣平順，陽氣固守，兩者互相調節而維持其相對平衡，是進行正常生命活動的基本條件。中國的傳統學術中，有所謂「孤陰不生，獨陽不長」以及「陰極陽生，陽極陰生」的概念。老子在《道德經》中說：「道生一，一生二，二生三，三生萬物。萬物負陰而抱陽，沖氣以為和」。陰陽的特性如下：「對立而統一關係」（the contradictory unity）（太極）：兩者互相對立，陽有主導性，陰具有包容性：萬物皆有其互相對立的特性。如熱為陽，寒為陰；天為陽，地為陰，說明宇宙間所有事物皆對立存在。這種相對特性並非絕對，而是相對。如上為陽，下為陰，平地相對於山峰，山峰為陽，平地為陰；但平地若相對於地底，則平地屬陽、地底屬陰，可見陰陽的相對性關係。兩者相互依靠、轉化、消長：陰陽存在互根互依，互相轉化的關係，陰中有陽，陽中有陰，因彼此的消長，陰陽可以變化出許多不同的現象分類。陰平陽秘，精神乃治，這是平穩和諧狀態，以陰陽圓形代表它們的平穩狀態，五行的圖形來代表它們的相生相剋。
1.5.2020

➢ 從易經的「曲成萬物而不遺」看自然醫學

易經繫辭傳中有一句「範圍天地之化而不過，曲成萬物而不遺」，這是易經的重點。這句話，先把宇宙時空以及佛教的法界萬物都包羅在內。而它運用的原則是「曲成萬物而不遺」。老子的"曲則全"就是受到這句話的影響。什麼是曲，曲是彎曲，圓球是曲的整體。即使直線也是曲的一部分。兩個平行直線，不能夠交界。這些直線其實就是曲所分成的一個小部分，但是卻是另外的一種不能夠交互作用的數學，更何能談「範圍天地之化而不過」。直線平行，兩邊漏洞通風，如何範圍住，怎麼能夠範圍天地之化。唯有圓，才能範圍住萬物的變化。記得小時候有一個猜謎"四面不通風，十字在當中，若把田字猜，便是呆頭翁"，謎底是「亞」字。這裏看出中國文字的奧秘，連小學生都來猜謎。而圓為什麼是一個易經的重點，又跟中國醫學有關？易經的陰陽 太極圖，跟中國醫學有什麼關係？中國醫學最基本的法則，就是陰陽。不管是理論或是治療都離不開陰陽兩字。這也是易經的哲學。中醫的《內經》說："陰陽者，數之可十，推之可百，數之可千，推之可萬，萬之大不可勝數，然其要一也。"這是一種相對兩面，卻有相輔相成的元素。看起來只有陰陽兩面，其實它就是合成宇宙的一體兩面。它是"數之可十，推之可百，數之可千，推之可萬，萬之大不可勝數，然其要一也。"它們千千萬萬衍生出一切，原則法則卻是陰陽，它包羅在一個圓形中。我們可以觀察地球是圓的，太陽月亮星球都是圓的。太極拳抱球等的姿勢，都採取圓球姿勢。自然醫學的範圍很廣，有中醫，印度瑜珈，歐洲的不同派別的自然醫學。中醫講內外一體，五官跟五臟相連。肝開竅於目，眼睛瞳孔都是圓的。心開竅於舌，心臟本身就是一個類似圓的形狀。心開竅於舌，舌上有無數的味蕾，味蕾是一個個圓形突起。其華在面。兩個臉盤，就看出如一個圓形的盤子。脾開竅於口，其華在唇，口張開可呈圓形。肺開竅於鼻，其華在皮毛，兩個鼻孔呼吸，鼻孔呈圓形。腎開竅於耳，其華在髮。兩個耳朵的耳孔是圓形。歐洲現代的自然醫學，受到印度的影響，認為人的周圍有一個 Aura，人被一層氣流所包圍，它也是圓形。瑜珈認為人的身上有脈輪，都跟圓形有關。17.1.2020

➢ 歐洲醫學之父對人體的內在抗病能力的解說

Hippocrates 希波克拉底，出生於紀元前 460 BC 出生在 Cos 島，小亞細亞西南海岸，為現在的土耳其。他活了很長的壽命到 380 BC 有些說到了 90 歲，還有相傳活到百齡之歲。他被尊崇為歐洲醫學之父。Hippocrates 很重視加強和建立人體的內在抗病能力。為此，他規定飲食，體操，運動，按摩，水療和海水浴場等的健身和治療的方法，Hippocrates 治病是讓身體恢復抗病的自然能量，以便戰勝病魔，獲得康復。

Hippocrates 的治療處方，是非常明智，務實和靈活，有利於保守和溫和激進或極端的措施。他在治療疾病，如發燒和傷口的飲食措施，以容易消化的食品和液體。在危機階段的急性疾病，他開一種很纖細，清淡飲食。Hippocrates 醫學簡單，療法建基於「自然界所賦予之治療力量」。

根據此理論，人體自有平衡四液及痊癒之力量。他著重在促發人體自然過程的痊癒力量。這種治病原則，也是中醫的原則，當人生病時，體質變弱，消化能力減弱，多半沒有胃口，這時要進食容易消化的食品，不可來大魚大肉。這是循序漸進的自然法則。遠在近 2500 年前的歐洲，他的對人體自癒力的認識，和對病人的治療方法，他的著作可以跟中國的"內經"相比美。23.2.2020

➤ 與生俱有的免疫系統

免疫系統是與生具有，這是上天給予我們的一項生存，抗禦疾病的恩賜。

我們的身體比如一個國家，免疫力就是國家武裝的部隊，對付外來的闖入敵人。

敵人兇猛過度，免疫力沒法抗衡戰勝，人就會生病。這時需要藉助外來的援兵，共同對抗侵入的敵人。若是戰勝敵人，病人恢復健康，若是被敵人入侵，尤其病毒性的侵入，引起併發症，多半醫生搶救不及，只有宣報死亡。

人類發明不少的藥物和有效的治療疾病方法。醫學就是專業人士幫助受病的人，共同預防，治療疾病的紀錄。自然醫學就是作用於激發生來就有的免疫力，來對抗疾病的方法。

18 世紀以來，新的儀器發明，醫藥人員的探索，對人類的免疫系統深入研究，對免疫系統的構造，作用有了具體的認識。

人類的免疫系統，由免疫器官—脾臟、骨髓、胸腺、淋巴結、扁桃

體等、免疫細胞——淋巴細胞，吞噬細胞等，以及免疫分子——淋巴因子、免疫球蛋白、溶菌酶等所組成。13.2.2020

> ## 製造免疫細胞的器官

是指能夠實現免疫功能的器官和組織，是免疫細胞發生、定居和發揮效應的場所。按功能的不同可以分為中樞免疫器官和外周免疫器官。

（一）中樞製造免疫細胞的器官

中樞免疫器官和組織是免疫細胞產生、分化、發育以及成熟的場所。包括骨髓和胸腺：

● 骨　髓

骨髓是造血組織，也是製造免疫細胞的場所。造血幹細胞是骨髓中的原始細胞，能夠分化成各種成熟的血細胞。免疫細胞中的淋巴細胞（T細胞與 B 細胞）的發育前期是在骨髓內完成，另外 B 細胞分化為漿細胞後，也回到骨髓，並在這裡大量產生抗體。同時骨髓也生產其他重要的免疫細胞，包括粒細胞，自然殺傷細胞、未成熟胸腺細胞等。

● 胸　腺

胸腺的主要功能是生產成熟 T 細胞。不成熟的淋巴 T 細胞在骨髓中產生，隨後遷移到胸腺，受到胸腺激素的誘導，成為成熟但還沒有免疫功能的 T 細胞，再把它們送到脾臟、淋巴系統和其他器官，它們在那裡受胸腺激素的影響進一步成熟，隨時準備抵抗各種對人體有害的敵人。胸腺激素還能提高淋巴細胞的防禦能力，誘導淋巴 B 細胞成熟。

（二）外周製造免疫細胞的器官

外周免疫器官和組織是免疫細胞定居的場所，也是免疫細胞發揮免疫應答效應的場所。包括脾、淋巴結和黏膜相關淋巴組織。

● 淋巴結

淋巴結是淋巴 T 細胞和淋巴 B 細胞定居的場所，T 細胞占淋巴結內淋巴細胞總數的 75%，B 細胞約占 25%。大約 500-600 個淋巴結，分布在人體；廣泛的分布在非黏膜部位的淋巴通道，是主要的外周免疫器官。在身體淺表區域，淋巴主要分布在頸部、腋窩、腹股溝等處。在身體內部內臟區域，主要分布在器官門，沿血管分布。當抗原入侵機體通過淋巴液流入淋巴結時，抗原會被淋巴結表面的 DC 細胞（樹突狀細胞）捕獲，並提呈給 TH 細胞（輔助性 T 細胞），誘發 T 細胞和 B 細胞活化、增殖，發揮免疫效應，清除入侵的病原微生物、毒素等有害物質。淋巴結中的淋巴細胞可以通過淋巴管，胸導管進入血液，清除血液中的異物，隨後返回到淋巴結。

● 脾

脾在胚胎時期具有造血功能，脾竇中存有大量血液以供機體調節血量。淋巴細胞成熟後在脾中定居。其中淋巴 B 細胞在淋巴細胞中占 60%，淋巴 T 細胞占 40%。與淋巴結一樣，脾也是人體免疫應答發生的場所。

同時體內約 90%血液需要流經脾臟,脾臟可以清除血液中的病原體以及衰老的血細胞。

● 黏膜相關淋巴組織

黏膜相關淋巴組織(Mucosa-associated lymphoid tissue,簡稱 MALT),位於消化道、呼吸道、泌尿生殖道等人體各種黏膜組織中,由黏膜表皮細胞下方的淋巴小結以及表皮細胞之間的微皺褶細胞(M 細胞)組成。黏膜層淋巴組織充滿淋巴細胞,如:T 細胞和 B 細胞,還有漿細胞和巨噬細胞,每個黏膜層淋巴組織都正好位於抗原需要通過的黏膜上皮處。比如說腸道上的 MALT,當微皺褶細胞(M 細胞)同時存在時,微皺褶細胞(M 細胞)從腸道內捕捉抗原並傳遞給淋巴組織。

免疫系統是一個極為高效的體系,具有特異性、誘導性和適應性。但免疫系統在某些情況下也會出現功能紊亂,主要分為三類:免疫功能低下、自體免疫和超敏反應(包括過敏)。

➢ 免疫細胞

免疫細胞是指參與免疫應答過程或與之有關的細胞。包括淋巴細胞、抗原提呈細胞、粒細胞等細胞。

● 淋巴細胞

● 抗原提呈細胞

● 粒細胞

➢ 免疫分子

是免疫細胞分泌的產物，包括抗體（免疫球蛋白）、補體、細胞因子、人體白細胞抗原（HLA）等。

➢ 分層防禦

免疫系統通過特異性不斷增加的分層防禦來保護生物體免受感染。簡單說來，就是第一層物理屏障（如表皮）可以防止病原體，細菌和病毒進入生物體內。如果病原體通過了這層障礙，那麼緊接着先天性免疫系統就會產生迅速但非特異性的免疫反應。先天性免疫系統存在於所有的動植物中。如果病原體再次成功地逃過先天性免疫反應，脊椎動物體內還有第三層保護，即後天免疫系統，可以通過先天性免疫反應而被激活。在這一層防禦中，免疫系統在感染過程中通過適應反應來改進對病原體的識別。在病原體被清除之後，這種改進後的免疫反應依然會以「免疫記憶」的方式保留；當再次感染該病原體時，適應性免疫系統就會利用「記憶」對其作出更為快速而強烈的免疫攻擊。

免疫系統與睡眠和休息之間有緊密聯繫。睡眠不足會損害免疫功能。

➢ 醫學治病的核心──免疫系統

這次新冠性病毒，病毒專家和醫生看出它的蔓延厲害，死亡嚴重，但是除了輔助的措施外，束手無策，唯一的治癒疾病，要靠病人的自身免疫系統。

　　而且此 Covid-19 傳播到世界各地，不論人種地位，宗教信仰，文化高低，有錢有勢，沒錢的窮人，人人都可以得到此病。它的特徵是，老年人的死亡率，5%，年輕人幾乎是 0%，因為年紀大的人，免疫系統比較弱。

　　近三十年新興病毒特別的嚴重，這是病毒的突變。人類發明的特效藥，在人體內起了抗藥性，以致對付這種病毒，突變的病毒，失去作用。

　　新冠性病毒一般要到 60%-70%的人群感染此疾病後，免疫系統產生免疫，這個病毒才會"消聲匿跡"或是等到預防疫苗的出現後，才能夠控制住此疫病的猖獗。而預期到明年 2021 年此疫苗才能製成，並大量生產。

　　這個冠性病毒感染上的 80%的人們，一般只是如一場傷風，有些連任何病態都不曾出現，但是具有傳染性。20%的人會出現較嚴重的病情，有些得要依賴呼吸儀器和心臟儀器輔助心肺衰竭時的急救。在醫療制度發達的國家，死亡率約為 2%以上。

　　從這個疫病我們可以學習到很多，更可以看出在治病前線的醫生重要；大家合作人人有責，來控制延緩此病的蔓延開來，以便醫院醫生有足夠的呼吸，心肺急救設備，能夠照顧到病重年紀大的病人，減少死亡。

　　傳統醫學，中醫西醫都是以治病，解決病人痛苦為目的。

　　只有共同攜手合作，各發揮其領域的特長，以傳統醫學的長處，可以利用之處，加上近代醫學的科學應用的強項，共同為解決民生的疾病努力。這就是醫生的責任和義務。25.3.2020

➢ 治病求其本

中醫有一句話：治病求其本，另有：急則治其標，緩則治其本。「標」與「本」，是中醫治療疾病時用以分析各種病證，分清主次，解決相對的兩個治療理論和方法。「標」即現象，「本」即本質。「標」與「本」是互相對立的兩個方面。「標」與「本」的含義是多層面，多方面的。從正邪兩方面來說，正氣為本，邪氣為標；以疾病而說，病因為本，症狀是標；從病位內外而分，內臟為本，體表為標；從發病先後來分，原發病（先病）為本，繼發病（後病）為標。總之，「本」含有主要方面的意義，「標」含有次要方面的意義。

在疾病的發展過程中，如果出現了緊急危重的證候，影響到病人的安危時，就必須先行解決危重證候。如脾虛所致的鼓脹，則脾虛為本，鼓脹為標，但當鼓脹加重，二便不利，呼吸困難時，就應攻水利尿，俟水去病緩，然後再健脾固本。

一般病情變化比較平穩，如慢性疾病的治療原則：陰虛燥咳，則燥咳為標，陰虛為本，在熱勢不甚，無咯血等危急症狀時，當滋陰潤燥以止咳，陰虛之本得治，則燥咳之標自除。

➢ 標本兼治

是指標本俱急的情況下，必須標本同治，以及標急則治標，本急則治本的原則。如見咳喘、胸滿、腰痛、小便不利、一身盡腫等症，其病本為腎虛水泛，病標為風寒束肺，乃標本俱急之候，所以必須用發汗、利小便的治法，表裡雙解。如標證較急，見惡寒、咳喘、胸滿而二便通利，則應先宣肺散寒以治其標；如只見水腫腰痛、二便不利，無風寒外束而咳嗽輕微，則當以補腎通利水道為主，治其本之急。

每當病人問我，得了癌症應該開刀？這些要看到底是得什麼癌症，有無擴散的情況。若是身體健壯，剛檢查出是癌症初期，沒有蔓延，又能夠將腫瘤割除，去掉它的病源聚集之處，可以思考手術割除腫瘤。如子宮腫瘤，又已過了更年期，一般醫生就割除子宮。若是癌症已經病入膏肓，癌細胞在身體四處散佈，若是開刀就太晚，也無從下手，就不如死馬當作活馬醫，也許還可以有一點希望，至少可以省下手術開刀，化療電療，受了半天罪，還是不能夠延長生命，那麼不如，減少痛苦的方針，設法培本固元，以加強生活的品質來治療。

如這次的武漢病毒疫病，病人咳嗽，呼吸器官波及，呼吸困難，就要趕快設法治標，治療病症，並在這個期間，以防併發症，培養身體本身的正氣，若是能夠激發出來本身的正氣，就有希望戰勝病毒。16.2.2020

➢ 人類的正能量

所謂正能量，就是一種正氣。文天祥的正氣歌，闡明這種正氣的極致。我們每個人都有一種天賦的正能量，只待我們去發揮。錄下正氣歌的前三段：

《正氣歌》

一

天地有正氣，雜然賦流形，下則為河嶽，上則為日星，於人曰浩然，沛乎塞蒼冥，皇路當清夷，含和吐明庭，時窮節乃見，一一垂丹青。

二

在齊太史簡，在晉董狐筆，在秦張良椎，在漢蘇武節，為嚴將軍頭，為嵇侍中血，為張睢陽齒，為顏常山舌，或為遼東帽，清操厲冰雪，或為出師表，鬼神泣壯烈或為渡江楫，慷慨吞胡羯，或為擊賊笏，逆豎頭破裂。

三

是氣所磅礴，凜烈萬古存，當其貫日月，生死安足論。地維賴以立，天柱賴以尊，三綱實繫命，道義為之根。

第一段中倒數第二句"時窮節乃見"，第三段的末句"道義為之根"看出正氣在逆境中出現的可貴和正氣的道德依據。

第二段指出歷史上不同人們，在他們的領域中特別的典範。

****

英雄都是在危險中，不畏困難，顯出他們的勇氣和奮鬥的精神。在日常生活中，我們每日的工作，有利於家庭，社會，國家，都是貢獻我們的正能量。如家庭的父母，為養兒育女操勞，盡義務和責任。學校的老師員工，農夫的耕種，工廠的生產，都有利於人們，這是分工合作，健全社會的基石。

這次的新冠性病毒看出醫生的重要，也看出在研究室默默工作研發的醫務人員貢獻，他們接觸的是病人，研發部門的人們，接觸病毒，設法找出克服病毒的對策方法，在這種疫病流行時，才看出他們的可貴。這使我想到蔡元奮教授，他學醫後，選擇研究工作，一直在這方面耕耘

23

的默默精神令人敬佩。他的為人高尚人格，和藹可親，提攜學生，又是一位孝子。很可惜於 2018 年過世。至今仍懷念他不止。31.1.2020

四、「免疫系統」的驚人眞相！

➤ 檢查點抑製劑療法 Immun-Checkpoint-Inhibitor

　　檢查點抑製劑療法是目前正在研究的一種癌症治療免疫療法。此療法針對免疫檢查點，主要以刺激或抑制，即調節免疫系統的作用。免疫系統具有共刺激（激活）和抑制信號傳導途徑。這些調節機制影響免疫應答的雙層作用。通常，這些機制適用於避免自身免疫反應。這些抑制途徑被稱為共抑制免疫檢查點。它能下調 T 細胞活化或 T 細胞效應子功能。具有促炎作用的免疫檢查點被稱為共刺激免疫檢查點。醫學科研們發現，腫瘤的癌細胞很狡猾，腫瘤細胞可以使用這些免疫檢查點來逃避免疫系統的檢測（免疫逃避）。這種免疫逃避腫瘤的環境是由炎性細胞因子產生，它能抑制免疫細胞的募集。這種知識導致檢查點抑製劑的發展，通過"關閉"免疫抑制信號。透過這種方式，生物體的免疫系統可以識別並對抗癌細胞。檢查點的治療正是可以阻止抑制性檢查點，恢復免疫系統的功能。James P. Allison 和 Tasuku Honjo 為檢查點抑製劑治療的兩位科學家。他們的科研成果是抗癌症的一個突破，他們因此得到 2018 年生物製藥科學獎和諾貝爾生理學或醫學獎。3.10.18.

➤ HIV 感染的人，免疫系統降低

　　2018 年的諾貝爾醫學獎金的三位得獎者，證明免疫系統的重要；它正常的運作，是對付癌症的重要途徑。今天在收集蔡元奮的通信中，讀到一檔，當時我也寫了對這方面的經驗和看法。幾個月前，跟一位德國

醫生談到癌症，他是癌症專家。我說癌症跟免疫系統有很大的關係，也跟心靈息息相關。他說，兩者之間毫不相干。我舉出一些例子，受到 HIV 感染的人，免疫系統降低，後來會得各式各樣的癌症。我認識的一位房東，Leikauf 博士，他染上艾滋病后，得了胃癌而過世。一些女性病人，因爲心情鬱悶，很容易得上癌症，多半跟生殖器官有關的癌症，如乳癌，子宮癌，卵巢癌。此文所述，雖然不是至理名言，但是有一些道理。2018/10

➤ 自我修復的能力才是對抗癌症的良方

2018 年醫學諾貝爾得獎的證明：研究免疫學的兩位專家 Tasuku Honjo 和 James Allison 得到今年諾貝爾醫學獎。他們研究出，自癒能力如何擊敗癌症—他們探討證明出，在抗擊癌症方面，身體免疫系統，如何起到釋放出防禦機制的功能。James Allison 致力於研究抵抗癌症的方法。當他還是個小孩時，他的母親就罹患癌症而逝世。他的兄弟幾年前因癌症而死亡。Allison 發現一種幫助免疫系統更有效地攻擊癌細胞方法的藥物，即所謂的 Checkpoint-Inhibitoren 檢查點抑製劑，已經上市。Allison 在 University of Texas 做的研究工作，2018 年獲得諾貝爾醫學獎。在日本京都大學的 Tasuku Honjo 也探索這些機制。他們倆人，一起分享這份諾貝爾醫學獎的榮譽。事實上自然醫學、中醫也都強調免疫系統的重要。說明癌症是由於免疫系統下降。中醫注重的是身體的元氣，元氣就是免疫系統。我一再告訴親友學生，不可以熬夜，不可以過度勞累，以免傷到元氣，我跟學生講授這個理論時，說愛滋病患者，是病毒攻擊免疫系統，許多愛滋病的患者死於免疫系統下降後所得的癌症。免疫系統來對抗癌症聽起來似乎是合理的，畢竟它是處理對抗外來的和致病物。

然而，實際的實施變得非常困難。諾貝爾獎基金會寫道，一百多年來，研究人員一再嘗試這方面的工作，只得到有限的成功。只有現在傑出科學家的工作下，才能帶來突破，從而徹底改變對癌症的治療方法。要了解他們的研究，必須知道免疫系統的重要運作：它必須不斷地非常仔細地考慮所得到的信息是否是體外還是病理性改變而必須予以銷毀，抑制或是身體的一部分，是健康的，那麼就不必去理會它。諾貝爾獎委員會說明他們得到此項獎金，這兩位研究人員大大推進抗擊癌症的鬥爭。免疫細胞識別來自其他細胞的信號，並因此變得活躍。Honjo 和 Allison 發現的參與這一過程的兩種蛋白質，日本稱之為 PD-1，美國人命名為 CTLA-4 鬆開剎車，這兩種蛋白質都起到制止煞車作用；它們可以阻止免疫反應。保持免疫系統不受到過度活動是很重要的。無謂的攻擊自己本身的組織，不會獲得健康，反而會生病。這是多發性硬化症等自身免疫性的疾病。在自身免疫性疾病的治療中，使用這些制動器的想法是顯而易見的，但 Allison 在九十年代中期，另一種想法：如何以釋放制動，從而使免疫系統能夠攻擊癌細胞？因為癌細胞正利用這些制止的機動器來逃避免疫系統的偵查抵抗。對小鼠的初步實驗是成功的，然後對患者進行研究。第　個檢查點的藥物 Ipilimumab 抑製劑上市，從而釋放制動的 CTLA-4。此產品在歐洲被批准用於治療晚期黑色皮膚癌。同時，其他藥物可用 Honjo 命名的 PD-1 的藥物。在某種程度上，這些方法可以配合治療癌症。治療可能會產生嚴重的副作用，但對所有癌症治療都是如此。它也只對一些患者有幫助，而不是其他患者。可是這種 Checkpoint-Inhibitoren 檢查點抑製劑，對一些癌症的最常見形式還沒有達到療效——結腸癌，乳腺癌，前列腺癌。關於價格，製藥公司新藥，一個治療週期的成本是五甚至六位數。儘管存在這些局限性，Allison 和

Honjo 的工作為癌症治療帶來了真正的突破。Alliison 說，他希望能夠更好地了解 T-細胞在免疫系統中的流程——"通過我們的身體旅行和保護我們這些令人難以置信的細胞"現在，由於他的工作，這些細胞有時可以達到更高的治療效果。1.10.18

➢ 免疫系統和五臟的關聯

中醫學將人體的整體抗病和修復能力統稱為"正氣"，與五臟功能關係密切。

中醫肝臟包括內分泌、消化、血液循環、免疫系統等部分功能。

心有對免疫活動調節的作用。

中醫的五臟是指肝、心、脾、肺、腎五個臟器的合稱，人體五臟各司其職。從根本上講，健全的免疫系統是五臟六腑和內分泌協同均衡工作的結果。如果五臟的健康平衡被打破，免疫系統的功能就必然下降，疾病也就會乘虛而入。因此，要想提高免疫力，防禦疾病保證健康，必然從保養五臟之氣做起。這就是中醫「扶正祛邪」的治療思想。

➢ 五官與身體臟器息息相關，凡五官之病，不僅治五官，更兼治五臟

中醫理論認為，人之飲食，各有適味，均與五臟相關。五臟各主其味：肝主酸，脾主甘，心主苦，肺主辛，腎主鹹。肝虛血枯者，喜酸味，因酸能補肝；脾虛者，喜甘味，因甘能補脾；心火重者，喜苦味，因苦能瀉火；肺虛有寒者，喜辛味（如辣椒、生薑、花椒、大蔥等），因辛能

宣肺袪寒；腎虛者，喜鹹味，因鹹能補腎。知此醫理，便可據其所好之味，測知其病。由於五官與身體臟器是息息相關、唇齒相依的，因此，若是五官感覺不舒服，可能五臟也正逐步地發生衰弱，從而產生疾病，凡五官之病，中醫不僅治五官，更兼治五臟，其對應關係如下：

1.　肝開竅於眼：眼睛經常發花，眼角乾澀，看不清東西

　　這是肝臟功能衰弱的先兆，肝臟的四周，可能會有發脹的感覺，這時除了及時就醫外，還要注意用眼衛生，有時用眼不當也會影響肝臟肝病，黃疸病，眼白處發黃，就是看出肝臟得病。

2.　心臟病：舌尖紅，或舌頭轉動不靈，吐字不清

　　如果舌頭味覺感覺遲鈍，嚐不出味道，而且還伴隨心悸、夢多、失眠等症狀，說明心臟功能受到損害，尤其要警惕心臟發生病變。

3.　口唇發麻，口唇長瘡，都跟脾胃有關

　　口中乏味，食而不化，唇乾裂，這可能是脾臟功能在逐步衰弱，主要是飲食失調、饑飽不當所致。由於脾臟不好，便殃及胃，當胃受到損害時，嘴唇就會明顯地變得乾燥、麻木，這時除了調整飲食外，還要注意不要吃生冷、油膩的食品。

4.　鼻塞，流涕，打噴嚏，流鼻血，不辨香臭

　　這可能是肺臟功能逐步衰弱信號，病人首先要注意飲食，戒菸或者控制吸菸量，也不要和經常吸菸的人在一起，多吃新鮮瓜果和蔬菜，加強體育鍛鍊，防止肺部併發症發生。

5. 耳中蟬鳴，或癢，或聾

　　這可能是腎功能在逐步衰弱的信號，有時還會伴隨著腳痛、尿頻等症狀，工作過於勞累的人尤其要注意做到勞逸結合，少飲酒，少吃辣椒等刺激性強的食物。8.7.2020

第二章

德國健康節目中西醫學進行討論對話
溝通的影片：頭痛治療，針灸或藥物？

前　言

➤ 頭痛治療，針灸或藥物？

《頭痛治療，針灸或藥物？》是德國巴伐利亞州公立電視台，在 1984 年的電視節目。

在我德國行醫的二十年，遇到許多病人，他們多半都是患上慢性病，長年吃藥，疾病依然如故，沒法治癒，加上服藥後的副作用，真是苦不堪言，因此才尋求自然醫學，來解決他們的病痛。時常有料想不到的治療後果。

德國的公立八伐里亞電視台，由本人發起，受到德國政界醫界支持的「中國醫學周」，製作一部介紹中醫療法的紀錄片，請由北京出席「中國醫學周」的李傳杰教授，Giessen 大學醫院痛症部門的 Herget 教授，以及本人虞和芳作為此電視節目的與談醫師，探討使病人頭痛的治療方法，此電視題目為《頭痛治療，針灸或藥物？》

內中還涉及不同的痛症治療。

在放映的影片中，有一位年輕的女病人，不能夠走路，她成為癱瘓。這位病人說，病源起因於發高燒之後，工作的壓迫，心理的因素，猜測為此疾病的主要原因。這是癔病。此病在過去是一種精神疾病的名稱，又被稱為癔病或癔症。症狀是由於未知恐懼等原因而情緒失控，或幻想身體某部位不舒服，卻無法被醫學檢查出來。這種疾病就屬於身心靈的整體醫學的範疇之內。

　　第二章的第一部分為德國電視台放映的健康紀錄影片，以及電視主持人與邀請的三位來賓的對話。它是由主持人五次跟來賓的會談，主要是針對所放映的四部紀錄片內容以及對針灸治病的探討。原文為德文，由虞和芳翻譯為中文，加上影片中的鏡頭，以文字方式與中國讀者第一次分享。

　　此章的第二個部分，為在此電視節目中所介紹的小書冊的內容，觀眾可以訂閱，以便德國讀者能對中國醫學有一些了解。在此書中，由虞和芳撰寫，其中後兩節由李傳杰教授提筆介紹「針灸治療心絞痛」，「針灸治療 65 例良性甲狀腺瘤的臨床觀察」。這個小書本可說是簡單介紹中醫和自然醫學特色深入淺出的入門書。

　　疾病和人類的情感是古今中外都是一致的。

　　此影片和小冊子，期望中國讀者，能窺見自然醫學先進的德國，如何對待中國的傳統醫學。這只是本人在文化醫學交流方面，盡到一些傳媒的努力。

一、針灸或藥物治療頭痛——翻譯 45 分鐘的電視節目

➤ 「Die Sprechstunde 醫學時間」

內容包括健康講座的問答，醫學治療的紀錄進展影片：

頭痛治療，針灸或藥物

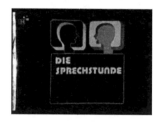

譯：〈醫學健康時間〉

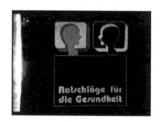

譯：健康的建議

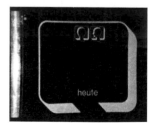

譯：今天

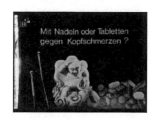

譯：（一個半躺的人像的成品在中間，左邊兩根針，右邊一大堆藥片）用針灸或藥物治療頭痛？

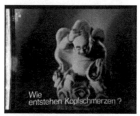

譯：（畫片為一個半坐半躺的人像的成品）頭痛怎麼產生？

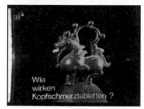

譯：（畫片為一個似乎為馬之物）治療頭痛葯怎麼有功效？

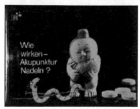

譯：（一個小人，左邊針，右邊藥物）針灸的針是起到什麼作用？

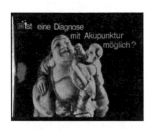

譯：（笑面佛和小孩）針灸有診斷作用的可能性？

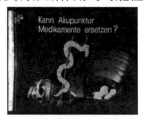

譯：（針和藥）針灸能否代替藥物？

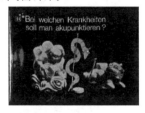

譯：（針和藥）什麼疾病應該用針灸治療？

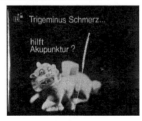

譯：（獅子和針）針灸能治療三叉神經痛？

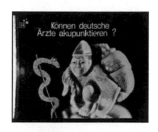

譯：（人和針）德國醫生也能針灸？

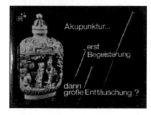

譯：（一個罐子和針）針灸…先對它傾心，然後對它起很大的失望？

＊＊

鏡頭主持人一：

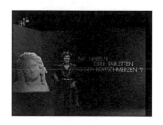

　　晚安，敬愛的觀眾，我衷心的歡迎您們今天來到我們的節目《健康時間》，我們今天的題目是：用針灸或藥物治療頭痛？

　　針當然是指的針灸。它是怎麼能來治療疾病的？這點我們會在節目中，一一的為各位揭曉。我今天得要慢慢的說，因為它全部都要同時翻譯成中文。我們有一位來自中國北京的來賓出席。我們很高興，他接受

37

我們的邀請。我歡迎北京來的李（傳杰）教授。

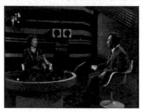

主持醫生：李教授，您在北京做什麼？

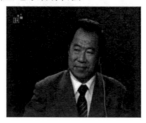

李教授：我在北京中國醫學院，中醫研究所工作。我主要在那裡的中國
　　　　傳統醫學院治療病人，並做研究工作，還教授學生。

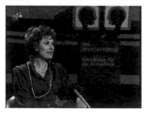

主持醫生：因此我們特別高興，因為我們有一位專家，來自一個國家，
　　　　它是針灸的原始地。在您的國家裡，是只有針灸醫生治病，
　　　　還是赤腳醫生也以針灸治病？

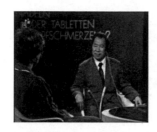 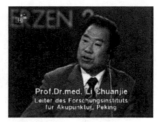

李教授：我們的國家，在衛生界健康的領域內，治療疾病主要有三種來
　　　　源，一為西醫，一為傳統的中醫，一為中西醫合併。第一種從
　　　　大學醫學院畢業，第二種，是在大學中醫學院出身，第三種，
　　　　中西醫合併，也都是要進大學，學醫畢業。他們都可以用針灸
　　　　治病。赤腳醫生，只是在鄉間，他們只學一些簡單的治療方法。
　　　　赤腳醫生是由當地的醫院培養出來，他們不是大學醫學院畢業
　　　　的學生。他們並不精通所有的方法，只簡單的學習一些的治療
　　　　方法。

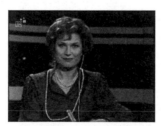

主持醫生：我們現在可以馬上來看，在中國是如何用針灸來治療疾病。
　　　　　這是中國電視健康節目的一個影片

****

影片一：《衛生與健康》題目為《針刺治癒癱》

銀幕為中國電視《衛生與健康》題目為《針刺治癒癱》。

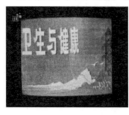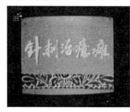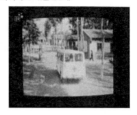

記者說：這是中國電視的一個健康節目。人民解放軍 261 號的醫院。

一年來，這位年輕的女病人不能夠走路。她成為癱瘓。這位病人說，病源起因於發高燒之後，工作的壓迫，心理的因素，猜測為此疾病的主要原因。

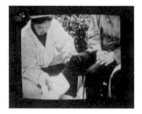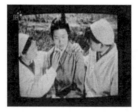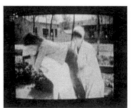

（鏡頭出現一個女病人，兩個護士）

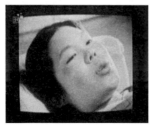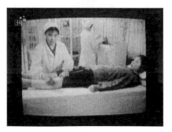

（鏡頭，女護士背她。）（鏡頭女病人說：發麻。）

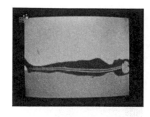 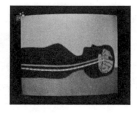 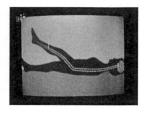

（圖片為神經通道，由傳入神經，傳入到大腦的感覺區的圖。）

記者說：病人在針灸時，針腿部。針灸刺激影響到神經，使受損之神經
　　　　復原。這樣癱瘓了的軀體，能夠活動，就恢復正常。此病人只
　　　　針灸一次，就能夠行動。

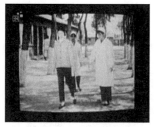

（影片為護士鬆手，她能夠慢慢的走，銀幕傳來電視中文的聲音：來，
自己，走！走的不錯。）

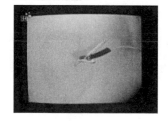 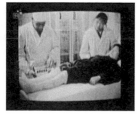

（鏡頭中說，遇到嚴重的情況，經過癱瘓的肌肉，加上電針來加強治療。）

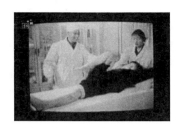

（鏡頭：有人扳動她的腿。）

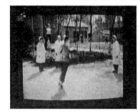 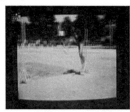 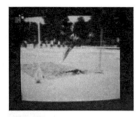

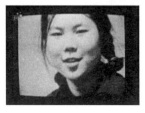 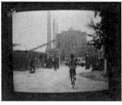

（鏡頭：好幾個人在那位女病人附近。之後，有人說：跑跑步，還跳高。）

（鏡頭中文說：許多患者，懷著興奮的心情，重新走上工作的崗位。）

（鏡頭，她騎自行車在路上）。

****

主持人二，下一個鏡頭：

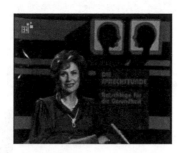

　　是一個奇蹟？怎麼可能有這樣的一個結果？我們馬上就要談它。在我們談它之前，先歡迎我們另外的來賓。

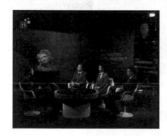 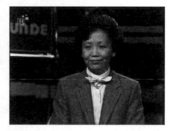

　　在這裡的來賓有虞博士。您是哲學博士，為自然療法的執照醫生。現在允許我先說謝謝，也感謝您，能幫忙我們翻譯。

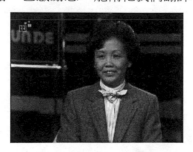

虞和芳：好的。

主持醫生：我們歡迎 Herget 教授。

43

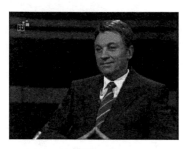

您來自 Giessen 大學醫院的痛症醫院部門。

最先提一個問題，問李教授：

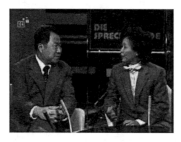

　　呈現在我們的這個影片中所舉的例子，得的是什麼疾病？

李教授：這個電影裡面，是癔病。（翻譯：為心理因素引起的癔病癱瘓）。

主持醫生：心理因素引起的癔病癱瘓。我們遇到這種疾病，要是我們也
　　　　　會針灸的話，我們能夠用針灸治療？或說要怎麼辦？請問
　　　　　Herget 教授。

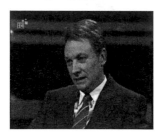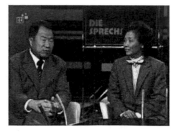

Herget 教授：我不相信這種疾病所出現的現象，我們能用針灸治療。

主持醫生：為什麼不能？

Herget 教授：這是一種疾病，它該交到心理醫生手上或它屬於精神科醫
　　　　　　生的領域來治療。

主持醫生：怎麼能夠想像，針灸這麼快就有這樣好的療效？

李教授答：因為這種疾病，它不是一種器質性的改變。

主持醫生：是的。

李教授繼續：它主要是神經系統的功能失常。

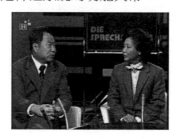

　　針灸本身，有調整神經系統功能的作用。所以針灸對於這種病，效
果非常的好。過去我們治療過很多這種疾病，一般效果都是非常的好。

主持醫生：或者 Herget 教授，這種很快的治療效果，能不能解釋為，幫
　　　　　忙病人，把他的疾病病癥放下。因為他把自己引向一種病象。
　　　　　現在給他一個治療的機會，因此「我現在接受治療，可以把
　　　　　病症放棄」，我們可以這樣的來看待它？Herget 教授？

Herget 教授：可以這樣的認為。針灸在此，可說是一種心理治療。不管
　　　　　　如何，這是我的看法，心理衝突的境況，針灸不能夠將它
　　　　　　除掉。

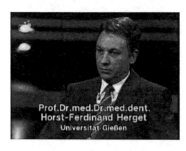

主持醫生：什麼樣的內心精神情況，是主要引起這些疾病的背景？

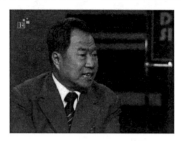

李教授：這種病人往往神經功能不正常。再加上一種精神上的刺激，就
　　　　容易發生這種病。

主持醫生：可能大部分是在家庭中所引起的衝突。

李教授：一般家庭問題比較多。

主持醫生：這是一個層面，就如在中國放給觀眾看的這部影片。我們也
　　　　想要看看，一位德國的醫生，如何在中國傳統醫學院內，觀
　　　　察那裡的治療疾病的方法。

****

影片二：

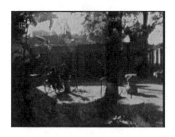 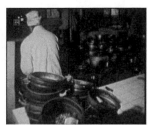

　　鏡頭，為在中國的一個庭園，影片中記者說：這是一個到中國研究
的旅行。德國醫生 Michaela Schau，帶回這些影片鏡頭。

　　鏡頭為兩個人面對面，各扶一輛自行車。

　　鏡頭為一個穿白色的工作人員，在一堆的鍋中。

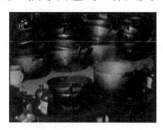 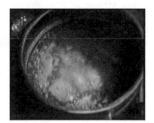

記者說：在北京中國傳統醫學院。在醫院的藥房。針灸以外的中國傳統
　　　　的中草藥。（鏡頭鍋中燒藥）

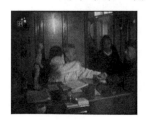 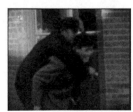 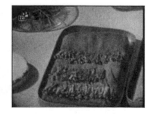

　　之後鏡頭，在中國，有人背著病人。

記者說明：在中國病人的「搬運」。在針灸前，鍾醫生先檢查病人。診斷

為坐骨神經痛。

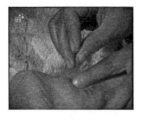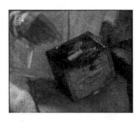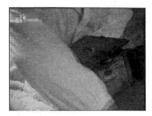

（鏡頭針灸和艾草。）

記者說明：透過艾草的熱，加強針灸的療效。

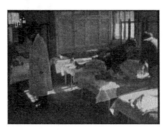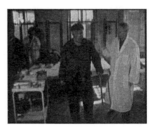

痛症的治療，有了療效。

****

鏡頭回到主持人三：

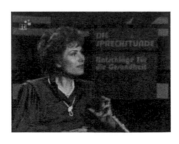

　　當一個人，在疼痛的煎熬下，如扭了腰，急性坐骨神經痛，腰腿痛，可以想像到，只能夠很小心的行動。正是在這種疼痛的治療方面，一再

的聽到針灸治療很有效果的報導。這是我們所熟悉的。李教授，疼痛治
療，是針灸的一個主要醫治範圍？

李教授：腰痛是一種比較常見的疾病。原因也比較複雜。中醫是按照傳
　　　　統的診斷法來進行診斷治療。

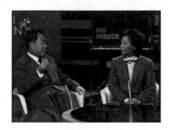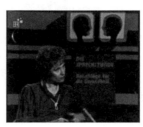

主持醫生問：診斷是看疼痛從那裡起的來源？

李教授：按照中醫的診斷，腰痛屬於痺症，這是說，它是由於太陽經氣
　　　　血不通，造成的。用針灸的治療方法，能夠疏通太陽經的經穴，
　　　　所以疼痛就消失了。

主持醫生：允許我現在暫時中斷，跟觀眾解說。這裡提到好多的術語，
　　　　膀胱經、小腸經。你們大家都聽過，按照針灸的學說，在體
　　　　內有許多流通的能量，可以尋找出一些線條來表示它們；它
　　　　們跟體內的臟腑相聯，因此可以拿肝經，或腎經，等來稱呼
　　　　比較那些能量。這只是一種解釋的可能性，對我們來說，還
　　　　是很難理解。Herget 教授，當拿平衡的能量來說，可以這樣
　　　　的解釋它？

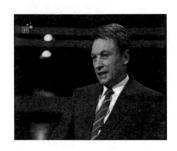

Herget 教授：可以。您說的有道理。它還是很難解釋。

主持醫生：為什麼它這樣的難？

Herget 教授：它所以這樣的難懂，按照我的看法，這是翻譯的錯誤，或
　　　　　　是翻譯的不同。這是從中文，翻譯到歐洲語言，德國語言
　　　　　　而導致產生的結果。我們稱這種想像的線條為能量，
　　　　　　Energie。能量的意義為發生作用。中國人不知道 Energie
　　　　　　這個字，他用「氣」來表示這種能量。

主持醫生：它的意義是指什麼？

Herget 教授：可以說，「氣」是來指對疾病的感覺，沉重的感覺，麻痺的
　　　　　　感覺，螞蟻的爬行，癢麻。它也可以表達一種能量的總稱。
　　　　　　但是當我們歐洲人用這種術語，對我而言，它附有一種神
　　　　　　秘的意義。我認為針灸要離開除掉這種神秘。

主持醫生：稍微停一下，一方面它表示出哲學的結構思想為其背景，在
　　　　　　另外一方面，也達到了科學上的認知。具體的，我要想知道，
　　　　　　如何可以測量出來，當針灸時，到底起了什麼樣的作用？

李教授：扎針以後，酸，麻，脹，或者有這種觸電的感覺。

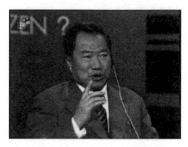

主持醫生：我要知道的是，這也已經得到證明，針灸後，體內放出一些
物質，它的作用是什麼？它在身體本身內起到什麼的作用？

李教授：如果針灸在從止痛方面來看，就是說在體內，扎針以後，能夠
產生一種止痛的物質。這個物質本身一產生了，它就能起到一
種止痛的作用。就是方才我們所說的嗎啡太的物質。

主持醫生：嗎啡類似的物質。

虞和芳：是嗎啡類似的物質它能夠止痛。

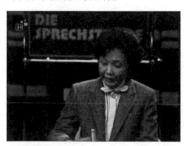

主持醫生：Herget 教授，這點不用質疑。問題是任何一個尖銳的刺激，
都能夠產生這種止痛的物質，還是它一定要依靠在準確的一
個針灸穴道上針刺，才能起到這種作用？

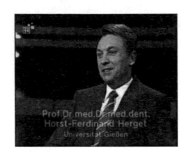

Herget 教授：這個是一個好的問題。這個問題，我不怎麼能夠回答。有
　　　　　　的針灸的穴道，具有這樣的特徵，它有較多的觸覺小體，
　　　　　　和較多的微血管。這即說，針灸作用在這些地方，起到強
　　　　　　的刺激，可以說，刺激強些。由於這種刺激，它由針灸的
　　　　　　針，在上面的刺激的作用，就在這個地方散出，疼痛的物
　　　　　　質，若是我們這樣的稱呼它，引導出來一種相對的反應，
　　　　　　這是一種相對的刺激，它來自中樞神經系統，它現在對身
　　　　　　體，或說，來自中樞神經的系統，它有能力，能夠產生一
　　　　　　種物質，在它的這方面，對抗一種疼痛。

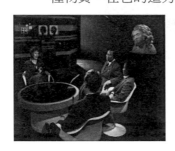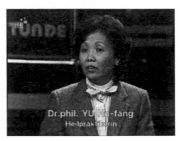

主持醫生：不管怎樣，還是沒有說明清楚，非要準確的扎準一個穴道。
　　　　　　還是一般是這樣的，用一種特別尖銳的刺激，它跟上面的聯
　　　　　　繫來得快，能阻制住鈍的深處的疼痛。但是另外還有一個別
　　　　　　的問題。虞博士，在疼痛的部位，有時它們剛好是針灸的地

方，它並不是一個穴道，即使非專家的每個人都知道，在頸
部僵直的地方，用手去摸，去按壓，會有疼痛。阿哈，那裡
找到很典型的硬的地方。那裡肌肉來得特別的僵硬，我的具
體問題是，虞博士，可以觸摸這個痛的地方去針灸，還是一
定要在穴道上的位置上來針灸？

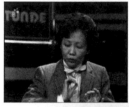 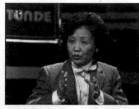 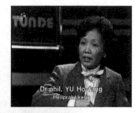

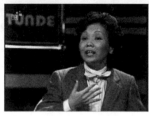 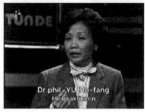

虞和芳博士回答：在針灸的穴道上，也可能出現硬塊，別處也會出現一
　　　　　　　些的硬塊，在這種情形下，並不一定要在穴位上針灸，
　　　　　　　所謂的阿是穴也可針灸。在我們的體內，有 Meridian，
　　　　　　　四處流通，我現在在此，也只能拿它當作能量的通道
　　　　　　　作為翻譯來解說，它流通全身連絡各處。疼處的硬結
　　　　　　　可能在經脈上，也可能在別處。但是透過穴道的治療，
　　　　　　　有很好的止住疼痛的效果。

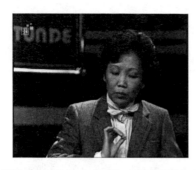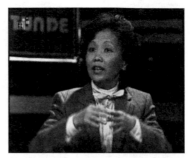

主持醫生：Herget 教授，我們不會針灸的話，如何來治療腰腿痛？

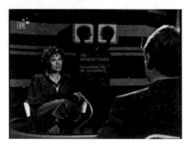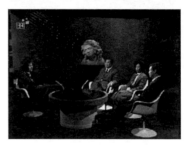

Herget 教授：我們用溫暖療法也可以止痛。

主持醫生：我們看到的灸，是一種方法。我們有沒有一種止疼的，可以
　　　　　跟針灸相比較的方法？

Herget 教授：有。Neuraltherapie，那是神經系統治療法，毫無疑問的，
　　　　　神經系統治療法，是針對腰腿痛可以跟針灸相比較的一種
　　　　　治療方法。

主持醫生：也許您能夠簡單解釋，為什麼它跟針灸類似？

Herget 教授：它用一種很細的針，也是作用於所謂的針灸穴道，這個地
　　　　　方，很敏感，有痛點，以腰腿痛來說，很容易找到。它時
　　　　　常有可以觸摩到肌肉僵硬之處。可以在這個地方，局部的
　　　　　注射止疼的藥物，可以達到一種止痛的效果。這是一種治

療痛症的方法，它至少可以跟針灸作為類似的比較。

主持醫生：正是這樣。這樣醫生即使一點不懂針灸，用手去觸摸，找出
　　　　這種僵硬疼痛的地方，就正在這個部位，注射藥物。

Herget 教授點頭。

主持醫生：我們在此，不要沉默，可說，在我們的國家，針灸也已經在
　　　　實用。即使在您的醫院也是如此，因此我們特地到 Giessen
　　　　的痛症部門去，拍攝影片。在那裡看，對於痛證的一些治療
　　　　的可能性。看是怎麼樣的應用針灸給痛症病人治療。

****

影片三：Giessen 大學的痛症部門

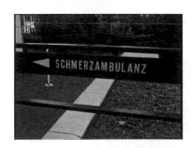 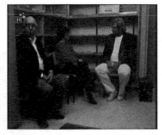

鏡頭 Schmerzambulanz 痛症治療部門的招牌。

記者解釋：Justus Liebig Giessen 大學的痛症部門。我們找出幾年來受到
　　　　痛症的病人，和他們經歷過好多種方法治療疼痛的慢性病病
　　　　人。

記者問：16 年來，妳有偏頭痛的病。妳受過偏頭痛可怕的痛證之苦。妳
　　　　在這段期間，在妳來到 Giessen 大學醫院的痛症部門之前，妳
　　　　做過什麼樣的治療？

55

答：我從一個醫生到另一個醫生那裡去，要找出它的疾病來源是什麼。醫生只給我開藥，不管是藥丸，或是肛門塞藥，沒有醫生多為我花精神來解決我的困擾。

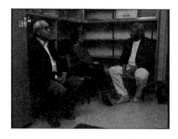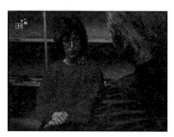

記者問：有沒有短時間的療效？

答：沒有。短時間吃藥時，是有幫助，但是我就因為藥物的緣故，得胃痛，或其它的毛病。有時痛的我嘔吐。我從一間屋子，跑到另一間屋子。頭像是用榔頭敲打那樣的痛。壓痛感在眼睛上，我的眼睛幾乎不能夠張開。而導致嘔吐。

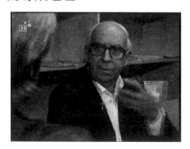

另一個病人。

記者問：19 年來，你的臉痛，你得的病名是什麼？

男病人答：三叉神經痛。

記者問：你能不能講述一下它的情況？

男病人答：三叉神經痛是在臉上很可怕的疼痛。它可在右邊，也可在左
　　　　　邊，我的痛是在右邊。它是非常的痛，比腎結石的劇痛還痛。
　　　　　疼痛會加重，最後一個半小時，如著火一樣，臉會發紅，臉
　　　　　開始顫動，裡面像一個焊鐵的燈，火從裡面噴出似的在燒。
　　　　　在口中的痛，只在右邊。我兩週來，到每天吃 10 粒止痛藥。
　　　　　我受不了了。

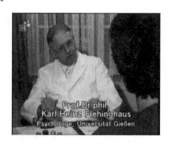

（鏡頭：一位心理醫生和病人）

心理醫生：內心的安靜…

記者加入說：跟心理醫生的對話，這也是屬於治療慢性痛症的一部分。

心理醫生問：妳有沒有注意到，偏頭痛在妳內心壓力特別大的時候發作？
　　　　　　職業上，家庭中的壓力，在一種衝突特別大的時候出現？

答：是。

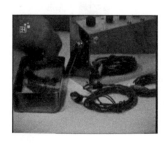 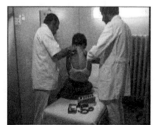

（鏡頭：出現針具；鏡頭：有兩個醫生給一位女病人針灸。）

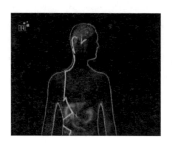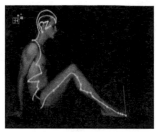

（鏡頭：出現人的模型，上出現膽經的運行路線。）

記者說：偏頭痛的病人，述說特別在頸部，肌肉發緊。先定下針灸的穴
位。依照中醫的學說，偏頭痛與膽經有關。Meridian 可以跟通
道作為一種比較。針灸能夠作用於這個系統。

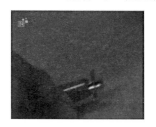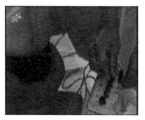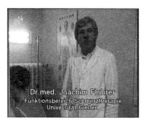

（鏡頭：為安置電流。聲音，感覺到電流的流通震顫，請說明。）

　　針頭可以跟電流相通。

記者問：這樣的針灸，電流有什麼作用？

Joachim Fluhrer 醫生回答：針灸可以加電，加熱來加強作用。強度以病
人感覺到舒適為要。這樣效果較強，病人也
感覺好。

****

主持醫生四

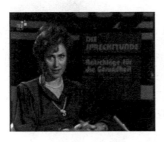
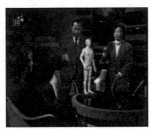

　　當然頭痛有很多輕重不同的情況。輕的頭痛，每人都知道。這裡所述的為很厲害的頭痛。問題是，若以針灸來治療，以什麼為一個準繩？李教授，請您拿某一種的頭痛作為例子，告訴針灸是以哪種方式來進行治療。

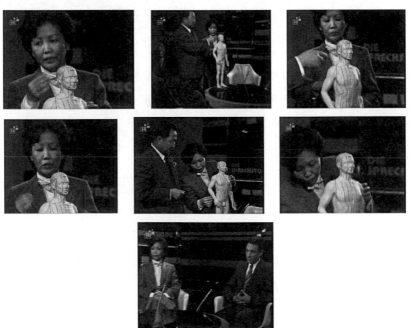

李教授：頭痛是有各種各樣。但是無論那一種頭痛，都與經絡相關。我們現在舉的是偏頭痛。這個偏頭痛是在膽經循行的路線上。偏頭痛屬於膽經的範圍。膽經從頭走到腳，因此我們取穴是在膽經上，頭上取穴，也在腳上取穴。這個膽經還跟手少陽三焦經相關。所以我們在三焦經上，也選穴來醫治。用這些穴道來治療偏頭痛，效果很好。

主持醫生：非常謝謝，我可以先把這個模型像拿走。

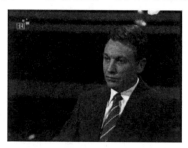 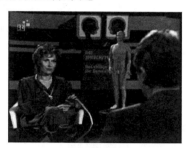

主持醫生：Herget 教授，我們是從沒有針灸的可能性為出發點，你那裡的是另一種情況。可以說，從根本起，就忘卻藥片，還是它是一個壞的解決方法。還是我們用針灸治療的話，就不需要藥片了。

Herget 教授：一般來說，頭痛時，先吃藥。我們的目標，我們的痛症部門，服用藥劑，是要讓病人減少藥量。

主持醫生：偏頭痛是一種很嚴重，壓力大的病象。尤其當它出現嘔吐，眼睛震動和很厲害的頭痛。問題是，針灸要用多少次，才能滿意的治療偏頭痛。才能達到，它不再發作，或是很少再發作。

Herget 教授：根據我們的經驗，它是一種長期的治療，絕不是一種簡單
　　　　　　舒適的治療。用針灸治療，需要很多次，不會只針兩三次，
　　　　　　偏頭痛就消失。需要 15 次 20 次或更多次的針灸，再加上
　　　　　　藥物，我們認為在長期的情況下，能夠減少藥量。我們認
　　　　　　為，若是經過一段期間能夠達到，長期能限制止痛藥的藥
　　　　　　劑服用，它也就是一種治療的效果。

主持醫生：是服用止痛藥物？

Herget 教授：是。止痛藥藥量劑減少。病人能減輕很多藥劑的服用，和
　　　　　　偏頭痛發作之間的時間拉長。

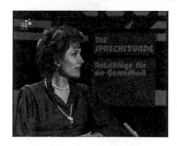
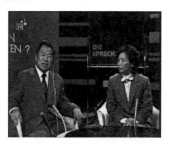

主持醫生：減少藥物，和使病人不那麼多次的接連發作疾病。還有一個
　　　　　問題，李教授，在您的國家內，一個突然發作的偏頭痛病人，
　　　　　該怎麼辦？並不見得到處都有針灸醫師在一旁，能立刻就能
　　　　　給人針灸。

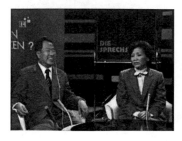
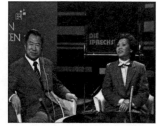

李教授：頭疼病的治療方法很多，但是針灸是一個有效的辦法。那麼突
　　　　然出現疼痛，針灸做起來最好，最方便。

主持醫生：舉例來說，一個人在工作的時候，突然頭痛，可以立刻在附
　　　　　近找到，給他針灸的人，還是他也吃某種東西，如藥片。

李教授：那就看當時的條件，如果當時有針灸醫生在那，就可以針灸，
　　　　若是沒有，只好吃止痛藥了。

主持醫生：止痛藥在中國，跟我們這裡一樣，也是有的？

李教授：在中國有中藥止痛，也有西藥止痛，都有。

主持醫生：中藥止痛也是來自傳統的醫學？

李教授：傳統中醫。

主持醫生：Herget 教授，我們聽到，若是可能的話，針灸，但是我們這
　　　　　裡有這種困難。我們又要減少止痛藥劑。除了止痛藥外，在
　　　　　我們這裡，還有什麼特別的有效的治療痛症方法？

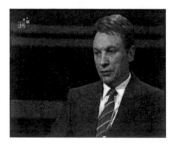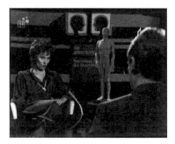

Herget 教授：我們能用神經治療法。物理治療療法。若頭痛為頸部所左
　　　　　　　右的根源，我們還可用溫暖療法，梵谷貼藥。

主持醫生：它不是典型的偏頭痛，而是一般性的肌肉緊痛。

Herget 教授：這是肌肉緊張的痛。

主持醫生：李教授，這種治療方法，我們稱之為物理治療法，如用溫熱
　　　　　治療，按摩。這些方法，在您們國家那裡也使用？

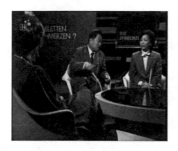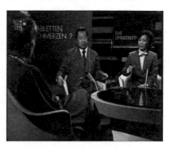

李教授：按摩我們也使用，按摩治療頭痛，大約不跟西方一樣。我們主
　　　　要是按摩穴位。針灸所作用的穴位，我們用手來按摩，稱之為
　　　　指針。

主持醫生：這可以稍微的用來，跟每個人在自己的頸部疼痛處按壓，和
　　　　　揉摸類似的作比較。

現在我們來看一些很難治療的疼痛例子。

****

影片四：虞和芳博士的診所內

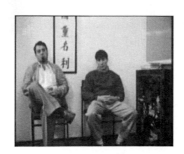

圖片為在虞和芳博士的診所內。

記者聲音：在一個針灸診所內的候診室。

記者問：為什麼你們來這裡治療？

右邊的人回答：我在去年發生了交通意外的事件，頸部受傷。這是說，
　　　　　　　我在頸部很疼痛。先用一個頸項罩來治療，吃 Valium 止
　　　　　　　痛藥。我習慣這藥物後，我即很快把藥物減輕。之後我
　　　　　　　感到很大的疼痛，把頸項罩拿掉。用醫療運動，按摩。
　　　　　　　我得了很嚴重的偏頭痛。我接受可地松藥物和止痛藥繼
　　　　　　　續治療。大約經過三個月偏頭痛按摩和止痛藥的治療，
　　　　　　　對我來說，一點效果也沒有。早上起來，半邊的頭，痛
　　　　　　　的很厲害，刺痛，顫動的痛，我有嘔吐感。我不能起身，
　　　　　　　同時身體不穩，血流不暢。

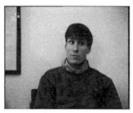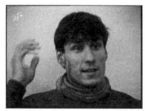

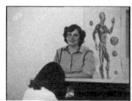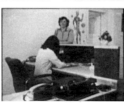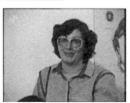

鏡頭在虞和芳診所內的掛號處，另一個女病人述說：

　　一年半來，我有很強的腰背痛。接受醫生的治療。

記者問：經過如何？

答：我吃藥，打針，這些都沒有效果，我的醫生建議我去針灸。因此我
　　今天來到這裡。

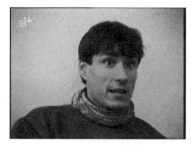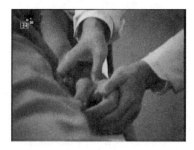

第一個病人又說：我去醫生那裡，感到他們並不注重我的病痛。以為我
　　　　　　　　　是無中生有的假裝病。我也到神經科去檢查，找不出
　　　　　　　　　有任何病態的地方。這樣對醫生來說，找到證明，我
　　　　　　　　　什麼毛病都沒有，認為這些疼痛只是我的心理作用，
　　　　　　　　　它並不存在。在這種走投無路，沒有解決辦法的情況
　　　　　　　　　下，使得醫生和我知道西醫對我的治療無用，所以我
　　　　　　　　　來到這裡接受虞醫生對我的治療。我接受針灸治療的
　　　　　　　　　可能性。

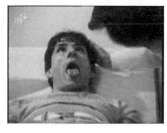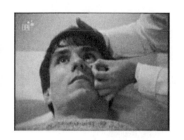

虞和芳聲音，「舌頭」

記者聲音：偏頭痛，頭暈身體不穩。眼睛振顫，透過肺經，大腸經的穴
　　　　　道，加上腳部的穴道治療。

65

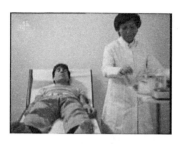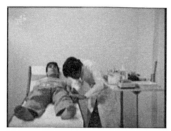

另一個病人述說：我幾年來，在背部疼痛，它特別影響到關節。我痛的
　　　　　　很厲害，疼痛的影響使我每天晚上不能睡覺。它的情
　　　　　　況很糟，當痛時，我人糾在一起。我去看過好多醫生，
　　　　　　他們都不能幫忙我。我第一次來到這裡時，我幾乎不
　　　　　　能行走。經過針灸治療，我感覺進步多了，好多了。
　　　　　　整夜沒有疼痛。我接受治療後，成了另外一個人。我
　　　　　　感到很清爽，也不感覺那樣的疲勞。

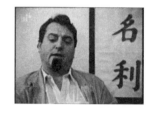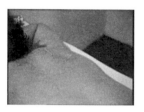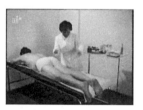

記者說：一位 85 歲的女病人。妳因為什麼來到這裡接受治療？

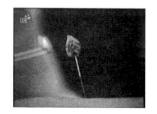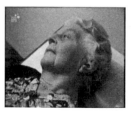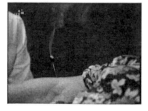

答：我突然在一夜後，手腕關節疼痛，不能移動我的手臂。也不能抓拿
　　東西。我在這之前因為膝蓋關節退化在一位骨科醫生那裡治療。我

接受打針，對我有幫助有效。可是這一次西醫治療無效，所以我來
到這邊。在這裡，我接受治療。針灸治療後，疼痛消失，自此後，
我沒有腕關節疼痛了。我感覺身體內部的毒素消失了。

記者問：妳對治療的感覺如何，針刺痛嗎？

答：它並不怎麼痛。當我知道它能夠幫助我，就覺得很容易忍受。

記者問：妳對西醫和自然醫療，以及亞洲針灸的看法如何？

答：它們完全不同，當我盲腸發炎時，我得要開刀。但是對我現在這種
的病症，它跟經絡有關，我身體內部的經絡阻塞，經過針灸的治療
後，經絡得以疏通，因此毒素從體內排除消失。

****

主持醫生五

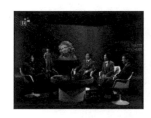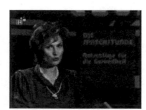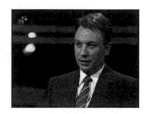

主持醫生：現在這裡出現，一些神秘的想像在內，Prof. Herget 教授，是
　　　　　否有一種方法，當疼痛出現時，只以一種信任，放輕鬆自己，
　　　　　都有減輕疼痛的效果，不管針灸治療時，針刺在什麼地方？

Herget 教授：是的，毫無疑問。它（信任）起到一種重要的角色。

主持醫生：這並用不著，將它看作一種批評來理解？

Herget 教授：不用。

主持醫生：能夠幫助就是好的。李教授，用針灸治療，哪一種疼痛的疾
　　　　　病，是排在首位？

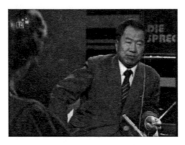

李教授：據我們的經驗，單獨使用針灸對一百多種疾病，有不錯的治療
　　　　療效。當然也不是對每種病都有效。是它的適應症，效果就好。
　　　　不是它的適應症，療效就差。

主持醫生：虞博士，哪些疾病，是對針灸治療不適合用？

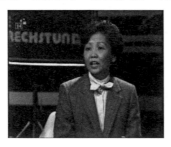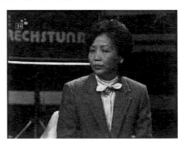

虞和芳：舉例來說，嚴重的腫瘤…

主持醫生：對的。

虞和芳：對於癌症，針灸不大容易去左右治療。

主持醫生：對於一種疾病，它已經出現了，為退化性病痛，哪種疾病，
　　　　　針灸可以減輕病情，哪種不能，李教授？

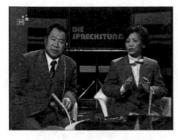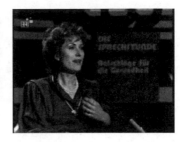

李教授：減輕他的病情，這有很多種病，譬如說，冠心病，針灸不能根
　　　　治，但是能減輕得很多病情。

主持醫生：那麼您認為是，Kronane Herzerkrankung 冠性心臟病？

虞和芳：冠性心臟病。

主持醫生：當人得到心臟病，雖然不會改變血管，但是會減少疼痛，使
　　　　　得容易忍受。請再說一次它們的不同，什麼時候吃藥？什麼
　　　　　時候針灸，您的經驗是什麼？

虞和芳：您是在問我？

主持醫生：是的。

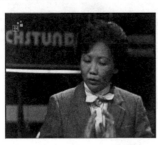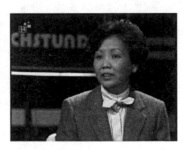

虞和芳：在疼痛的情況，它不是由癌症引起的疾病，針灸很適合使用。
　　　　如急性的，慢性的坐骨神經痛。

主持醫生：腰痛。

虞和芳：三叉神經痛。您只是要疼痛的病況？

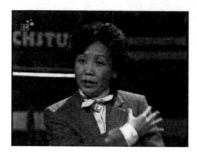 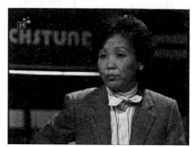

主持醫生：是的。

虞和芳：我們說，頭痛，手臂痛，肩膀痛，腿痛，都適合針灸來治療。

主持醫生：Herget 教授，在減輕疼痛上，不管是用什麼方法治療，第一
　　　　　項要注意什麼？

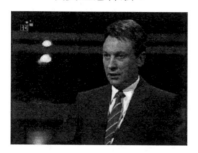 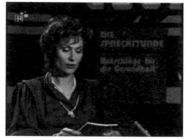

Herget 教授：第一步，拿頭痛來說，是要先從臨床上，找出一個神經病
　　　　　　學的診斷。它有時還要擴大到骨科醫生，內科醫生上。之
　　　　　　後才能做治療。

主持醫生：自然還有很多的問題，沒有得到答案。李教授，虞博士，為
　　　　　這個電視節目，合寫一本冊子。叫《針灸》。

　　　您們對它感興趣的話，可以透過巴伐里亞電視台索取，我們將轉交
您們的問題。

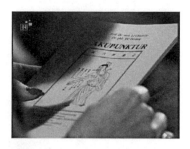

請在你們的信封內附上 10 馬克。

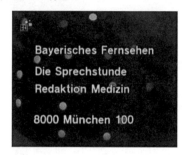

我們的地址是：巴伐里亞電視台

健康時間

醫學部門

8000 慕尼黑 100

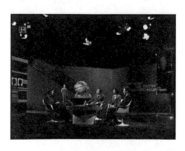

　　我能向您們表示衷心的感謝，您們今天來此，特別的感謝，李教授
那麼老遠的前來。

71

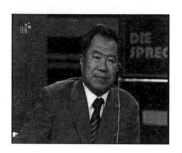

　　給我們講解一些針灸的神秘處的導引，它在我們西方隱藏住，沒有揭開。

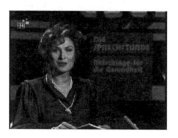

　　親愛的觀眾，再見，到下次再見面。

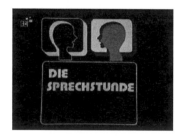

　　健康時間。

二、爲《頭痛治療，針灸或藥物？》影片所寫的小冊

➢ 前　言

　　這本小冊是為電視節目《用針或藥物對抗頭痛》而出版的資料。頭痛，疼痛一般來說是疾病的一種症狀，至少是失調的一個表徵。針灸治療不只是減輕去除疼痛，還能醫治疼痛的原因。針灸由一位受過專業有經驗的醫生治療，沒有副作用，不像許多藥物有不良的影響。止痛的藥物特別棘手，因它不是治本，只是止痛。一當作用減輕，又得要再服用止痛藥，長期下來，劑量增加，還會有上癮的可能。

　　因此針灸是一種另類療法，因為它沒有副作用，而且對抗疼痛在於治癒疼痛的原因。要將治療效果明瞭化，在此電視節目和此小冊中以頭痛為題，並加以補充針灸治療其它疾病之例。

　　虞和芳博士在此冊中給您介紹針灸的理論和實踐。她介紹針灸的歷史，中國醫學的理論，經脈，穴位，針灸技術，以及針灸治療一些疾病，如頭痛，三叉神經痛，頸痛，腰背痛，關節痛，麻痺，胃腸疾病，失眠。

　　李傳杰教授在此小冊中，提出兩篇論文，治療心絞痛，治療良性甲狀腺瘤來看針灸的療效。以前不能工作的嚴重心臟病患者，又能回到工作單位，以及不用開刀，治癒良性甲狀腺瘤，都一再證明針灸的療效，以及此療效在治療方法上應用的價值。

➢ 針灸的歷史

　　醫學和健康在中國很早就達到高水平。在商朝（紀元前 16-11 世紀

BC），已用銅，製作醫學工具和針具。在唐代時（618-907），已設立公家醫院和醫學院，16世紀時，在中國已發展牛痘接種。

中國醫學有其本身理論，在草藥和病理學有其自成一格的系統，發展出很有效的診斷方法和理論，如針灸。這種治療方法很古老，千年多來繼續發展考驗，今日以科學研究結果來補充其實用價值。

針灸療法早在紀元前三世紀已有之。在古代，人們發現刺激體表穴位之處，能對內部臟腑起到作用，能止痛，並能治癒疾病。發現在體表的敏感點或是離內臟遠處的痛處有相關相連性。針灸以這種發現為基礎，經過十多世紀的發展，成為很有效的治療之方。

在紀元前三世紀重要的醫學著作《黃帝內經》問世，它至今仍為中國醫學基礎，內中已記載295針灸穴道。

在256-260年間，古典針灸書《針灸甲乙經》問世。共12卷，提到348穴位。其中299為雙穴，（即在身體兩側對稱的穴位）即一共有647針灸穴位。記載針灸理論和不同的針灸手法技術。此書極具價值，也遠傳至韓國日本。在唐朝（618-907）設立皇家針灸學院。在宋朝1027年鑄造成兩個銅人，上有經脈和穴位。

19世紀中國受到殖民地列強的攻擊，對中國醫學也產生影響。1949年中華人民共和國成立後，國家特別推崇中醫，它又再度發揮光芒。

1951年成立針灸學院。西方醫學與傳統中國醫學，為病人的利益，要互相補助，而非爭鬥。針灸透過科學的方法，探討和繼續發展。針灸麻醉誕生了：針灸在外科動大手術中，也能使病人無痛的接受手術開刀。1949-1977年間有八千篇針灸科學文章在中華人民共和國發表。證明針灸對100種以上的疾病，取得良好的療效。

　　世界衛生組織認可針灸，並推薦針灸治療。今日近 100 多國家採用此治療方法。中國希望，針灸成為所有民族的共有財產，能幫助並使全人類受益。

➤ 中國醫學

　　針灸的理論建立在中醫的學說上。此學說用一種象徵的語言，與中國文化不可分離。它起源於中國哲學的主要概念。它跟西方醫學的術語和想法不相同，以致一些歐洲人士，第一次接觸它時，會感到陌生。然而在此象徵的語言內，涵蓋了千百年的中醫治療經驗。理論的認知來自於治療經驗，而又透過治療效果得到理論的證實不差。

　　中國醫學學說的實踐本質，也取到現代科研結果的證實。

　　中國醫學視人體為一整體，為整體的醫學。治癒一個疾病，要以整體的平衡為主。身體的每一部分，每個器官都不是單獨獨立，都與其它相關。身體的體表和內在是為一體（針灸的基礎）同樣的，身體和精神亦為一體，不能孤立。人和他周圍的自然，也不能分離。所有的這些因素都互相產生相生或相剋的影響。

　　中國人在大自然和人體內，都看到同樣的動力在運作。對這種互相交替影響的原理原則的體驗，以陰陽和五行學說概括出來。

　　陰和陽是兩種相反相對的力量，而卻互相相依。在大自然，在人體和精神內，它們為不同，相反，然而互相變化，互相補充，互相影響，互相依靠，互相需要，互相聯繫，形成協調的一體。

　　這種相對協調的一體，是理想的狀況。古老的陰和陽的象徵，是這種理想的情況（見下圖）。所有在宇宙，在自然，和在人體內的力量，都可歸類為陰或陽。如：

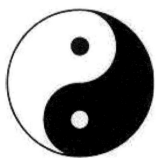

陰－陽；暗－明；冷－熱；夜－晝；睡－醒

冬－夏；月－日；內－外；減－加；負－正；被動－自動

我們看出，這種相反的兩極，互相影響。如相對的晝和夜，或互相需要的動和靜。活動後，需要休息。休息後醒過來，又需要活動。一方太過，就產生不平衡，就會有害。

在陰和陽的象徵圖形中，在白處有一黑點，在黑處，有一白點。這說明，每一領域，含有它相對的因子。在光亮的日照下，會有影子的地方。在男性身體內，會有少量的女性荷爾蒙，在女性體內會有少量的男性荷爾蒙。

在醫學方面陰和陽的表示：健康是這兩種在體內和精神上相對的力量成為和諧的一體。兩種中的一項過多或不及，都會造成疾病。治療就在於，使它們歸於平衡。預防在於維持其平衡。舉例說明一種力量的過勝：

　　　　　陰　　　　　　陽

功能不足	功能亢進
低血壓	高血壓
麻痺	抽筋
感覺遲鈍	疼痛
腹瀉	便祕
憂鬱	攻擊

也會有陰和陽都受損，如高燒（熱）和冷顫（冷）同時出現。中醫診斷也分陰和陽的病徵，如：

陰	陽
面白	面紅
冷感	熱感
喜熱	喜涼
舌胎白	舌胎黃
脈微	脈實
無力	不安

即使臟腑也分陰和陽：

陰	陽
肺	大腸
心	小腸

脾	胃
肝	膽
腎	膀胱

一個陰臟和一個陽腑間，也有密切關係，它們能產生相輔或相害的作用關係。

針灸治療能調節陰和陽。它在陰和陽原則間，有瀉（減弱，減少）和補的作用（增加，加強）。這可與交感副交感神經系統間，可以相平行的來看待。

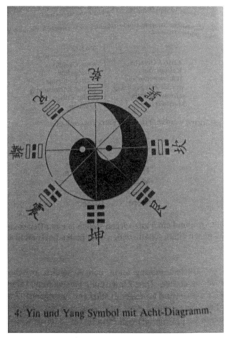

4: Yin und Yang Symbol mit Acht-Diagramm.

陰和陽的象徵與八卦配合。

➢ 經　脈

　　針灸所以能去除治癒痛症，是作用於中醫學說中暢通聯絡五臟六腑全身的經絡（中文為氣）。這種氣，按照一定的路線和規律循行。這種循行的路線，中文稱之為經，在歐洲名之為 Meridian。它不像器官可以找到，在 X 光下看不見，但是為一種有作用功能的動力，可以認知出，也能量得出來。

　　12 經脈是主要的氣流。此外還有 8 個奇經八脈，又以任督脈為重要。另有 12 經別。12 經筋和 12 皮部來輔助主要的經脈。15 絡為經脈間的聯繫，對氣的交換，起到作用。此外還有無數的孫絡（絡之孫）在體內交織，對氣的交換也起重要作用。

　　除了少數例外，身上的穴道都在 12 經脈和任督脈上。下面介紹此14 經脈。

　　陰和陽也為這些經脈的動力。因此經脈也按照陰和陽來分類。10 條經脈是按照臟腑來命名，它聯絡身體內外。兩條經脈，心包經和三焦經，為抽象的名字，它影響身體的運作進行。

陰	陽
肺經	大腸經
心經	小腸經
心包經	三焦經
脾經	胃經
肝經	膽經

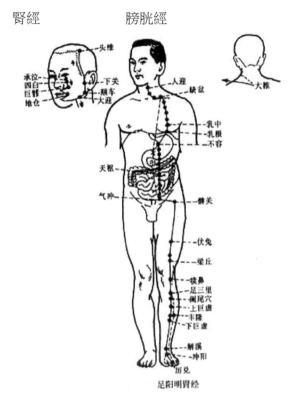

圖；現代經脈運行圖，此為胃經，循行路線：從眼，過顏面，胸腹，腿足，終於第二趾外側。

這 12 經脈，在身體的左側，和身體的右側。雙側相同的並存，此即謂，每個經脈有兩個，它們在身體左右各一，互相對稱。

經脈循行的細節，可以從圖片上觀察到，下面是循行的原則：

肺經，心經和心包經（陰）

循行從胸，經手臂內側經過手掌到達手指。肺經為大指，心經抵小指，心包經到達中指。

大腸經，小腸經和三焦經（陽）

循行各從手指尖，經過手臂外側，肩到達顏面。

脾經，肝經，腎經（陰）

從腳趾經過足腿內部，腹部到達胸。

胃經，膽經和膀胱經（陽）

循行從頭臉部位，經過腹背部（胃經從胸腹，膀胱經從背部，）繼續從腿背部或外側，到達不同的足趾。

陽經終止或開始於頭部，循行經過手足背側或外側（手臂，腿部）。陰經終止或開始於胸部循行臂腿內部到達手足。

除了此 12 主要經脈，還有另外兩個脈，任脈和督脈。此兩經脈，只存在一次，各循行於身體的中間。

督脈（陽）

循行從尾骶部中間經過背脊椎後頭面中間到達口。任脈（陰）循行經過腹胸，抵達下唇。中醫學說，氣流通於 12 經脈，而任脈督脈為經氣的管道。

在此 14 經脈上，約有 670 個穴道。針灸透過作用於經脈，經氣，達到去除疼痛和治癒疼痛。

經脈彼此之間，有著不同的交叉關係。針灸時，選擇取用不同經脈的穴道。經脈無始無終的在這成雙成對的陰和陽經中運行。

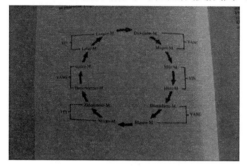 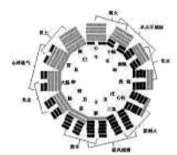

依照中醫的理論，人與大自然和其周圍環境不可分離。身體狀況受到不同因素的影響如天氣，四時的變化，暴風雨，宇宙的影響，心理，日夜的交替的影響。這種規則性影響到氣，身體氣能的運行，經過長期治療的經驗，發展出能量節奏的系統，對季節和對每日的節奏，可與生物節奏相比。這種運行的能量，有其每日時間的節奏。每個經絡有其特殊的流注時間。

寅时　3-5　手太阴肺经辛金

卯时　5-7　手阳明大肠经庚金

已时　9-11　足太阴脾经戊土己

午时　11-13　手少阴心经丁火

未时　13-15　手太阳小肠经丙火

申时　15-17　足太阳膀胱经水

酉时　17-19　足少阴肾经癸水

戌时　19-21　手厥阴心包经

亥时　21-23　手少阳三焦经

子时　23-1　足少阳胆经乙木

丑时　1-3　足厥阴肝经甲木

這種時間節奏在診斷和治療上，起到重要的作用。這裡我要提到一位心臟病患。

以心經和心包經來治療他，情況好轉很多，可是還會復發。病人夜間 2 點會醒來，而感到疼痛。一點到三點是肝經流注時間。（見下圖）。治療加上肝經太衝穴位，疾病治癒。

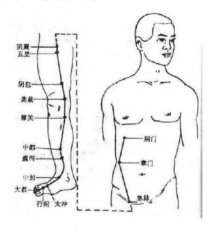

圖肝經循行從足大趾外側，經內部腿，大腿，腹部抵胸部。

另外一位病人幾年來時常流鼻血，找不出原因。流鼻血都是在中午11-1 點心經流注的時間出現。針灸治療取心經穴位。治癒不再出現流鼻血。

經脈學說是中醫經過長期治療經驗發展出的結果。今日經脈的流行經過不同的方式研究。透過電源電位測量器 Elektropotentiometer，一種敏感的儀器,測量皮膚阻力。沿著經脈循行的路線,產生不斷的存在的現象值,而非經脈處呈現交替的值。1979-1982 年中國用紅外熱成像 Infrarot-Thermographie,測量 21 人,110 次針灸治療。在針灸治療時,病人有時會感覺到經脈的流行路徑。用瀉法,病人感覺沿著經脈流行方向冷感。另外的病人用補法,感覺沿著經脈路線有暖感。紅外熱成像指出,冷感處經脈路線呈暗帶。暖感,經脈路線呈光帶。此結果證明經脈客觀存在。

➢ 軀體穴位和針灸技術

在經脈上,有些地方特別敏感,通過對它的刺激,能作用於經脈,氣流和臟腑。這個地方,中國稱之為穴,它即是陷入,孔洞之義,在歐洲名之為穴道。在古典書《黃帝內經》(紀元前 300 年)已記載 295 個穴位,今日專書中提到 670 個經脈穴道,34 個經脈之外穴道。新的科學研究還有新穴道來補充。這些穴位有不同的分類,不同特色,和不同的作用。

針灸時,這些穴位透過針 Sticht=ura 和灸的熱力刺激,透過經氣的調節,能止痛和治癒疾病。Akupunktur(acus=Nadel 針 puncture=Stich 刺),是針灸,翻譯成針和熱療。這是連在一起的名詞,因艾草的熱療能跟針一起作用,或單獨使用。

針灸治病先要診斷,它是以陰陽分析疾病和身體情況。這種分析對同樣的病症(如頭痛),對不同的病人,結果完全迥異。頭痛可因陰病或陽病。這種基本的差異,又導致多項不同的分野。您可在此小冊中,看到針灸治療一些疾病的這種例子。

　　診斷後，就要決定取穴，即哪個穴道要跟其它的穴位配合，以及如何刺激這些穴位。呼吸道疾病一般來說，取肺經穴位，能跟大腸經穴位配合。

　　合谷穴，位在大腸經，商陽穴，位在大腸經，在食指指甲下靠大指處。少商穴屬於肺經，在大指指甲下。

　　原則上有兩種刺激方法刺激：

1.　Tonisieren＝補，強壯，加強

2.　Sedieren＝瀉，減弱

　　Tonisieren 在中文稱補。補法一般運針微弱，順經絡方向運針。可以加上病人呼吸。它有補，強壯，加強體能作用，用在功能不足，麻痺，體弱，冷感以及類似的現象。針灸後，病人有暖及血流暢通感。

　　Sedieren 中文叫瀉。瀉時運針要強，與經脈流行方向相反。也可配合呼吸。此法減弱病勢，如功能亢進，發燒，疼痛。針灸後，病人感覺涼爽，疼痛減輕。

　　有些疾病，在經脈上的穴位要補，在另外經脈上的穴位要瀉。

　　在中國有以 41 位測試者來測量補和瀉的作用。補和瀉針刺合谷穴。商陽穴少商穴，皮膚溫度的變化。

　　結果：以補法，溫度一般增高 1.4 ℃ 到 1.9 ℃。87%的人增高 1 ℃以上。

　　用瀉法溫度降低 1.1 ℃ 到 1.7 ℃。87%的人降低 1℃ 以上。

　　在測量即使沒有針灸的手，在補法中血流增加 73%，瀉法降低 58%。

　　這個研究證明，第一針灸時不同刺激的手法其效果是客觀存在的。

第二中醫學說與其所要達到的效果相合。

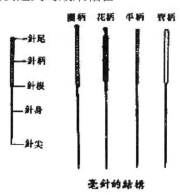

圖柄 花柄 平柄 管柄

針尾
針柄
針根
針身
針尖

毫針的結構

圖針灸的針

在中國將針灸的針分為 5 個部分：針尾，針柄，針根，針身，針尖。針灸的針，用處不同，而有不同的長度和寬度。針耳朵，手指，腳趾，顏面的針具一般短，刺的淺。手臂，腿，臀腹，肌肉多處，可以刺深，就用長針。

還有掀針，埋在耳朵內，用膠布貼上，病人可在兩次針灸期間，留在體內。

針灸治療麻痺，感覺遲鈍，神經性痛症，針灸麻醉，和治療上癮（酗酒，抽菸，減肥）可以連接電麻儀通電，來影響針灸的刺激度。

針刺時不同的角度。

針刺可以採取不同角度針灸，90，45，15 斜度。這是取決於想要達到的作用，和穴位所在處。

針灸時所下的針，在留針期間，每隔一段時間要運針一次，轉動針，往上抬或往下按，以及其它類似的轉動，要看所要促進的作用而定。

每次針灸時間一般約 15-45 分鐘，個別情況還可留針更久。多針並不見得能增加療效，有時正相反。我給病人針灸，盡量少下針。因針灸的療效，並不在於多針，而是正確的選擇穴道，和穴位的配合，以及正確刺激的技巧。

針灸時病人的感覺：

正確的針灸，在下針時，病人不會感覺到怎麼的疼痛，只有在手指，腳趾尖，耳朵處敏感。入針後在針灸地帶，會有不同的感覺，沉重，牽拉，酸或是暖感。在經脈流通處會有電感。偶而病人會感覺到部分經脈循行的路線。

針灸其實並非痛，不過有時會有輕度，也會有種強度的感覺，有時會有苦，酸，甜的味覺。這是好的現象。若是病人在針灸時，毫無感覺，這代表治療無效。只有產生中文叫得氣的這種感覺後，才表示針灸開始在起作用。在針灸時，在針上也可看出有沒有起到作用。針處鬆懈，如進入棉花內，沒有效果。透過不同的手法刺激，才能產生得氣。這時針下緊。中國有一種拿釣魚來作比較：魚上鉤了。

➢ 針灸和科學研究

針灸來自於中國，然而它應用到世界其它各地，產生很大的影響。因許多疾病的治療，針灸的療效要算最高。針灸是另類療法不用藥物的重要治療方法，在前言已提及：它沒有不良的副作用。

傳統針灸的學說，前面已經陳述過，重要部分，都已透過科研證實。

用電源電位測量器 Elektropotentiometer，紅外熱成像 Infrarot-Thermographie，血管圖 Vasothermogramm 等方法，客觀的證明經脈和穴道的存在。其它領域如生物化學補充針灸作用的知識。證明出針灸麻醉（針灸無痛手術）是針灸產生身體本身的止痛物質。這種身體自我的止痛物質沒有不良作用。研究針灸穴位與植物神經和大腦皮質的關係，說明針灸作用於神經系統。動物針灸，也跟人類一樣，產生止痛物質，影響器官作用，補充針灸治病的客觀性。

對病人來說，重要的是針灸實際的治療效果。因此下面我要舉出針灸一些治病的情況。

頭　痛：

頭痛是許多疾病的一種症狀。它可由多種不同原因所引起，如對天氣變化敏感，一般身體虛弱。頭痛類型如偏頭痛，血管性頭痛，月經期間頭痛，或是更年期間頭痛，不同內臟器官疾病引起的頭痛。所有上述提及的頭痛，針灸一般都能起到止痛和治癒的效果。當然內臟器官疾病，要治療其患病的臟腑。

中醫透過分析經脈氣血的病變，補足西醫的診斷。如區分實和虛的症狀，是重要的一項。

判斷實證（陽盛）為患者的症狀如舌苔黃，或在太陽穴，兩眼外部有血管出現。天氣變化敏感，偏頭痛，傷風發燒的頭痛，屬於這類型。虛證，是陰，症狀如面白，舌苔白，喜暖，脈細微。這是身體的虛弱。虛性頭痛，針灸要用補法。實性頭痛，針灸要用瀉法。疼痛部位也能看出是屬於哪個經脈的病變。

88

　　一位 53 歲的病人，頭痛十年。她的姿勢和體態顯示出後頸部一邊的僵硬。疼痛起初是偶而出現，後來越來越頻繁，變成持續性的疼痛。她每天要吃 3-5 片止痛藥。疼痛從頸部放射到後頭，頭額部和太陽穴部也感到強烈沉重壓痛。

　　針灸選穴的穴道中，其中有后溪穴，小腸經在手背外側和膀胱經的申脈穴（在足部）。針灸時，同時按摩頸部和前額，加強經脈的流通。在後頸部有節結硬塊。在針灸時，患者就感覺到疼痛減輕。第一次治療後，疼痛消失。次日疼痛又出現，但是痛的程度減輕，她只吃一片止痛藥就夠了。針灸 5 次後，病人不再疼痛，也沒有再復發。

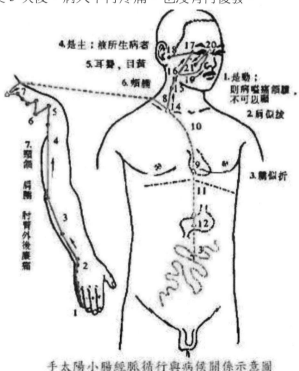

手太陽小腸經脈循行與病候關係示意圖

圖。小腸經：循行從小指開始，經手臂外側，肩部，頸部到達頭部。

病人述說，在治療期間，她的低血壓恢復正常，睡眠改善，以前常有的心悸，也不再出現。她感覺體力加強。這裡看出，針灸治療疾病是透過調節整體來治療疾病。

後頸部的節結硬塊在治療後消失。前額頭痛的病患，在針灸印堂穴時，常常發覺會有硬處，中醫理論，這是那裡的氣受到阻滯，障礙。

一位 25 歲的病人數月來在汽車意外事件時，頸椎震動受傷，引起頸偏頭痛 Migraene cervicle。病者車禍後在藥物控制下，沒有疼痛。可是一當停止服藥時，感到頸部很強的緊痛。幾天後開始偏頭痛。頸部緊痛，按摩和針對疾病的健康運動 Krankengymnastik，可以減輕，可是頭痛照樣，不但頻繁，而且更加重。不同藥物治療都無效，他決定來針灸。

針灸治療穴道中，其中有大腸經的合谷穴和肺經的列缺穴。一診後，頻繁和疼痛度減少。二、三診後，疼痛只偶而來，而且很輕。七次針灸後，疼痛終止，不再復發。病人發覺，他胃部的不適，也改善許多。

即使非因意外事故導致的偏頭痛，針灸效果也很好。在疼痛發作時，患者可立刻感到針灸的效果：疼痛減輕，眼睛視物清楚，嘔吐感消失。

一位 39 歲的女病人，7 年來患偏頭痛。很強烈的左側頭痛，從左邊眉毛處開始，有嘔吐感。治療穴道中有膀胱經的攢竹（眉毛內端）穴和膀胱經的申脈穴，（足外踝下）。

一診後，疼痛停止，眼部壓痛消失，嘔吐感消除。這樣維持三天，然後疼痛復發，但時間短，疼痛輕。每針灸一次，無痛時間加長。八診後，病人不再疼痛，偏頭痛治癒。

婦女在經前，經期，經後患頭痛者，並不罕見。除了治療頭痛的穴位，還要加上三陰交穴，在內踝上，它能調節荷爾蒙的作用。痛症不能單獨的對待，而要找尋其來源，做整體的治療。

治療頭痛和偏頭痛的次數不一。有些 1-3 次，有些需要 10 到 20 次的針灸治療。

針灸治療不同原因的頭痛療效，根據中國的調查統計和本人的經驗，在 90%以上。

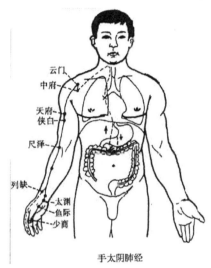

手太阴肺经

圖肺經：起自胸部，循經內臂，到達大手指尖。

三叉神經痛：

三叉神經痛的發作不管是第一支或第二、三支都是非常的疼痛痛苦。常遇到的是第二支，在面頰骨那，有時伴隨第三支，很少為第一支。在咬吃食物，刷牙，說話，或打哈欠時，都會誘發疼痛發作。

中國醫學的診斷，也是從分析經脈陰陽情況的角度做補充。因此不同患者，同是得三叉神經痛，情況就會有區別不同。一為陰的症狀，一為陽的症狀，在針灸治療時，治療的方法也是不同。

病者症狀如不安，易怒，口渴，脈實，便祕是屬於胃經膽經陽盛，即所謂的火實。針灸要用瀉法。

一般症狀體弱，脈虛，過勞後，情況加劇，而面頰發紅，這是陰虛，在這種情況，稱為「虛火」，陰陽不調和，由於陰弱，產生陽盛。疼痛一般屬於陽，也可由於陰弱，導致陰陽失常。在這種情況下，要補腎經，同時瀉肝經和膽經。

在第一種情況，取得協調要用瀉法，在第二種情況要補法瀉法並用，才能達到治療的效果。在中國以 165 例三叉神經痛患者的比較調查，證實了中國古老的診斷和治療的學說。

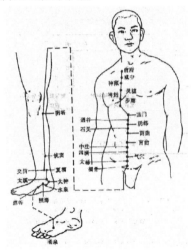

圖腎經循行，由小趾經足心，腿內側，過腹抵胸。

一位 53 歲男性病人罹患三叉神經痛三年。為面頰右側第二支神經。

在面上清晰可見紅色的微血管，這是在此類患者經常有的現象。患者起先避免吃強力止痛藥，但是因為疼痛加劇，不得不每日服食至 6 片藥。疼痛和反覆發作情況加劇，在剃鬍，吃飯，說話時，都會發作，難於忍受。最後變成持續的疼痛，每日都會發作。

針灸治療的穴位中有三焦經的外關穴，在手腕關節背部上面，臉上好幾針，以及肝經足部的太衝穴等。在針嘴角的地倉穴時，我發覺病者那裏的經氣受到阻礙，以致針灸沒有反應。所下的針，可旋轉 360 度，毫無阻礙，這說明那裏氣虛，病人毫無感覺，這樣針灸無效。我在它周圍再下一根針後，這時病人有得氣的感覺，針有牢固感，這說明身體接受此針，而能生效。

在第一診時，病人感到疼痛減輕，幾分鐘後，疼痛中止。此情況維持好幾個小時。第二診後，病人 9 小時沒有痛。即使三叉神經痛來襲，疼痛也減輕，病人也能減少服食止痛藥。第三診後，只有在吃飯時會發作，但不厲害。患者不再服藥。經過 9 次針灸，病人治癒，不再受三叉神經痛的侵襲。

第二例：48 歲女病人罹患 6 年三叉神經痛。左側臉，也幾乎成持續的疼痛。經過 6 次針灸後，近於治癒。這時又發作：她在十字路口，險些發生意外，她受到很大的驚嚇，於是疾病又發作。按照中醫理論，驚嚇傷腎和膀胱。因此我多加腎經在內踝旁的太溪穴和任脈的中極穴。又增加四次針灸，前後一共針灸 10 次，病人治癒。

在第九次針治時，病人說，她幾年來的膀胱功能不全症，經過針灸，也跟著改善很多。

針灸治療三叉神經痛的長短，一般跟得病的長短有關：得病的時間越短，治癒的時間越快。疼痛劇烈的患者，針治效果比疼痛輕和中等疼痛的患者要好。後者常要打著長時期的治療。至於三叉神經的哪支痛，患者的性別和年齡，對治療效果沒有影響。

中國瀋陽解放軍醫院以一千名三叉神經痛患者作為研究比較，療效為 99.2%，其中 54%完全治癒。

頸項疼痛：

頸項疼痛和頸部僵硬可由緊張，姿態不對，退化性磨損，發炎性程序導致，受到風寒或動作不對等原因，都會引起頸項疼痛。不同的頸項疼痛症狀，歸納為頸項綜合症 HWS-Syndrom。

HWS-Syndrom 相當於中醫的痺症。痺是由於風寒濕引起的經氣滯留，阻礙，淤塞。膀胱經，小腸經，膽經，三焦經以及督脈等都會波及。

急性的頸項疼痛，由於受到風寒，移動不慎，如睡眠中引起的落枕，使得頸項活動受限疼痛，針灸馬上就能見效，通常針 1-3 次即可治癒。

一位 36 歲男性病人在打網球時，受到風寒。晚上開始疼痛。幾乎不能入睡。次日就醫，接受打針，可是疼痛和頸項僵直沒有改善。其後第二日，他來針灸。他的頸項疼痛，僵直不能動搖。

針灸治療是透過小腸經的後溪穴，膀胱經的崑崙穴等穴。我下針後，要他搖動他的頭。他回答：我的頭頸不能動。我說：你試看看搖動。起初他很小心的動，見沒有甚麼阻礙後，左右搖動頭頸項，不但疼痛消失，且頸項恢復靈活。頸項疼痛和活動受限，幾分鐘後完全消失。針灸一次即治癒。

一位 59 歲女性病人，一年來頸部強烈疼痛，活動受限，這是因職業引起的頸椎磨損。我以八脈八卦法治療，下針的手足位置，是陰陽左右上下要相錯。其中有列缺穴位。

第一次針灸後，頸項疼痛減輕，活動範圍增大。止痛藥減少，只服一片。經過四次針灸後，頸項疼痛全部消失，頭部轉動正常。

即使磨損的頸項疼痛，針灸也能長期止痛。

中國對 138 例的頸椎病 cervical spondylosis 患者，（在 X 光下可見到頸椎骨質增生，骨刺等頸椎間盤退行性病變）進行調查。50 例男性，88 位女性，其中有些已患病十年之久。針灸治療的效果如下：21 例（15%）痊癒。57 例（41%）顯著改善，55 例（40%）頸項疼痛減輕，5 例（4%）沒有變化。有效率為 96%。

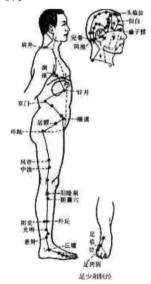

膽經循行，起於頭部，經軀幹，腿外側，終於足 4 趾。

關節疾病：

骨關節退化 Arthrose，是一種退化性的關節疾病。關節炎 arthritis，為關節發炎。它們是兩種最常見的關節疾病。針灸都能治療這兩種疾病。一般來說，針灸治療 arthritis 關節炎的效果較高。

根據中醫理論，關節是氣流通過時，很容易受到阻礙之處。遇到冷和濕，情況會變壞。

一位 84 歲的女性病者，罹患手、肘、膝部多發性關節炎。她疼痛異常，右手幾乎不能動，關節處腫脹。她每日的活動受到限制，要吃止痛藥。她說以前遇到這種現象，去醫生那，都能止痛。可是這次接受醫生兩次打針，沒有效果。

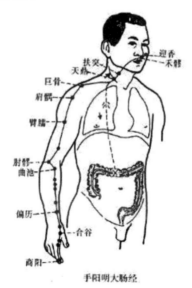

圖大腸經

　　在治療她的穴位中，有大腸經的曲池穴，（見上圖），在手肘部，膽經的陽陵泉穴，在小腿膝下。治療三次後，她能舉直手臂。每治療一次，疼痛和發炎減輕。針灸 12 次後，幾乎沒有症狀。再治療三次後，結束治療。

　　她自此一年後，沒有不適。她能毫無困難的處理家事，出外郊遊，每日打太極拳，這是很值得推薦的中國健身運動。

　　北京中醫針灸學院治療 267 例關節炎病人的比較調查。其中 12 位是急性風溼性關節炎（其中 6 位為慢性風溼性關節炎，急性發作。）針灸對此 12 位效果都很好。病症顯著改善，或完全消失，血沉也大為改善或恢復正常。有效率達 100%。

　　187 例慢性關節炎，有效率達 85.5%。

　　32 例老人關節炎，有效率達 84.5%。

　　36 例風溼性關節炎只有一例沒有完全治好，改善的有 23 例（63.8%）

麻　痺：

　　治療早期到半年之內小兒麻痺，針灸效果不錯。中風之後的半身不遂，初期也可以針灸治療。422 例中風出現肢體麻痺，立即針治的有效率為 99.14%。完全治癒為 58.13%。治療盡量要在發病後一年之內。

　　顏面麻痺：由於面神經衰弱或麻痺，引起的顏面麻痺，特別是周圍神經的顏面麻痺，針灸效果好。半邊麻痺會使面部變形，影響唾液，淚液的分泌，也會使味覺，聽覺受損。中醫認為這是大腸經和三焦經失調所致。

一位 42 歲男病人在得顏面麻痺後兩個月來針灸。他右眼不能閉上。嘴角和臉往左斜。我下針在臉部不同的地方和手腳。臉上的針，連接上電儀器，加強刺激。在第一診時，他右眼已能微閉。五診後，能全部閉上。八診後，症狀幾乎消失。十診後結束治療。

在中國的江西省人民醫院治療 234 位顏面麻痺患者的比較調查，總療效 95%，其中 52%治癒。平均針灸治療次數 12.2 次。

胃腸疾病：

在胃腸疾病領域內，常見的疾病為胃炎和十二指腸炎（是指胃黏膜和十二指腸的發炎），以及胃，十二指腸瘜肉。胃炎是因胃部過多的胃酸引起，侵襲胃黏膜。導源於飲食不慎或是心理因素如生氣。

中醫將胃部的不適，區分為兩大類：脾胃虛弱和肝胃不調。脾胃虛弱是身體一般的虛弱狀況，缺少陽氣，陰（冷）過盛。飲食不當，如食生冷食物，飲涼水會引起胃痛或別的不適，如腹瀉，手腳冰冷。

肝胃不調主要來自心理因素，如生氣，太多的壓力。怒入肝，會影響胃。病症：胃痛，抽痛，脹，吐酸或嘔吐，易怒。生氣時，病情加重。脈沉長。

一位 52 歲男性病人，患慢性胃炎 20 年。胃痛和不適感，一直伴隨他。在身體中間任脈上，胸骨和肚臍中間的中脘穴位，是胃部情況的反應點。在此穴位。不但有硬塊，按之發痛。

一個穴位上發硬，且按之發痛，是反映跟它相連屬的臟腑有疾患。病人其它的症狀：舌苔薄白，手腳冷，無胃口，脈無力，這些都顯示脾胃虛弱。

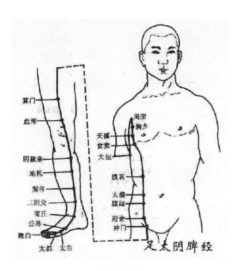

圖脾經

　　在針治時，除了其它穴位，我還在脾經的公孫穴（在足部）下針（見上圖脾經"）。在第一診時，病人感覺到胃部暖和，疼痛減輕。針灸八次後，病狀不再出現。此病治癒。

　　胃瘜肉，也能以針灸治療，使其消失。

　　在上海的中山醫院，以 30 例胃，十二指腸瘜肉病患，作比較調查。兩個月後的症狀，如疼痛，脹感，胃噪音，酸噯氣和嘔吐。93%-100%消失。從胃鏡中所能見到的治療效果為 73%。

　　同樣的，功能失調，如便祕，針灸也能治療。

　　一位 45 歲女病患，5 年半便秘。她每兩天要用一次通便劑。按照中醫理論，便祕也有陽症（實）陰症（虛）之分。此女病人屬於陰症。她面色蒼白，血壓低，舌苔白。

　　針灸治療取三焦經和大腸經的穴位。一診後，她不須用通便劑。四診後她的消化道功能恢復正常。

在針治其它疾病時，時常可看到附帶的治療效果，消化道的功能，也恢復正常。

天津傳統中醫學院第一醫院，比較觀察 108 例罹患便秘的病人，71 位男性 37 位女性。除了 5 例無效外 103 例全部治癒。

失　眠：

睡眠失調為難於入睡（入眠困難）或易醒（不能通睡）。常見的原因如內心不安，焦慮。很少為原發性，此即謂腦內睡眠中樞的疾病。老年人時常不能通睡。

睡眠在新陳代謝和生命中佔據很重要的位置。在中醫中，睡眠是白晝的陽氣和夜晚的陰氣相互調和的平衡。中醫認為，心靈的不安，常是失眠的主因。因此針灸治療，要調節內心情感的平衡，如心腎不交。治療取心經，腎經和脾經（脾氣）。

一位 59 歲的女病人，12 年來罹患失眠。她要躺上兩三小時後，才能成眠。睡眠不安，每夜只睡 2-3 小時。她曾長期吃安眠藥，但是她戒掉，因為她不願意一再增加藥量，和服藥上癮。白天她感覺精神不振，無力，頭昏，易出汗。脈細弱，這是心脾衰弱。

針灸取穴，內有心經的神門穴（在手腕），脾經的三陰交穴。一診後的當夜，她能睡 5 小時。四診後，她能深睡 7 小時。八診後，她出外旅行，在異地她仍能熟睡。她回返德國後，又來針治兩次，鞏固療效。

上海第三醫院比較調查 164 例失眠患者。針灸治療效果 156 例有效，8 例無效。有效率為 95%。

以上之文為虞和芳所著。

下面兩篇報導為李傳杰教授的著作。

➤ 針灸治療心絞痛

李傳杰　撰寫

針灸能治癒心絞痛，早在 2400 年前，中國有名的醫書《黃帝內經》中已有報導。

1977 年五月，中醫針灸學院，邀請國內專家討論針灸治療心絞痛的針灸方法。我們組成治療心絞痛的工作小組，訂立研究計畫。針灸治療心絞痛的結果，列於下面。

研究 631 冠心病患者，其中 506 名為心絞痛病患。

1.　一般情況

631 名患者，436 為男性，195 為女性。48 人在 40 歲以下。251 人介於 41-50 歲。218 人介於 51-60 歲。107 人為 61-70 歲。7 名為 70 歲以上。

得病時間長久：

235 名短於 1 年

129 名，1-2 年

177 名，2-5 年

60 名，6-10 年

30 名，長於 10 年

其它症狀：

332 高血壓

29 心臟病發作

30 支氣管炎

17 中風

10 糖尿病。

患者依照不同的症狀分為 5 組：

陰虛

陽虛

呼吸系統功能不全

痰阻

血滯

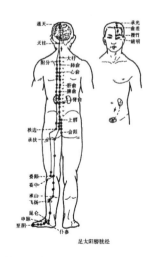

圖膀胱經：循行從鼻上，經頭，背，腿，終於小趾

2.　選穴

　　(1) 心俞（膀胱經），巨闕（任脈）

　　(2) 膻中（任脈）內關（心包經）

兩組互相交替使用。

治療經過：

　　患者每日或隔日針灸治療。10 次針灸後，為一療程。休息 3-5 天。重複針灸 10 次，依病情。針灸治療至第三療程。

3.　治療效果

　　631 病患中 506 為心絞痛。其中針灸療效 219 人很滿意（43.3%）。

242 人改善（47.81%）

45 人無效（8.89%）

有效率為 91.11%

　　心絞痛現象越輕，針灸治療效果越好。臨床經驗顯示出，前兩個療程的針灸 10 次治療效果較高。

針灸治療心絞痛療效表：

情況		效果顯著		改良		沒有改善		總共
	人數	人數	%	人數	%	人數	%	人數
輕	247	110	44.50	122	49.38	15	6.07	93.88
中等	202	83	41.09	95	47.03	24	11.88	88.12
重	57	26	45.61	25	43.86	6	10.53	89.47
總共	506	219	43.30	242	47.81	45	8.89	91.10

用 EKG 證明治療後的成果：

從 631 患者在針灸治療前

583 名 EKG 顯示病態值。

在針灸治療後 EKG 值恢復正常為 146 例（25.04%）

244 病者改善（41.84%）。

193 名 EKG 值未改善（33.11%）

總有效：66.89%。

　　從 EKG 值顯示，有些病人在針灸治療後，立即改善。大部分患者在治療後，才出現 EKG 值改善。

　　針灸治療後還可見到下列症狀改善：

(1)　　110 患者中胸緊悶在針灸治療後

　　　28 症狀消失（25.45%）

　　　70 改善（63.64%）

　　　12 無變化（10.91%）

　　　療效率：88.09%

(2)　　103 心悸患者在針灸治療後

　　　30 症狀消失（29.13%）

　　　52 改善（50.49%）

　　　21 無變化（20.39%）

　　　有效率：79.62%

(3)　　98 病人中，呼吸短促，經過針灸治療後

　　　40 不再有此症狀（40.82%）

44 改善（44.90%）

14 無變化（14.29%）

有效率：85.72%

經過臨床分析，顯示出，症狀改善，相當於客觀心臟功能改善。

(1)　服用 Nitroglycerin

在針灸治療前 249 病患服用 Nitroglycerin

之後 219 例減輕或去除藥物。

(2)　工作能力

下面表中看出 158 例病人工作能力的改善。

針灸前	針灸後
108 喪失工作能力	14 恢復全天工作，54 恢復部分工作能力
50 部分工作能力	44 全天工作能力

總共 112 患者能夠改善工作能力（70.88%）。

36 位，不能判斷，因為他們非職業工作人員。不過他們私人的工作效力增高。

個案研究：

劉女士，58 歲工人，1973 年開始出現心絞痛症狀，如：胸悶，心跳，心痛。

此症狀多半是在工作時出現，疼痛放射到肩部。此症狀持續 30 分鐘到一小時。服食藥物，1974 年血壓增高，Cholesterinspiegel 膽固醇 220mg%。

105

EKG 顯示有冠心病之疑。

診斷：高血壓，冠心病。

　　　針灸治療 3X10 次。

效果：EKG 顯出症狀改善。

　　　一年來情況穩定。她又恢復工作。

第 2 例

　　關先生 49 歲，為政府職員。自 1974 年膽固醇微高。EKG 疑為心絞痛。自 1977 年起症狀出現胸悶，疼痛放射到左上臂。

診斷：冠心病。

　　針灸治療 10 次後，EKG 值顯示正常。症狀減輕。繼續針灸治療 3X10 次。病狀消失。關先生又恢復全日工作。

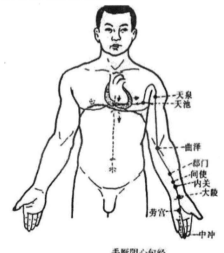

圖心包經：起於胸部，經手臂內側抵達中指尖。

➢ 針灸治療 65 例良性甲狀腺瘤的臨床觀察

李傳杰　撰

良性甲狀腺瘤在中醫屬於大脖子症。它是臨床上時常看到的病症。手術割除，使人畏懼。很多病人因此來到我們研究所（中醫學院，針灸科血液循環研究室 Forschungslabor fuer Kreisllauf in Institut fuer Akupunktur in der Akademie fuer chinesische Medizin）請求以針灸治療。

這裡記載 65 例病患。

臨床資料：

在此 65 位病患中，男性 11 位，女性 54 位。

年齡 11-71 歲。

27 位在 30 歲下

29 位在 31-50 歲

26 位罹病短於一年。

18 位罹病 1-5 年

9 位罹病 5-10 年

12 位罹病長於 10 年

65 位病患中，5 位手術割除後又復發。其他病患大部分服用中藥或西藥。結果都不滿意。25 位受到過建議，用手術治療。

所有病患符合下列診斷水準：

1. 甲狀腺有瘤，慢慢成長。有界限，表面平坦，軟或如橡皮的堅實，呼吸時，上下移動。無痛感，無頸部淋巴瘤。

2. 甲狀腺附近有新的結節，由超音波 Ultraschalluntersuchung 檢查出來的診斷。

3. 顯像 Szintigraphie：來分辨出甲狀腺溫，熱，涼或冷的結節。

針灸治療方法和療效：

A. 針灸治療方法

　　針灸治療的取針在長瘤的局部，也在其附近，以及遠處。

　　局部在長瘤處針 6-8 針。

　　針灸治療的附近，以及遠處：選擇的穴位天柱，大杼，內關，曲骨，按照一般選穴方法。

　　針灸除了周日，每隔一日針灸一次，直到治療結束。

B. 療效的標準

1. 觸摸：腫瘤的消失作為治癒。瘤縮小 80% 為顯效。瘤縮小 65% 以上為改善，少於 65% 以下為未治癒。

2. 超音波檢查：腫瘤消失為治癒。瘤縮小 2/3 為顯效。瘤縮小 1/3 以上為改善，少於 1/3 以下為未治癒。

C. 直接的治療效果

　　從表 1 看出兩種診斷方法，結果大約相似。針灸治療方法的治癒效果是令人滿意。

最短治療的次數為 5 次，最長的為 180 次。大部分病人介於 10-50 次之間。

表 1　兩種診斷方法結果的比較

診斷方式	例數	治癒	顯效	改善	未治癒
觸摸	65	27（41.5%）	23（35.4%）	12（18.5%）	3（4.6%）
超音波檢查	39	18（46.1%）	11（28.2%）	4（10.3%）	6（15.4%）

65 例中大部分都做過顯像 Szintigraphie，以便來認出屬於那一種型。42 病人以觸摸判斷治癒。29 例以超音波檢查為治癒。

D. 以後家庭訪問後的調查

42 位以觸摸為診斷的病人，我們在 3 個月至 5 年間，做家庭訪問，繼續觀察遠期療效，其結果如下。

24 例，即 55.8%治療療效肯定。15 病人 34.9%在治療後，繼續有改善，其中 3 例，全部治癒。復發的有 5 例，佔 9.3%。長期觀察的治療有效率為 90.7%。

19 例以超音波檢查的患者，我們在治療後的 3 個月到 3 年間也做了家庭訪問。其結果也與觸摸方式診斷的差不多：治療效果穩定的有 12 位 63.2%。繼續改善的有 5 位，26.3%，復發的有 2 位，10.5%。總共的長期療效為 89.5%

表 2　顯示針灸治療對所有腫瘤型態能達到好的治療效果

節結型	觸摸法					超音波法				
	人數	治癒	顯著改善	改善	未治癒	人數	治癒	顯著改善	改善	未治癒
溫結	21	8	8	4	1	14	5	7	0	2
熱結	3	0	0	3	0	0	0	0	0	0
涼結	7	2	3	1	1	7	2	2	2	1
冷結	11	3	4	3	1	8	3	1	1	3

E.　典型病例

　　白女士，39 歲，工人。1983 年 6 月發現脖子大。7 月作顯像檢查。甲狀腺瘤增大。8 月又來我研究所。在右邊甲狀腺瘤為 2x2.2cm

　　中間 1.5x1.2cm。兩個腫瘤有明顯的分界，表面平滑，硬，吞食時會移動。B-Typ Ultraschallphotographie 檢查，發現右邊有一個 4.5x2.6cm 的圓形回影，有明顯的邊界。

診斷：甲狀腺瘤

　　中國醫書對治療滯留的情況，記載在肚腹上有腫瘤，針灸可在腫瘤處下針。我們也用同樣方法，也在甲狀腺腫瘤局部下針。在內經中有言，陰病陽治，陽病陰治。按照這個理論，我們選擇天柱，大杼穴位，以陽導陰。根據中醫理論，甲狀腺瘤是一種良性的，長在脖子上的甲狀腺結節，其原因大部分為肝經氣滯，這些滯留導致軀體的津液留滯，以致形成結節。因此我們選擇內關穴來宣導肝經的瘀滯。

　　有些病人在脖子中間有瘤。那裡正是任脈通過。內關又與任脈相通，針灸此穴，能使任脈流通，而解除瘀滯。

總結：上面所說的穴位，能使肝經瘀滯的氣血通暢，經脈流通，使得瘀滯解除。臨床證明，針灸這些穴位，對治療良性甲狀腺瘤，能取到好的治療效果。

　　臨床時常見的有良性甲狀腺瘤 Schildruesenadenom，甲狀腺結節腫，甲狀腺囊腫，和甲狀腺發炎。根據顯像有這四種類型。我們的診斷是根據病史，身體狀況，顯像和超音波檢查。因此我們能夠剔除甲狀腺發炎和甲狀腺癌的病患，能夠確知所選取的這些病患屬於前三列的疾病。五位又復發的病人，三位是得結節性甲狀腺腫 Knotenstruma。我們繼續治療，兩位改善，一位治癒。兩位復發的為甲狀腺瘤，繼續治療，又有顯著的改善。

　　這些結果顯示，針灸治療的有效率高。針灸治療不只是有短期療效，即使長期的療效也很滿意。

　　長期療效的鞏固，多於一半以上的病患。這個結果對於全部治癒者除了一例外，也都相合。其他的 50%的病患，除了 5 例外，針灸治療之後，還繼續改善，有些完全治癒。這顯示即使在針灸治療結束後，還能有良性的後續影響。

➢ 針灸治療疾病的領域

針灸是一種整體的自然療法。它能夠透過身體整體的作用，治療不同的疾病。

針灸能治療的疾病很多，包括不少痛症，功能失調，抽筋麻痺，發燒，發炎和傳染病。

針灸約可以治療 100 多種的疾病。

下面列出針灸常治療的一些疾病：頭痛、偏頭痛、三叉神經痛、肩膀、頸椎疾病、腰腿痛、幻痛、青少年近視、斜眼、青光眼、耳鳴、重聽、嗅覺喪失、鼻炎、氣喘、支氣管炎、扁桃腺炎、花粉熱、面癱、中風癱瘓、急性慢性胃腸炎、便秘、瀉肚、胃下垂、盲腸炎、心絞痛、風濕性心臟病、高血壓、低血壓、頭昏、甲狀腺瘤、膽結石、腎結石、更年期綜合症、陽萎、風濕、關節炎、多發性關節炎、關節退化、皮膚搔癢、敏感、青春痘、脫髮、失眠、害怕、緊張、憂鬱、對抗上癮、戒菸、戒酒、戒藥品、減肥。

第三章

古典傳統的醫學

➤ 前　言

　　人類在歷史文化文明長河中，在有文字記載以來的歷史中有很多的重大事件，很重要的一項，對每個人都相關的，就是有關醫學的記載。

　　人從出生到死亡之間，離不開"病"，病是不招而來，"好漢就怕病來磨"，有了病，就要設法解決病人的痛苦折磨，醫生就在這種情況下，應運而生，為人們解決身心靈的病痛。

　　每一個古老文明的國家，都有其有名的醫生和他們的著作出現，來解決人們的痛苦。

　　這裡舉出幾個自古以來的傳統醫學：

一、埃及的醫學

　　人類文明可能丟失一段很重要的知識，對於古埃及的金字塔，至今還不能夠完全了解它的建造時的動機和計算的精密。曾有專家說，這是奴隸來建造，但是那時埃及並沒有奴隸，而且受強迫的奴隸，不懂得，不可能夠有這樣的充滿愛心，專心，正確的建築知識和技術，完成今日也不容易建造的成果。

　　看了幾個有關金字塔的 video，裡面報導金字塔的建築，不可能是奴隸建造。從一些骨骼遺留還看出，有些經過腦手術開刀。金字塔也並不是只為埃及國王法老的陵墓，因為裡面沒有一個木乃伊。可能宗教的成分佔有一個大動機。裡面說明，它精確計算的建築，是一種古代的神秘 ancient mystery，那是看星象而設計的。

使我感到最可惜遺憾的，正如 Daniel 寄來影片中的話：We are missing some Chapter of human story. 31.5.2020

1.1 《紙莎草紙 Edwin Smith Papyrus》德語稱為"Wundenbuch"《傷口書》

《紙莎草紙 Edwin Smith Papyrus》德語稱為 Wundenbuch──《傷口書》是一種以古老埃及醫學文字，寫在紙莎草紙上，是最古老的醫學書面文獻之一。它證明古埃及醫學的高度發展，特別是在外科領域。在腦外科開刀，是世界最早的治療手術。它與其他醫學紙莎草紙不同，它是一本幾乎沒有神秘實踐的應用書。

古代的各國療法，都算在自然醫學領域，即使腦開刀。

當我通過德國的自然醫學考試後，主試考官恭喜我考取執照，他卻說了一句："不過腦開刀我還是勸妳別去碰它。"

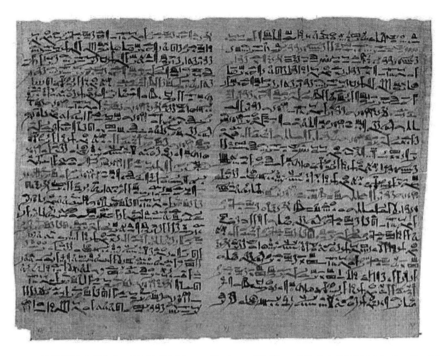

此醫學文獻由 1862 年 Mustafa Aga 出售，美國古董商 Edwin Smith（1822-1906）購得。他試探性地翻譯了紙莎草紙，他過世後，他女兒將其捐贈給紐約歷史學會。1930 年，由生理學家 Arno B. Luckhardt 支持的 James H. Breasted 以傳真，轉錄，翻譯和評論的形式出版。1958 年，它首先出現在 Hildegard von Deines, Hermann Grapow, Wolfhart Westendorf 的德文翻譯中。

現它存放於紐約醫學院 New York Academy of Medicine。

這份文件的撰寫方式十分科學，從「標題」、「檢查」、「診斷」（有容易醫治、不容易醫治以及無法醫治三個選項）、「治療」到「備註」，標準化的的詳細記載方式類似今日西方醫學的臨床診療指導。

紙莎草紙的來源：

紙莎草紙 Edwin Smith 的確切來源尚不清楚，它可能來自 Ramesseum 或 Theben-West 的醫生之墓。文字腳本類似於 Papyrus Ebers 紙莎草紙，Edwin Smith 在 1862 年也購買到它。

傷口書中病例的解剖分佈：

內容結構：

埃及人不重視大腦，做木乃伊的時候會把大腦從鼻孔鉤出來丟掉（體腔內的內臟則是罐裝保存），但這份文稿卻是史上第一次文中指稱「腦」這個器官的文件，不但提及腦膜、脊髓及腦脊液等等部位，並載有降低顱內壓的開顱手術，可謂最早的神經外科醫學文獻。

本人在四十多年前，曾經看過一個埃及醫學的影片，裡面就提及埃及人開顱取出腦瘤。

對於脊椎傷害、下巴脫臼、各種骨折等等的診療方式也有十分精確的記載，包括九十個解剖學（Anatomy）詞彙以及四十八篇外傷相關文章。相對地，因為埃及人對於疾病定義的關係，這份文稿很少提及其他的疾病。

Edwin Smith 紙莎草紙長 4.68 m，是古埃及第二長的藥用紙草紙。它是埃及的中古埃及的複製，其歷史可追溯至公元前 1550 年。公元前 16-17 世紀，最初的版本，如 Breasted 1930 和 Westendorf 在 1992 年所說，可能來自舊王國。

紙莎草紙具有良好的文字層次，是埃及最美麗，最長的手稿之一。

　　前排包括 17 列，共 377 行，後排五列，共 92 行，列出 48 個外科案例研究（傷口書），從頭到肩膀到上半身系統地描述身體的相關部分。在第 48 種情況下，文本不完整，理論上應該緊隨身體的其他部位，例如身體內部或器官。

　　傷口書的結構是根據經典的教科書 Schesau 編寫的。它指的是古埃及醫學教學文本，為埃及醫生將醫學知識傳授給學生、繼任者或給其他醫生的知識，並可能是醫學上最古老的書面本科學。每個案例均包含標題，檢查說明，診斷，預後和可能的治療方法。有些病例有更高的區分度，並包含一些檢查和診斷。每個案例結尾處的大量修飾詞可以更詳細地解釋過時的單詞和表達，並使當時的讀者可以理解它們。

　　將疾病分類並確定進一步治療的三個短語之一用於預後：

"我要治療的疾病。容易醫治"

"我將與之抗爭的一種疾病、不容易醫治"

"一種無法治療的疾病。"

　　紙莎草紙背面的文字具有不同的聯繫。最後兩欄是第二作者撰寫的，其日期為後來的時期。

傷口書進一步闡明：

　　傷口書處理開放性傷口，骨頭破裂以及從頭部到肋骨的拉傷。標準的傷口處理在第一天為新鮮的肉提供繃帶。在接下來的幾天中，使用油或脂肪，蜂蜜和纖維製成的材料。

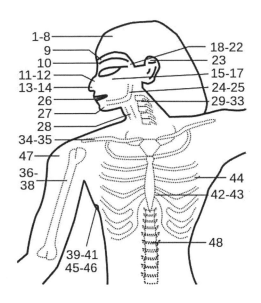

1. 頭

　　頭部受傷的範圍從簡單的傷口到縫隙再到碎片。根據損傷的類型，提出不同的治療方法，並預測不同的治癒情況。對於最簡單的情況，標準的傷口治療就足夠了。嚴重受傷的患者需要長期護理。在所描述的第一種情況下，建議對脈搏靜脈進行測量並聆聽心跳，埃及醫生的檢查方法看出不少有趣的見解。在另一例說明的情況下，試圖幫助治療絕望的，破碎的頭骨。所描述的過程更多地是一個同情者，同時也伴隨著咒語。

2. 脖子／脖子

　　治療受傷的頸管和頸部椎骨的各種問題。兩個椎骨的移位和瘀傷無法治癒，在其他情況下，使用常規傷口敷料。

　　在傷口書中按照不同情況的解剖分佈。

　　可以將肋骨中的鎖骨，將溶液與殘留的織物和傷口敷料固定在一起，以使其癒合。如果發生簡單的骨折，首先將鎖骨對齊，使其回到正確的位置。然後是填充物和傷口敷料。

3. 上臂

上臂受傷包括裂開，水泡和骨折，其處理方法類似於鎖骨骨折。最複雜的是傷口破裂。已經軟化的深層流血傷口無法治癒。

4. 乳房

創傷造成的胸部腫處可用一種"Brennbolzen 燒螺旋"將其燒毀。但是，因發炎引起的發燒，首先將發燒的異常傷口冷卻，乾燥，然後用特殊的粉末敷料進行治癒。

5. 肋骨

肋骨的應變和移位可以用傷口敷料輕鬆治療。但是，不能治療具有開放性傷口和肋骨鬆動的骨折。

6. 腋下

根據情況的嚴重程度，腋下的傷口有不同的補救措施。痛苦的類型從肩胛骨的風濕痛到發燒引起的發炎傷口。

7. 背部

脊柱有三種手術損傷類型：

治療－有還利於適合的治療

需要奮鬥－很難說定

不治療－絕望

最後的一種情況涉及對椎骨的拉緊。然而，在這一點上，紙莎草紙在治療開始之前就脫落了，以致沒有下文。

上面所述的都是十分科學，也跟中醫相吻合的治療方法。如發燒要用冷卻。

古埃及的醫學、魔法與宗教：

解夢也是古埃及人用來瞭解如何使身體健康的方法之一。

古埃及的醫師、祭司和法師多半是同一個職業的不同面相，沒有很清楚的分工。

一般非外傷的疾病，通常被認為是邪靈作祟，因此經常尋求祭司協助除靈，昆蟲（尤其是蠍子）咬傷則多半求助於魔法。比起這些非科學性的管道，以科學為基礎的醫學記載相對來說發展得相當精確而紮實，具有完備的病例及診斷紀錄，連獸醫所留下的紀錄都有。但以現代醫學的角度來看，古埃及病例記載的精確僅限於外傷部分，常被認定與靈怪有關的疾病診療方式並未有很確實的發展。

預防流行的法術：

神奇的咒語用來阻止在每年的尼羅河洪水期間發生的流行病。說話者或是太陽神或是荷魯斯 Horus 神。Horus 為古代埃及神話中法老的守護神，是王權的象徵，同時也是復仇之神。其形象是一位鷹（隼）頭人身，頭戴埃及王冠，腰圍亞麻短裙，手持沃斯（能量）手杖與安卡（生命）符號的神祇。

121

教學文字和食譜：

教學內容包括月經失調和肛門疾病。這些配方可用於皮膚護理。

1.2　Ebers 紙莎草紙

Ebers 紙莎草紙是古埃及的醫學紙莎草紙。Edwin Smith 紙莎草紙，也是現存最古老的醫學文字記載之一。

Ebers 紙莎草紙內容廣泛記述疾病及其症狀和診斷。它還包含治療所用取材和製備的說明，例如針對受傷，寄生蟲和牙齒問題，以及對婦科提示，如避孕方法。

有趣的是，法術用來支持治癒的成功。此外，按照埃及的曆法，記載天狼星在地平線的出現。

傳統上，它主要來自於公元前 16 世紀後四分之一時期的草案。這個日期是根據 Richard Lepsius 所提到的時間。同樣的持此論的最後代表是 Kenneth Anderson Kitchen。這兩位埃及學者都提到他們的依據是日曆上有關天狼星的出現記載。

古地理研究表明，病歷可能要比幾十年前早幾十年，是在法老 Pharao Ahmose（紀元前 1560 v. Chr.；† 1525 v. Chr.）統治時期寫下，是依照較舊文件寫下的。

地點和內容：

Edwin Smith（1822–1906）於 1862 年，在 Luxor 盧克索（前底比斯）購買紙莎草紙 Papyrus Ebers。

在 1872/73 年由 Georg Moritz Ebers（*1. März 1837 in Berlin；†7. August 1898 in Tutzing）冬天在同一個地方獲得 Ebers 紙莎草紙。出資的來源，從 Sachsen 國王（15,000 泰勒）和大學的旅行贈款基金（25,000 泰勒）Universitäts-Reisestipendienfond（25.000 Taler），它被納入萊比錫大學圖書館的藏書。它由 Ebers 於 1875 年出版，分為兩冊，包括註釋和詞彙表。此手稿仍在萊比錫大學圖書館中。

它是用僧侶體（hieratic）文字書寫，這是古埃及時期書吏用來快速記錄的手寫體，與同一時期發展的聖書體有密切的關係。「僧侶體」由公元 2 世紀 Clement of Alexandria 命名，詞源來於希臘文 γράμματα ἱερατικά（grammata hieratika），意思是「僧侶的文字」，這是由於僧侶體是數千年來都只用作宗教文字。它代表古埃及醫學的最大記錄，Ebers 埃伯斯紙莎草紙是最長的藥用紙莎草紙，全長 20 米。滾動條最初由 108 列組成，編號為 1 到 110（省略數字 28 和 29）。紙莎草紙在第二次世界大戰期間遭受到相當大的破壞。第 54、56、94 和 109 列已損壞或僅存在碎片中。今天丟失了第 48、49、55、80-82、93/110、98/106、99、100/104、101、102/103 和 105 列。108 列分為 877 個魔術公式和補救方法。

儘管充滿驅除引起疾病的惡魔魔咒，但它是有證據表明存在經驗性治療和觀察。

紙莎草紙包含以下章節：腸道疾病和寄生蟲，眼和皮膚問題，避孕和婦科疾病，牙科，膿腫和腫瘤的手術治療以及骨骼和燒傷的矯正。它還包括有關臨床抑鬱症的簡短章節。提到石匠的塵肺，它是最古老的職業醫學書之一。

它還包含有關心臟和血管的論文。

埃及人對腎臟的存在不知，至少沒有提及。

埃及古醫學，把心臟看作是體內各种血管的匯合點-不僅是血液，還有眼淚，尿液甚至精子－他們不僅認識到整個身體中都存在血管，心臟的功能為其中心。

就醫學史而言，Ebers 紙莎草紙由 Edwin Smith 紙莎草紙補充，此紙莎草紙也於 1862 年在底比斯發現，其歷史可追溯到 12 朝末期－公元前1780 年－主要涉及外科手術。

Ebers 日曆編輯：

小天狼星後來的記載，可以追溯到公元前 1531 年-公元前和 1516年，與醫療報告無關。在紙莎草紙的背面，記錄有關 Amenophis I 的日曆條目，其中包括第 9 個 Epiphy 作為元旦。

埃及一位殷勤作家額外記載的這段，可能是非常罕見的星座：天狼星的出現上升在 Sothis 陰曆的第一個 Thot（元旦）的出現與 AmenophisI 的加入日（公元前 1517 年 6 月 27 日）相結合，公元前根據公曆或公元前 1517 年 7 月 10 日根據的 Gregorianischer Kalender 格里曆。15.2.2020

1.3 最早歷史有記載的醫生 Imhotep 印和闐

埃及醫學是最早人類有記載的醫學。它的創始人是 Imhotep 印和闐。

Imhotep 的生平：

Imhotep（古埃及語為"和平來到"，希臘語-拉丁語 Imuthes）他生存的時期，約為公元前 2700 年左右。他是在埃及第三王朝 Djoser 統治下的一個高級貴族—Imhotep 為御醫和大臣，他曾任 Grand Vizier，相當於宰相、大法官、農業大臣以及建築總監。同時他還是赫利奧坡里斯太陽神廟的大祭司。在有關 Djoser 和 Imhotep 的文字描述中，保留了他很長的故事。在 Djoser 時代，Imhotep 如此重要和成名，以他在 Saqqara 墓地的 Djoser 雕像上被提及而流傳到今。

Imhotep 出身平民，但因智慧過人，學識淵博，受到法老的破格重用。他在整個法老時代受到崇拜，死後被尊為神，名號刻在法老 Djoser 雕像的基座上。

Imhotep 是埃及舊王國的第一位偉大建築者，為 Djosers 的首席建造者和牧師讀書者，負責 Saqqara 金字塔和 Sechemchet 金字塔的建造。由於只有職銜和 Versorgungstitel 供應的頭銜得以倖存，因此他的確切活動是未知的。

在新王國里，Imhotep 為少數幾位非統治者之一，視為治癒疾病之神。由於傳說的廣泛形成，Imhotep 現在是埃及文字的發明者和埃及醫學的創始人。

Imhotep 的建樹：

Imhotep 成立歷史上第一所醫學院，活躍的時間整整比希臘的醫學之父 Hippocrates 要早兩千年。當埃及的文化傳播到歐洲時，希臘人原本接受 Imhotep 與其所代表的醫學知識，但希臘本身的文化也是當代非常的傑出，有他們的神話和醫學，興起之後，Imhotep 便被徹底抹去，由希臘人以 Ascleopicus 取而代之成為醫學之神。

Imhotep 治療過的疾病超過兩百種，建造金字塔

Imhotep 治療過的疾病超過兩百種，其中有十五種腹腔疾病、十一種膀胱疾病、十種直腸疾病、二十九種眼疾、十八種與皮膚、指甲及舌頭相關的疾病。

考古學家，James Henry Breasted，（1865 年 8 月 27 日－1935 年 12 月 2 日）猜測，《艾德溫‧史密斯紙草文稿》Papyrus Edwin Smith 的作者是 Imhotep，但他也說這個猜測只是沒有任何根據的純粹猜想。不過 Imhotep 為此 Papyrus Edwin Smith 的作者似乎已成了定局。

Djoser 曾經在作夢的時候夢見自己在向天上延伸的天梯上行走，醒來以後要求當時的 Imhotep 做出一個「延伸到天上的墳墓」，就是後來的階梯金字塔。這個金字塔大約在西元前 2630—前 2611 年間在 Saqqara 薩卡拉完成。

Imhotep 不只完成了法老 Djoser 的階梯金字塔，很可能也參與了最後並未完成的 Sekhemkhet 法老金字塔。

聖經中，記載 Jacob 雅各夢到天梯，也是一個預感的夢。

這裡看出夢的神奇作用。

imhotep 的影響：

在 Imhotep 死後的幾個世紀中，反復提及他的姓名，歸因於他的作品數量不斷增加，圍繞 Imhotep 的傳奇故事不斷擴大，他為聖人和魔術師的尊崇不斷提高。18 世紀創建的所謂飢荒碑石 Imhotep 成為 Djoser 的顧問。

Imhotep 精通醫學和埃及曆法。有時他被稱為醫學著作的作者，如 Edwin Smith 紙莎草紙。據說他還發明了木乃伊的製作技術，通過單獨掩埋冠狀血管中的器官。但是，從今天的角度來看，這可以看作是傳說的形成，因為沒有關於它的當代提及。

在埃及歷史學家 Manetho（公元前 3 世紀）的 Aegyptiaca 中，稱 Imhotep 為"用鑿石建造建築物的發明家"在羅馬希臘時期，有許多青銅人像，描繪 Imhotep 是一個光頭，簡單的圍裙和紙莎草捲軸的牧師。

在後期，據說 Imhotep 具有神聖的血統，他在孟菲斯和底比斯以 "Ptah 的兒子"為名受到了崇高的敬意。

現代的 Imhotep 形象：

由於據說 Imhotep 具有眾多發明和智慧，一些作者將 Imhotep 描述為第一位已知的人類普世學者。

Imhotep 這個名字用於各種恐怖片中。例如，在 1932 年的電影《木乃伊》和 1999 年的同名翻拍電影中，以及 2001 年的《木乃伊歸來》的續集中。電影中不死生物的刻畫與 Imhotep 的古老特徵相反，後者是光明的象徵。

以 Imhotep 命名的星球和山岳：

（1813）Imhotep，1960 年發現的主帶小行星水星星球上的火山口。

在南極，Mount Imhotep 因他得名。在 1990 年 Philipp Vandenberg 的犯罪小說《法老的陰謀》中，各種西方特工和埃及民族主義者正在第一次世界大戰期間尋找 Imhotep 墓。據說墳墓隱藏著使世界統治的巨大寶藏和知識。在小說中，該墓在塞加拉 Saqqara。

　　2006 年，Imhotep 博物館在薩加拉開幕，其中包括前述的雕像，Djoser 金字塔綜合體的發現以及的其他 Saqqara 的發現。

二、歐洲的自然醫學傳統

➤ 自然療法的起源——為人類受罰的（Prometheus）

在古希臘神話中，人是由 Prometheus 神塑造出來的。

Prometheus 是一位不死之神，在希臘神話中，意味深謀遠慮。由於他不屈不撓的為人類爭取幸福，把火帶到人間，受到天神 Zeus 的懲罰，用鏈子把他綁繫在 Taurus 的高加索山（Caucasus）懸崖上，此山的位置在小亞細亞（Asia Minor）。

Zeus 對他的處罰不僅於此，在高山上，老鷹每天吃食他的肝臟，可是次日又會再生出一個新的肝臟，讓他日日承受被惡鷹啄食肝臟的痛苦。

後來 Heracles 為尋找金蘋果來到懸崖邊，把惡鷹射死，將 Prometheus 解救出來。但 Prometheus 必須永遠戴鐵環，環上鑲住一顆高加索山的石子，這樣 Zeus 可以自豪地宣稱，他的仇敵仍然被鎖在高加索山的懸崖上。

從這個神話故事中，歐洲發展發現出肝的再生能力。8.5.2020

歐洲醫學之神 Asclepius 阿斯科樂匹厄斯：

歐洲醫學之神 Asclepius，在紀元前 5 世紀時，他就以他治病的神通，相當的被人崇拜。

他的出生悲慘又神奇，險死在母腹中。他的身世淒涼，生來就沒有母親。而殺死他的母親，正是鍾愛他的父親。

他的母親 Coronis 可娣妮絲被他太陽神的父親阿波羅殺死。因他懷疑她不貞，派一隻白鳥看守她。那隻白鳥搬弄唇舌，飛去告訴阿波羅，可媄妮絲有外遇，阿波羅一聽到這個壞消息，先把那隻白鳥變黑，成了黑烏鴉。

那時 Asclepius 還在母親的腹中。阿波羅生性急燥，氣仍未消，在怒氣當胸時，不管三七二十一的就把可媄妮絲殺死。

這個傳說中 Apollo 因為妒忌吃醋，誤殺了 Coronis。在她的葬禮中，阿波羅發覺她腹內懷著他的兒子。阿波羅這一急非同小可，立即把此子從母腹中取出。阿波羅這時悔恨交加，就對這位喪母的，屬於他的小孩 Asclepius 特別的照顧和喜愛，以補償他的罪惡。

太陽神本身亦兼醫藥神，就把他的醫學本領悉數傳給這位神人之子。

Asclepius 生性慈愛，耳明目聰，又得父親太陽神的神傳，醫術造詣驚人。不但病重的人，他能妙手回春。連死人他都能使他們起死回生。他的名氣不脛而走，傳到天神宙斯的耳裡。

宙斯一看，這還得了，Asclepius 能讓死人復活，這樣神人的區別在哪？世界可要失去平衡。宙斯就投下雷電霹靂把 Asclepius 擊斃。

經過阿波羅的抗議，宙斯升他到天界。在人間，他跟 Epione 結婚，生二子 Machaon，Podalirius，他們為當代名醫，參加特洛依戰爭，治癒 Philoctetes 和溫疫的流行。女兒 Hygeia，為希臘的健康女神。Panacea 為羅馬的司健康神。

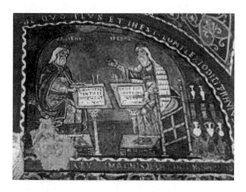

Mural painting showing Galen and Hippocrates. 12th century; Anagni, Italy

義大利阿納尼之壁畫，繪於十二世紀，其內之人乃葛倫及希氏。

Hippocrates 的母系則可溯及 Heracles. 24.2.2020

在荷馬的 Iliad 史詩中就記載有關 Machaon 止住瘟疫的流行：

Machaon 和 Podalirius 為醫神 Asclepius 和 Epione 的兒子。他們兄弟兩人亦為當代有名的名醫。他們率領三十艘船，加入希臘聯軍到 Troy 特洛依。他們兄弟兩人治療許多希臘人的疾病，最著名的是治癒 Philoctetes。Philoctetes 為希臘最偉大的射手，因為被毒蛇咬傷（一說為毒箭所傷），傷口擴大不癒合，痛苦難當的叫喊，希臘人居然把他棄置在 Lemnos 小島上。直到特洛伊 Troy 戰爭 9 年後，堅持不下。希臘人得到神喻，只有 Philoctetes 來參戰，希臘才會得勝，同時他的病，只有在那裡才能治好。這樣他才答應去參加希臘的聯軍。他的病，果然被 Machaon，和他的兄弟 Podalirius 治癒。

他們兄弟也止住傳染病的流行。

Machaon，為躲在木馬的勇士之一。在交戰中被殺。Nestor 把他的遺體帶回希臘，他們為他建立一所神殿，紀念他為人治癒疾病的功績。

➤ 歐洲醫學之父 Hippocrates

傳說中 Hippocrates 的父親是一名醫生牧師：父系的祖先為醫學之神 Asclepius。Hippocrates 的母系則可溯及 Heracles（Hercules 海克力斯）Hippocrates 為被西方公認的醫學之父。

他注重經驗，天時，以對自然的探索原則來治病。人類生活在自然界之中，自然界供應人類生存的必要條件。同時自然界的運動變化又可直接或間接地影響著人體，而機體則相應地產生生理和病理上的反應，這跟中國的天人合一的理論相通，可以相比較。

Hippocrates 的出生和生平：

Hippocrates，出生於紀元前 460 BC 出生在 Cos 島，相傳活到百齡之歲。

從中國的成語：「人生 70 古來稀」來看，他的年齡是不小。尤其在紀元前 5 世紀的時候。他至少有兩個兒子 Draco and Thessalus 和一個女兒。

他的老師為 Herodikos of Selymbria，是當代很重要的醫師。

Hippocrates 對後世革命性的建樹和影響：

Hippocrates 將醫學闢為一個理性的科學，他擺脫魔法，迷信和超自然的束縛，將醫學升為理性和遵守自然法規的科學，對醫學有革命性的建樹和影響，他注重有形的實質，不去問無形的精神神明，他不問：誰使你得病，而問：這個疾病的發展如何？Hippocrates asks not "Who causes this sickness？" but rather "By what process does this sickness occur？"

　　如在他的《癲癇之論》中說：癲癇決非天譴，凡病者，悉有其源。蓋凡人不知其理，見其狀甚苦，故言天譴，誠大誤也。

　　他從父親那學醫，他到處行遊，好幾年，接觸不同社會，不同氣候生活的人，來擴展他的眼光見聞。誠如中國的諺語：讀萬卷書，行萬里路。

　　他不是理論家，而是治療的實行者。

　　德國稱自然醫學的醫生為「治病的實踐者 Heilpraktiker」就是這種意思。

　　他也是一個作家，他寫書論著，有一本他的警句書籍。

　　他說："Life is short," he says, "opportunity fleeting, judgement difficult, treatment easy, but treatment after thought is proper and profitable."

　　埃及人注重心，認為一切由心出發，心是理智和感情的所在，而 Hippocrates 注重腦，認為腦才是身體最重要的部分。

　　他對不知感激的病人，說過：「若是病人數日感覺不好，這是醫生的過錯。若是疾病治癒了，本來就會好的，醫生得不到讚揚。」這是每位醫師都會遇到的病人的反應。景岳全書中也提到這種病人。

　　這種現象是中外古今都一樣的，這是人的天性之一，不知珍惜，不願意感激。

Hippocrates 是第一位以有系統分類方法，把所收集許多數據，分類，並且進行實驗。他認為每種疾病都有它的自然原因，every disease had only natural causes。表明疾病是一個自然過程。一種疾病的症狀和徵兆是自然反應造成身體對疾病的過程。

Hippocrates 是第一位將疾病相似點和它們之間的對比處，做有系統分類的醫生。可說他開創病因和病理學科的先聲。通過疾病分類的基礎系統，他建立更健全的診斷和治療。

Hippocrates 著重自然的自癒力。Hippocrates 認為，醫生的作用是幫助病人恢復自然的自癒力，克服身體的代謝失衡，以便恢復健康和諧的有機體。

這種想法跟中醫的元氣，即是每人的自癒力是可以互相參照。這也是自然醫學的一項特色，治病在於激發患者的自癒力。

Hippocrates 人體統一的整體論：

Hippocrates 反對當時設立的 Cnidian 醫學院。這所 Cnidian 學校認為身體僅僅是收集孤立的部分，看到疾病表現在某一器官或只影響身體該部位。學校中，僅是治療。他們的診斷系統也缺陷重重，主要以相關的病人主觀症狀為出發點，而完全無視客觀症狀的疾病。

Hippocrates 不同意 Cnidian 學校。他認為人體是一個統一的有機體，必須從統一的整體著手治療疾病。健康是身體各部位相互和諧的連貫。在診斷方面，不僅是患者的主觀症狀，也必須考量客觀疾病的症狀。

Hippocrates 統一的整體觀他的主要理論是從統一的整體出發來理解人的機體功能，Hippocrates 的四種體液概念。

他認為健康是四種體液和諧的平衡。疾病導致於此四種體液的不和諧和不平衡。醫生的工作是糾正這種不平衡狀況，使其體液相互間恢復和諧，即能恢復健康，Hippocrates 的四種體液：本身血液，痰，黃膽汁和黑膽汁，這些構成了自然的身體，並通過這四種液體的調和或失調，人們感到不適疼痛生病，或享有健康。

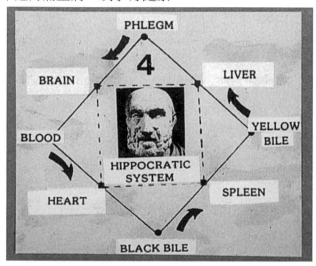

Hippocrates（希氏）療法以此為宗，如當黏液過多時，以柑橘入藥，以求達到調和之效。

最完美的健康，是這些元素成適當比例，平衡交融。當這些元素是在缺損或過剩，或者是孤立的身體沒有被融合，就產生病態。疼痛是一種不平衡感覺到的症狀。根據這種理論，人體自有平衡四種體液及痊癒之力量，他著重於促進此自然過程發生之治療。

這跟中醫的陰陽平衡學說可以互相參證。

Hippocrates 醫學的生理與病理醫學是基於四種體液。團結融合所有四種體液之間合作是必要的身體健康條件。

Hippocrates 看到四種體液的有序，均衡，和諧的消化和代謝是健康身體必不可或缺的條件。Hippocrates 看到大多數疾病的起源於它們之間的不平衡。

人體的內在抗病能力：

Hippocrates 很重視加強和建立人體的內在抗病能力。為此，他規定飲食，體操，運動，按摩，水療和海水浴場等的健身和治療的方法。

Hippocrates 的飲食治療法則

在治療，希氏看到，所有醫療治療的目的是使身體恢復抗病的自然能量，以便戰勝病魔，獲得康復。

希氏的治療處方，是非常明智，務實和靈活，有利於保守和溫和激進或極端的措施。

他在治療疾病，如發燒和傷口的飲食措施，以容易消化的食品和液體。在危機階段的急性疾病，他開一種很纖細，清淡飲食。

Hippocrates 醫學簡單，療法建基於「自然界所賦予之治療力量」。根據此理論，人體自有平衡四種體液及痊癒之力量。他著重在促發人體自然過程的痊癒力量。

這種治病原則，也是中醫的原則，當人生病時，體質變弱，消化能力減弱，多半沒有胃口，這時要進食容易消化的食品，不可來大魚大肉。這是循序漸進的自然法則。

Hippocrates 的「危象」概念：

希氏學說的另一重要概念為「危象」，其為疾病之轉折點，能跨越者，則告康復，不然則告死亡。然而即使能越過其一次，亦有復發之可能。根據此理論，危象常在「生死存亡之時」出現，所謂「生死存亡之時」，是指感染疾病後的一個特定時間。倘若危象在該時刻之後，隔了許久方才顯現，那麼復發之可能性就很高。葛倫相信此想法源於希氏，然而其亦指有可能出現於希氏之前。但無論如何這是歐洲對待疾病和它轉點的認知。

在這方面，中國醫學也有詳盡的記載，如講到氣。人活著就靠一口氣，若能保存這種真氣，元氣的話，即使得了重病，生命還不致於死亡，中國醫學中的「真臟脈」的出現，都是代表危象。

醫生和醫藥是治療患者：

Hippocrates 診斷和治療是相當靈活。希氏的醫藥是治療患者，而不僅僅是治療患者的疾病。

巴哈醫生發展出的療法之名言，是治療人而非疾病，這是秉承希氏的理論。

Hippocrates 的名言就是：Use your mind to heal not pharmaceuticals.

用心去治療，而不是用藥物治療疾病。這是涉及心理的層次。很多藥物帶有或多或少的毒性。以毒攻毒的治病方法，太猛烈，對體弱的病人不適宜，藥物服久會對身體不利。

所以 Hippocrates 強調食療，運動，改善生活習慣和環境比用藥物要妥善。

Hippocrates 看出「休息及制動乃治病之頭等要事」。這跟中國所說的「養病」「調養」一樣，這是在增強病人對抗疾病的後生元氣，對促進痊癒有很大的助益。

個人衛生與消毒的重要：

Hippocrates 對病人很為友善，過程平和，強調保持個人衛生與消毒。舉例而言，其對傷口總會優先使用包紮等乾法處理，而不採用使人痛楚的藥酒，若是需消毒時，不能只用乾法處理時，則會使用清水或酒精，盡量減輕病人的痛楚。另外，有時亦會採用具有鎮痛作用的香脂草。

Hippocrates 的治病精神：

作品《醫師之路》表達出他的專業精神。他以修養及嚴格之訓練與實踐見稱。文中指醫師須時刻保持整潔、誠實、冷靜、明理及嚴肅之態度，一絲不苟。在手術室裡，不論燈光、病人定位及包紮與夾板方法都有詳盡的規定。Hippocrates 學派之醫師都嚴格遵守。指甲內常會隱藏污垢，連手指甲長度也受到管制。

記載病歷：

Hippocrates 強調，臨床之病歷紀錄的重要。

對 Hippocrates 而言，有臨床檢測，方有醫學。Hippocrates 認為臨床理論，首重觀察記錄。他本人謹慎並完整記錄許多病人的症狀：病人之氣色、脈博、發熱、疼痛、運動及排泄。他在記錄病歷時，測量病人的脈博，更將臨床觀察延展到病人的家族病歷及家庭環境。他要求醫師詳實記錄所用之療法，療程中的發現可以供其他醫師做參考和採用，這些記錄還可留傳後世。

對疾病的整理和歸類：

Hippocrates 其將疾病歸類為急性，慢性，風土，傳染四種，並使用轉劇、復發、消散、危象、發作、峰、康復諸名詞來形容病患之不同時期。其對症狀學、理學檢查、外科療法及膿性胸膜炎預後之說明，亦可堪稱為重要貢獻。其教訓時至今日，仍能受用。其亦為心胸外科文獻之首人，而其心得，直至今天，大多仍告有效。

Hippocrates 對脊椎的認識和治療：

Hippocrates 通過準確的觀察和邏輯推理。做出準確判斷的結論：第一他對脊椎的結構透徹瞭解，第二他了解脊椎的疾病，第三，他找出對應治療的方法。

kyphosis 後凸畸形和 scoliosis 脊椎側彎的名詞和治療。這兩個名詞都是 Hippocrates 定下來的。

Hippocrates 很深入寫出，如何的診斷脊椎後凸畸形和治療的方法，較少對脊椎側彎做探討。

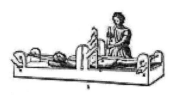

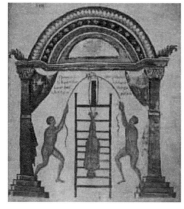

Hippocrates 治療脊椎受傷，用機架系統，此技術利用重力拉直脊椎。

木版片質料的創新，應用軸牽引的原則，甚至脊柱畸形矯正，都是 Hippocrates 一手的功勞。

Hippocrates 在他治療脊柱疾病的文中，有很詳盡的說明，如何對待脊椎和骨骼關節的脫臼，骨折等的治療。Hippocrates 的骨骼治療法，牽引法，在歐洲一直被沿用到 19 世紀。

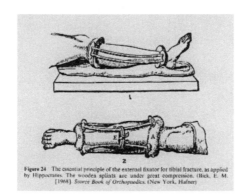

Figure 24　The essential principle of the external fixator for tibial fracture, as applied by Hippocrates. The wooden splints are under great compression. (Bick, E. M. [1968] *Source Book of Orthopedics*. (New York, Hafner)

近五個世紀以後的 Galen 蓋倫，深刻的描述脊椎側彎，前凸和後凸，提供病原學的影響，並用同樣的 Hippocrates 原則與管理，而他的醫療實踐的影響研究脊椎畸形超過一千五百年。

Hippocrates 的手術技巧：

他深刻洞察人的生理的構造，對骨骼瞭解極深。他矯正脫位的髖關節和顎的手術技巧是無與倫比的，直到十九世紀，骨骼科還引用他的矯正技巧。

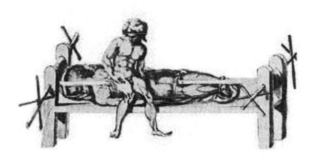

The Hypocratic bench or scamnum

這是由 Hypocratic 發明固定骨骼的一種方法。矯正脊椎的畸形，以

141

及其它骨骼的錯位。這是今日骨科用來的牽引設備的前身。

　　該 Hypocratic 長凳或 scamnum 是希氏發明的一個設備。其中用於張力，以幫助設定的骨頭。這是一個先進的牽引裝置。應用於現代骨科，以及機架，也被人來作為一刑具。病人躺在一張長凳上，在可調節角度，將他的手臂，腰，腿和腳，用繩子綁住固定。根據需要進行的治療。絞車被用來拉的繩索外，在脊椎彎曲矯正或分離重疊骨折時任用。

　　Hippocrates 治病的作風，不做沒有把握的事，因此，他拒絕使強烈容易出錯之藥物。他的療法，先用普通的診斷法，配合簡單的療法，這是他所用的特定療法，只有在特殊情況下，使用風險較大的藥，來強壯身體的復原力。這種療法對治療小病很有效。

　　在前面所提到的骨折時，需要使用骨折前引術來伸展骨骼系統及舒緩受傷範圍之壓力，長凳及其他相關設備正好派上用場。

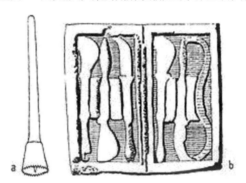

FIG. 15. Types of instruments used by Greek surgeons
(a) Simple trephine with centre pin. (b) Case of scalpels.
(a) Sixteenth century instrument of ancient type. (b) Relief in the Asklepicion, Athens.

　　在古希臘已有外科手術的使用具圖。左方為環鋸、右方為解剖刀全套。Hippocrates 在必要時，也用這種工具。Hippocrates 善於使用這些手術工具，給病人治病。

不過他基本上是禁止切割，墮胎和安樂死。

強調預後之重要性：

Hippocrates 醫學理論之另一強項是強調預後之重要性。在紀元前 5 世紀的時代，藥療方法沒有今日的成熟。醫師能正確評估病情，按照病人之病歷推導其病情進展，已是很有力的一項醫學的建樹。預後判斷很不容易。它需要醫者對病人的體質，應付疾病的抵抗力，以及疾病的性質本質，對此病人的傷害力做一種深切的了解，需要有足夠的經驗，知識，如何治療，疾病的進展等等深切了解，才能對預後做一個正確的判斷。

Hippocrates 的名言：

希氏的名言中曾說：

生命短暫，藝術長存，機會轉瞬即逝，實驗毫不可靠，判斷何其困難。——希氏文集－格言

雖然 Hippocrates 是一位科學家，注重實驗，但仍然發覺，實驗的不可靠，和判斷的困難。但是對病人下診斷判斷，是必要的，否則無法採取對證治療之策。可知成就一位好醫生是多麼的困難。

The Hippocratic face

希波克拉底第一次描述了死者

面對疾病中產生的面容變化，或長期患病，過度飢餓，過度瀉泄等等病容的面貌。鼻子萎縮，眼睛深沉，鬢角空洞，寒冷和回縮的耳朵，

前額皮膚的緊張和乾燥，面色鐵青，嘴唇下垂，放鬆，和寒冷。

Hippocratic fingers。希氏指希波克拉底發現到在醫學上的棒狀指（或杵狀指）Hippocratic fingers 希氏指是一種畸形的手指和指甲是與數種疾病相連，主要是心臟和肺部。

下圖為 Clubbing of fingers in a patient with; Eisenmenger's syndrome i first described by Hippocrates, clubbing is also known as "Hippocratic fingers"

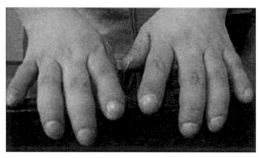

其手指因肺動脈高血壓所引發的杵狀變而變成如此。

Eisenmenger's syndrome 是指先天性心臟缺陷引起左到右分流的過程中，增加肺血管流量，引起肺動脈高壓。杵狀指乃是慢性肺癰、肺癌及發紺先天性心臟病之徵兆。

其症狀

氧氣造成皮膚紫紺‧高紅細胞計數，指尖腫脹或杵（杵）‧昏厥，稱為暈厥‧心臟衰竭‧心律失調或不規則心律‧出血性疾病‧咳血‧鐵缺乏症‧腎臟問題。

特發性的杵狀指也可能發生，Hippocrates 可能是第一個在文件中說明這種杵狀指信號所代表的疾病，因此這現象叫做希波克拉底的手指。

三、傳統中國醫學

　　中國醫學是導源於實際的治療經驗，是從經驗脫穎而出的醫學。中國醫學的理論基礎，因此也不能完全與西醫相提並論，用西醫科學解釋療效的機械方式來解釋中國醫學的理論。中國醫學的經脈理論，包含五千年來的治療經驗，和在應用與治療中發展出來對規律的認知，和其相互關係，以思想模式，和象徵來表達，它是來自中國文化的宇宙自然哲學。

　　從這角度來看，它是中國文化的一部分。今日在中華人民共和國也做科學的研究，目的是將中國醫學作用的原理奠定科學的根基和詮釋。比名詞重要的是這種治療經驗，以專有的語言抓住鎖定治療經驗和奠定其基礎，這是結果，它也正是在其應用上，所要達到的治療目的。

　　換言之，中國醫學是理論和實踐為相輔相成的醫學。

　　西方醫學，對中國醫學的理論初看起來，會覺得很奇特和充滿神秘。而問是否這種有效的治療方法，更好能以科學方法全新的來做基礎，放棄中國醫學的理論。這種看法是錯誤的。因為對上所述的傳統中國醫學理論的深刻了解是不可或缺，以便在應用中國醫學方法治療疾病時，能達到所要達到其可能得到的療效。

　　只憑學針灸的表面，很快得來的代表穴位的號碼作為「正確的穴位」，這是太膚淺，而因此想要取到好的療效，是不夠的。在現代通俗的醫學書上可以讀到，談及針灸時，要刺正確的穴位，然後將針在那留放 5-10 分鐘就了事。這種說法，完全不對。留針時間，要視疾病而定。

　　讓其刺入"Stecken lassen"或留在那"verweilen"的這種說法，使人感覺是被動，而事實正好相反。將針刺入穴位，只是主動作用的第一步。然後隔一段時間要去刺激所下的針，有時要輔以按摩或別的治療技巧。因為中國醫學的治療效果，是在於調節臟腑之間生生之氣的平衡。要依照個體疾病情況，和其治療程序的發展相互配合。它需要對中國醫學理論有深透的了解，醫者的經驗，以及明確的診斷，這是以中國醫學理論為基礎，治療疾病的先決條件。

概念和思想的模式，如陰陽，氣血，五行，這些都是中國學者看清在自然和人體間的規律和抓住自然與人體間的規律程序，將它們寫下，以這種術語來表達，匯入在整體的系統內。

《黃帝內經》中醫理論是以醫療經驗及陰陽五行思想為依據：

在西元前 3 世紀，《黃帝內經》已將中國傳統醫學的理論、診斷法、治療方法等做了完善記載，奠定了中醫學的基礎。內容綱要包括精氣、陰陽五行學說、氣血津液、藏象、經絡、體質、病因、發病、病機、治則、養生等。

中國五行及臟腑關係的比較：

中醫是講陰陽、五行、臟腑。臟腑分陰臟、陽腑。五行是木、火、土、金、水。五行配合五臟。

中醫的五臟為陰臟：

木—肝；火—心；土—脾；金—肺；水—腎。

它們各有一個相對應的陽腑：

　　肝—膽；心—小腸；脾—胃；肺—大腸；腎—膀胱。

各自主管一種情緒：

　　肝—膽—怒；心—小腸—喜；脾—胃—思慮；肺—腸—悲傷；腎—膀胱—
驚恐。

各自對應一種主色：

　　肝—膽—怒—青；心—小腸—喜—紅；脾—胃—思慮—黃；肺—大腸—悲
憂—白；腎—膀胱—驚恐—黑。它們的相生相剋關係如下圖：

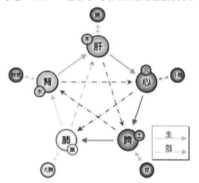

五行與臟腑相生相剋關係圖

　　中國和歐洲兩種不同的醫學理論來看，有一些類似之處，如歐洲四
液和中國五行，都是膽主怒，心血主喜，脾主憂，肺為冷淡，跟悲傷相
距不遠，是內向人的特色。肺病的人，多半多愁，外表冷淡，正是跟熱
情的心血旺，多喜樂觀之人相反。在五行中，心剋肺，即火剋金。這是

《黃帝內經》書中說明的陰陽五行的一小部分。有關傳統中國醫學，請參考第七章，這裏不再多闡述。

穴，門，竅：

一打開中醫針灸書，會發現不少的術語，「穴」,「門」「竅」。

這三個字非常的妙。

針灸的「穴位」，為什麼稱「穴位」？為什麼都跟「穴」字有關？

說文解字的「穴」土室也。從宀八聲。凡穴之屬皆從穴。清代段玉裁《說文解字注》。土室也。引伸之凡空竅皆爲穴。

這就是說，穴是孔穴，凹陷，身體的洞穴。中國的穴道，名稱都有來歷，如「陷谷」穴，《說文解字》：「泉出通川為谷。」《韻會》：「兩山也，沒也，間流水之道也。」陷谷穴，五腧穴的俞穴，五行屬木，其性從風氣，其用為溫。陷谷。顧名思義，是深陷的山谷，屬於胃經，此穴性溫，也可用於腸胃有寒，瀉肚，腹痛，此穴行水，利氣。古典：顏面浮腫，目赤痛，腸鳴腹痛，腹水，盜汗，足背腫痛，發熱，熱病汗不出，腹大滿，喜噫，咳逆不止，疢逆不止，疢瘧少氣，季肋支滿痛。說出它的名字和治療什麼病的作用。

孔穴是空洞的，但是這正是老子的無，易經的太極的虛無，產生陰陽兩極。

「門」字，是溝通內外，中醫的「天門」,「地門」,「天門」就是「百會穴」，就是開竅之「門」。地門就是就是「肛門」。做氣功時，「提摯天地」然後開始進行呼吸，先吐氣，再吸氣，然後閉氣片刻，再吐氣。提肛門，有助於強身健體。這是上有天，下有地，天為陽，地為陰，人在其中吸收天地陰陽之氣，溝通內外之門。

門，如心經神門，肝-期門、脾-章門、腎-京門。

殷門穴是足太陽膀胱經的常用腧穴之一，在大腿後面，承扶穴與委中穴的連線上，承扶穴下 6 寸。殷門穴專門治療腰背疼及腰椎間盤突出症。

殷門穴的作用：舒筋通絡，強腰膝

患者站立，用小木槌輪換敲打殷門穴各 300 次，力度適中，很多患者當場腰背疼痛明顯改善，堅持敲打一個月左右，椎間盤突出症及慢性腰背疼有可能症狀消失，基本治癒。

平時堅持敲打殷門穴，還可以積極預防腰突症的發生。不少患者在敲打殷門穴的同時發現攝護腺炎尿路不暢尿滴瀝等症狀也消失，此法簡便，效果頗佳，很值得推廣。

竅字是穴字的引申。

所謂的「竅」指的是什麼？這也是孔洞，中醫認為：人一共有九竅，《古今醫徹》裡面就有記載，「人體九竅，陽七，陰二，皆五臟相通相連。

「人之九竅，陽七，陰二，皆五臟主之」（《古今醫徹》）。陽竅有七，一般稱七竅，是頭面部（眼二、耳二、鼻孔二和口）七個竅的合稱。頭面部的七竅，又稱上竅、清竅、陽竅。人體清陽之氣出於上竅，故曰：「清陽出上竅」中醫認為九竅是人體內臟與自然界相通的要道。下體男子陰竅還有龍骨、卒癲兩奇穴，女子陰竅還有玉門。

身體「竅」通，人感輕鬆。

人體中，左右足四趾：趾端為「竅陰」穴。它能調理脅痛，咳逆，手足煩熱，舌強，口乾，癃疝，頭痛等症。

開竅指什麼？開竅本是中醫用語，「竅」泛指人身上的「孔」，凡人必有九竅，分別七陽二陰：兩眼睛、兩鼻孔、一嘴巴、兩耳朵、後陰肛門、前陰尿道。

而俗話中開竅通常是指某個人在某件事上從糊塗到明白。人的開竅，得靠經驗或者高人指點。在生活上開竅，需要自己多體悟，世事經歷多了，多反思，自然而然也就開竅了。23.6.2020

中醫的心和腦：

中醫的內容中包羅萬象，其中對心和腦的歸類和描述，使得它們可能會引起混淆。

《黃帝內經》提出「心主神明」觀點，從《素問・靈蘭秘典論》提出「心者，君主之官也，神明出焉」、「主明則下安」、「主不明則十二官危」開始，一直被後世醫家所遵循，並有效指導理論闡發與臨床實踐。

《類經・藏象類》說明：「心為一身之君主，稟虛靈而含造化，具一理而應萬機，臟腑百骸，唯所是命，聰明智慧，莫不由之。」其中「稟虛靈而含造化」，就蓋含「靈」，神靈／宗教的領域。

中醫「心」之現代詮釋：

「心主神明」之「心」不是「心臟主神明」，是一個功能集合體，包括推動血液循環的心血管功能，調節心血管活動的神經內分泌功能以及大腦高等神經系統功能，主要對應的是心臟、血管、大腦，其中的心臟和大腦為主要部分，透過血管產生連接作用，並協同作用產生「主神明」之功能，主要進行思考、記憶、情感、意志、主管感知等心理活動，其理論根據受到古代哲學思想、中醫學認識人體生理功能的獨特方法及臨床經驗的影響。除了心臟血液幫浦的作用可調控全身血液循環功能之外，還有能作用於大腦的分泌物，並透過「神經—內分泌—免疫網絡」進行信息處理整合。心神（感知中樞）與五官（感覺器官）之間的聯繫通路是「經絡系統」，心與腦之間的聯繫也是藉由十四經脈間接溝通。心調節各臟腑的功能活動與人的精神活動，通過感官形成感覺和知覺進入腦中，只有心的氣血充盛，神志才能正常運作。當心主血脈的功能失常或陰陽平衡失調，則可出現心主神明功能異常的狀態，痰迷心竅、心火旺、痰火擾心、心陰虛、心陽虛、心氣虛、心血虛等病證，皆可影響人之神志。而精神緊張或受驚嚇時等精神情志引起的出汗狀況，也是因為心為大主，主宰精神情志的相關活動。

　　中醫之心統管全身臟腑、經絡、形體、官竅等生理活動，並主導精神意識、思維、情志、睡眠等心理活動，而現階段對心腦何主神明之疑惑，主要是《內經》對心的描述不清楚，造成解剖、生理、病理模糊不清的概念及心神涵義重疊的錯覺。心的精氣上入於腦，並產生思維意識及相應行為，心所藏之神才得以支配腦之元神。因此「心主神明」中的「心」應理解為「心臟」，包含現代醫學之中「心」和「腦」的功能，主要分成類似西醫循環系統的主血脈功能及腦、神經、精神系統中的主神志功能，但是腦的思維功能必須在心功能正常的情況下，才得以正常發揮。

　　王金城認為心主之「神」是一種「生命之神」，而腦主之「神」是指意識與思維活動，可經過後天培養與學習，更說明腦主之神是心主之神的進階表現。朱向東提及「元神」是生命活動的根本氣機，可支配各臟腑主導之魂、神、意、魄、志，「識神」為腦產生之「精神意識」，由元神支配腦產生，並透過元神控制魂、神、意、魄、志，可對各種資訊進行翻譯、整理及儲存。孫滿娟在這方面做一個總結，認為「元神」由魂（主司感覺和運動）及魄（管理內臟活動）組成，而「識神」可主管意、志、思、慮、智等思維意識活動，但元神卻不能受到「意」所控制。

　　研究中醫學上的心系和腦系的藏象理論，以瞭解其疾病之病因、病機和辨證論治，建構中醫的心、腦科學體系，探討兩者的關聯和從屬，並在臨床實踐中建立中醫對心系和腦系疾病的診斷和療效評估系統，是一項有價值的探討分類，自然醫學是將身心靈整體對待，按照中醫的理論，它們相互關聯，可以相互理解。19.6.2020

四、傳統的印度醫學

　　傳統的印度醫學多采多姿，這段內容，不時會出現跟中醫的相互比較參證，如談到氣功。

Yoga sutra 瑜伽指南：

　　Yogasutra 瑜伽經（梵語：योगसूत्रriyasūtran。「瑜伽指南」）是瑜伽的核心原文本。約在西元 2-4 世紀，由 Patañjali，整理古老的印度瑜伽傳統編纂。Sutra 字面翻譯，意為「線程」。可以說，Yogasutra 是瑜伽的指南，與 Bhagavadgita 不同，它沒有框架而且沒有唱歌。

　　瑜伽是六種古印度教（Shaddarshana）哲學之一。

　　Yogasutra 由分為四章的 195 節梵語經文組成，其中瑜伽路徑的本質集中在高度集中的形式。它是瑜伽傳統中最古老的傳統之一。

　　印度醫生 Vagbhata 瓦巴塔（वाग्भट，瓦巴塔，約在紀元 600），為 Ashtanga Hridaya（"醫學核心"）和 Ashtanga Sangraha"醫學綜述"）。的作者。Ashtanga Hridaya 用詩歌寫成，Ashtanga Sangraha 部分用詩歌寫成，部分用散文寫成。長期以來人們一直認為這兩部作品的作者是不同的人（Vagbhata I 和 Vagbhata II）；哪本書比較先寫，還不清楚。Dominik Wujastyk 現代作家，認為兩部作品的作者都是出自同一個人，因為它們在內容上是對應的，在某些部分也是逐字逐句的。目前還不清楚，到底 Vagbhata 是否首先在詩歌創作，後來以散文解釋和補充，或更早的為散文作品，以後的日子再改為詩句的形式。他父親的名字叫 Simhagupta，他的祖父和 Vagbhata 同名。他從父親和一位名叫 Avalokita 的佛教老師那,學到醫藥學。Vagbhata 本人是否是佛教徒仍然不清楚。根據 Ashtanga Hridaya 和 Ashtanga Sangraha 的內容,可以得出結論,作者是一位知識淵博的執業醫師。根據 Wujastik 的說法,Vagbhata 的作品代表有史以來最全面的印度醫學綜合體。他將 Vagbhata 對印度醫學傳統的重要性與 Ibn Sinas 對伊斯蘭世界醫學傳統的意義進行比較。Vagbhata 瓦巴塔沿襲他的前任 Sushruta 和 Charaka 的工作,在他的作品中,他統一,整理前兩者醫療數據的質量,連同它們的矛盾之處,從創造出印度醫學出類拔萃的教科書。Vagbhata 的作品已經在大量手稿中傳佈下來,並且還有比其前任 Sushruta 和 Charaka 更多的詮釋評論。他的兩部作品在 8 世紀已被翻譯成藏文,阿拉伯文和波斯文,從而影響了印度以外的醫學傳統。

瑜珈是什麼?

瑜珈字面上的意思為「結合」,是自我本身(jiva)跟最高的絕對的純意識(Brahman)結合,從時、空、因果中解脫出來。

瑜珈是從梵語[YOGA]之譯音,其字來源為兩個字根,一為 yuj +gham=[YOGA]YUJ,原是一種稱為「軛」的工具用於駕馭牛馬。由此字根延伸出瑜伽的意義是連結、和諧、統一、平衡等。瑜珈認為形體是如一輛車子,心駕駛車子,精神情感共同拖動這部車子。它們之間,得要透過修身,修心,取得和諧。

瑜珈發展出一系列的身體動作,加上呼吸方法和凝神靜坐,達到身心和諧,健康長壽的目的。

簡而言之,就如前面所說的「結合」。拿中國的一句話,瑜珈的意義是達到「天人結合,天人一體」的統一、平衡的境地。

瑜珈起源於印度,約在 3000BC。它是最古老的闡明人的形體,心靈和精神最完善的人生科學。瑜珈修行者，為追求真理，他們認為瑜珈為一門深奧的科學，經由鍛練可以使自己達到「天人合一」的境界。

瑜珈發展出一系列的身體動作，這是屬於 Asana 瑜珈體位法。它跟平常的運動體操不一樣，講究脊椎的柔軟。有前俯，就要有後仰。有足跟落地，就要有頂立。這是一種似乎〈反其道而行〉的健康方法。這只是瑜珈的一種。瑜珈修行者認為，神是居住在我們的體內，神的居處地，不可骯髒汙穢，因此要把身體鍛練的結實康健和精神心靈的純潔。

瑜珈屬於 Ayurveda 治療系統之一，跟中醫類似，系統背後，有很多的項目，不只是表面上看到的哈達瑜伽，還有 Ayurveda 食療、運氣、淨身、按摩、唸咒、是一套整個的修身、健身、正身、即修身養性的宗教哲學，也是一個整個治療系統的醫學。

瑜珈體位法加上呼吸方法和凝神靜坐，能達到身心和諧，健康長壽的目的。這又跟中國的氣功有著密切的類似之處。

瑜伽：哲學

瑜珈是一種具有數千年背景的宗教哲學。印度生活哲學並沒有過多地關注這運動一項，而是將這些運動描述為所謂的體式，這是八步之路的一部分。這條道路應該導致自我認識，包括呼吸技巧冥想和內心的平靜集中。

印度教認為神就住在我們的身體腦內，因此必須澄清身體，人神合一是最高的境界。Samadhi 就是這種透過瑜珈修身到達的最高境界。

瑜伽的目的：

由於專注於不同（身體）區域，可以輕鬆地使用瑜伽實現不同的目標。如果想減肥，瑜珈可以協助燃燒脂肪。瑜珈能緩解緊張，緩解壓力。

瑜伽注重整個生活方式，瑜珈是有意識地和流暢地進行身體運動，並在呼吸的節奏中，放鬆緊張肌肉。

在瑜伽中，身體，心靈和靈魂的統一是至關重要。根據瑜伽的教導，通過冥想可以實現這種統一。因此，這些運動並非明確地用作運動，但應該有助於在冥想時更好地集中注意力。

對於各種運動，適當的呼吸是最重要的，也是肯定的，最終的一線就是達到最高的瑜珈境界。

哈達瑜伽 Hatha Yoga 和中醫：

哈達瑜伽（梵語：हठयोगhathayogam）。Ha（ha）表示「太陽」，Tha（tha）表示「月亮」。「瑜伽」意味著「團結/和諧」。因此，哈達瑜伽，是人體系統中兩種基本能量的協調，即啟動，升溫和積聚；以及冷卻能量。「哈達」作為一個整體，意味著「努力」。

這種兩種相反的能量，看起來是背道而行，其實是相輔相成，這跟中醫的陰陽兩極的理論是相同。它們存在宇宙間，和人體內。它們在宇宙和體內，和諧的存在，這就是最高的理想。

➤ 瑜珈和中醫

中醫認為人體陰陽調和，就是健康。

中國易經哲學的「易」也就是代表「日」和「月」字的合併，是代表宇宙「日月輪轉」的變化，易經一書，就是在講宇宙人事變化的一本書。也是一本講時空的「變」，日月輪轉，一年四季的變化，都有軌道可循，這是一種原則。當我們明瞭了事物變化的原理原則後，就簡單明瞭，因而「易經」的「易」字，也代表容易。

瑜珈的哈達瑜伽，代表日月。它代表兩種相反的能源，互相牽制，互相相輔相成。從其名，可見其重要。

依照哈達瑜伽，身體是靈魂的殿堂，哈達瑜伽將人視為一個整體。這又跟中醫類似。哈達瑜伽不僅針對身體，而且針對能量範圍（Pranamaya Kosha）和精神情感外殼（Manomaya Kosha）。

這也是中醫的臟象學說，所表達的。

瑜伽的努力，堅韌的瑜伽，Ha 哈和 Tha 達，太陽和月亮的瑜伽。哈達瑜伽是今天最受歡迎的瑜伽。

哈達瑜伽-「哈達」這個詞有不同的含義。首先，瑜伽既是團結又是精神實踐，瑜伽也意味聯繫。

有不同形式的瑜伽，因此，哈達瑜伽是團結的瑜伽，是通過努力來實現團結的機會。瑜伽－團結，是一種精神實踐。瑜伽也意味團結。因此可以這樣說，哈達瑜伽是經過努力，通過體能的鍛鍊，通過堅韌的精神、身體、心靈的團結。

瑜伽呼吸和中醫的氣功：

呼吸是瑜伽練習的核心要素，因為它是一種有意識的呼吸，它可以指導運動。它通過鼻子呼吸，與腹式呼吸一起。Pranayama 這個術語：這些是特殊的呼吸練習，是瑜伽的獨立部分，包括鼻呼吸和口呼吸。

Prana（波若那：能量，生命的力量），subtle apana「精細的阿帕那」（往下流動的氣息）

瑜珈修行練身的中心，就是在於激發移動 Prana。

Prana 是甚麼呢？它是生命的一種能量，力量。它是能量的精華，存在於日光，空氣，水，食物中。瑜珈訓練的目的，就是吸取 Prana，把它儲藏在體內，使身體充滿活力。

除了具體的身形外，瑜珈認為人有兩種體能環繞在人體中，1.（靈性）天體、2.（形成）原因的體能。Prana 是聯繫天體和原因體能的重要環節。但是它主要是在天體的 nadi，（神經途徑）中流動。它同時是肯定，順勢和否定（apana）逆勢，的力量。Prana，為往上的能量，apana 是往下的能量。當它們在 Muladhara Chakra／Chacra（第一個生命能量的中心，在脊柱的底部）匯合時，Kundalini 力量「潛在的精神能量」就被喚醒。

Nadi 是在天體 Prana，「波若那」神經通道。瑜珈修行練身的 Asanas（字面之意為「坐」，它指的是瑜珈的身勢）和 Pranayama（呼吸）是用來澄淨 nadi。若是它受到阻礙，Prana，「波若那」不能順暢流通經過的話，會導致體弱和疾病。

這跟中醫的經絡之理論類似。

最重要的 nadi 為 Sushumna（主要流經脊髓的神經通道）它相當於脊髓。在它的兩旁有 Ida（它為一個重要的神經道，流經左鼻孔），Pingala nadi（另一個重要的神經道，流經右鼻孔）。它們跟脊髓相連。

Kundalini「潛在的精神能量」是一種靜止的力量，位在 Muladhara Chakra（第一個生命能量的中心，在脊柱的底部），透過瑜珈運動，能夠使它活躍。

瑜珈是一整套的醫學、宗教、和哲學，跟中醫的系統類似，包括哲學、宗教，如易經陰陽五行，保健治療是天人合一，中醫包括氣功運氣、草藥、食療、針灸等等，但是都按照一個具體的哲學、醫學系統。中醫的臟象學說是這系統的一個代表，有它具體的內涵，不只是診斷、還包括治療和預後。

瑜珈的內容非常的廣，不只是講體能的運動，還講宗教、哲學、Bhagavad Gita，這是一本很重要的古典書籍，我們在瑜珈課程中，一定要讀念，也要考它。

瑜珈的 Chacra 脈輪或氣卦和中國的傳統醫學：

瑜珈非常注重新鮮的空氣，稱其為 Prana。它為養生保健和身心靈調養的精髓，自古就受到人類的重視。

瑜珈療法和中國的氣功有相同又有迴異之處。但它們要達成健身保健的目標是一樣的。

瑜珈療法也是一種體能的鍛鍊，注重訓練脊椎，骨骼關節。身體以每種運動姿勢停留一小段時間，再更換另外一種運動，可以治療骨骼病變，甲狀腺，腸胃等功能失調症。

Chacra 脈輪或氣卦：

身上的 7 個脈輪 Chacra 脈輪或氣卦，意指「圓」、「輪子」，是指能量中心，即指分佈於各部位的能量中樞，從尾骨到頭頂排列於身體中軸，共有 7 個。

按照印度瑜珈，此脈輪存在於身體中，掌管身心運作。與身體的器官相連，影響情感及精神。這跟中醫的任督兩脈和穴位可以做比較。

脈輪跟彩色的關係：

脈輪跟彩色有密切的關係，分別由下而上對應彩虹的七種色彩，彩虹六色及白色。

由此發展出在生活中活用色彩能量（光）對身體及心靈進行自然療法，即色彩療法。

色彩療法為自然療法之一，每種色彩有其特殊作用，能使心身達到健康和平衡。

中醫的臟象學說，以五行中的五色，來分辨臟腑表現在外的顏色：青、紅、黃、白、黑，來作為診斷和治療的一種方法。

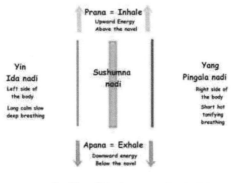

Usual breathing structure　http://occult-advances.org

Chakras（Chacras）能量集中點和中醫：

按照瑜珈的理論，在我們的靈體中有七個重要的Chakras（即Chacras）能量集中點。

這跟中醫的穴道類似，但是又有不同。

中醫的穴道是在 12 經脈，左右對稱，和奇經八脈內。〈靈樞。邪氣臟腑病形篇〉說：「十二經脈，三百六十五絡，其血氣皆上於面而走空竅。」中醫的穴道，要比瑜珈的 7 個多得多。瑜珈的 Chakras 能量集中點，只有 7 個，都是分配在身體中央直線上，跟脊髓相通。這條中央的線，可以比作中醫的任督脈。

瑜珈的六個 Chakras 能量集中點，位在 Sushumna（它為一個重要流經脊髓的神經通道）上，第七個 Sahasrara Chakras，它為最高的一個 Chakras 能量集中點，位在頭部。若是跟中醫的穴道相比，它為百會穴。

每個瑜珈的 Chakras 能量集中點，都拿花瓣作為描寫，它跟來源自其的神經道的數目相配合。當 Kundalini（潛在的精神能量）經過這個

Chakras 能量集中點時，每個花瓣會產生一種聲音的震動。此外除了 Sahasrara Chakras 外，每一個 Chakras 能量集中點都有它自己的顏色色彩，元素，Bija Mantra 聲詞（種子的字句，Mantra 指在靜坐時所用的字語）。

所有的六個 Chakras 能量集中點，都跟形體相對應的脊椎神經叢相應合。

在 Sushumna 脊髓的神經通道的最下部為 Muladhara Chakras 能量集中點，它相當於 sacral plexus，在那裡 Kundalini 力量「潛在的精神能量」呈睡眠狀態。

這個 Muladhara Chakras 的能量集中點，有黃色的色彩，四個花瓣，它的元素為「土」，它的聲詞為 Lam。

它的位置和作用，可以拿任脈的中極，督脈的腰俞，長強穴道作為比較。

下一個為 Swadhisthana Chakras，它是第二個能量集中點，它呈白色，有 6 個花瓣。它的元素為水，它的聲詞為 vam。它跟攝護腺叢相關。

它的位置和作用，相當於中醫任脈的關元穴道，丹田部位，督脈的命門，陽關穴道。

Manipura Chakras 第三個能量集中點，它為 solar plexus，太陽神經叢，（胃窩）prana 的主要儲藏處所。它為紅色，有 10 個花瓣，元素為火，它的聲詞為 ram。它相當於任脈的中下脘處，督脈的脊中，中樞穴道。

Anahata Chakras，位在心臟區，相當於心臟叢，顏色如煙，有 12 個花瓣，元素為空氣，聲詞為 yam。相當於任脈的膻中穴道，督脈的神道穴位。

Vishuddha Chakras 能量集中點，在喉嚨地帶，跟喉頭叢相連，包括聲帶。為海藍色，有 16 花瓣，元素為醚，聲詞為 ham。相當於任脈的天突穴位。

Ajna Chakras 能量集中點，位在兩眉毛之間，相當於巨穴叢。

白色的能量，2 個花瓣。相當於任脈的印堂穴。

Sahasrara Chakras 能量集中點，為第七個，為最高的能量中心點。相當於松果腺。它是一千個花瓣的皇冠。是最高無上的極致。位置可以說是督脈的百會穴道。

當 Kundalini 力量「潛在的精神能量」經過不同的 Chakras 能量集中點時，會體現到不同的自覺感應。當它到達 Sahasrara Chakras 能量集中點時，瑜珈實行者達到了 samadhi 境界，這是超意識境界。雖然他仍然生存在物質平面上，他已到達超越時，空，超越因果律的境地。

達到這種地步，可以和氣功的大周天的境界相比。

Kundalini 為位於海底輪 Muladhara 的位置。身體的右脈與左脈，將氣傳送至海底輪，兩者力量的結合，形成 Kundalini，Kundalini 的能量則進入中脈，往上到達頂輪。

Ayuveda 長生術到底是什麼？

Ayurveda（阿育吠陀）由兩個字組成：Ayur 指生命，Veda 為知識、科學之意。因此 Ayurveda 阿育吠陀一詞的意思為生命的科學。Ayurveda（梵文，**आयुर्वेद** āyurveda，即為生命科學）。是印度傳統醫術仍然在今日印度，尼泊爾和 Sri Lanka 斯裡蘭卡沿用。

在台灣，在歐洲大學哲學系有些改為「生命科學」。但它並不直接跟印度的 Ayurveda 相關。

在 Ayurveda 這種治療體系中，認為人體是自然不可分割的一部分，當身體與自然不調和時，人體的各項機能便會受到阻礙，進而導致生病。

這種治療體系，在這方面跟中國醫學，有相通相同之處。中國的內經，就闡述，人與自然不可分離。在 Ayurveda 醫療方法中，主要有四種實施法：

1. Ayurveda-Massage und -Reinigungstechniken 推拿療法和淨身方法
2. die Ayurveda Ernährungslehre 食療
3. Ayurveda spirituelle Yogapraxis 心靈瑜珈的練習
4. Ayurveda Pflanzenheilkunde 藥草療法 Ayurveda 醫學不僅是一門醫學體系，而且代表一種健康的生活方式。

Ayurveda 和印度最古老的醫學思想：

印度最古老的醫學思想來自西元前 2 世紀中期的吠陀時期。特別是在 Atharvaveda，阿闥婆吠陀中。《阿闥婆吠陀》（梵語：अथववेद；Atharvavéda，是由 atharvān「僧侶」和 veda「知識」兩個詞根構成的復合詞）漢譯名稱為禳災明論，是四大吠陀經的第四部，最晚編著成書。

《阿闥婆吠陀》中的神曲由梨俱吠陀咒語的部分發展出來，多是神秘巫術，吉凶咒語，兼有科學思想。古印度醫學即起源於此。

從此在紀元前第五世紀發展出不同的 Ayurveda 醫療系統，其八篇論文不再為完整文本流傳下來。醫學梵語文學的一個階段，也稱為 Ayurveda 阿育吠陀，從基督教時代開始，最初包括在 Samhitas，導源於 Charaka 和 Sushruta 等醫生的作品。後來在 7 世紀的 Vagbhatas 的作品中，再次找到 Ayurveda 文本的內容。

在亞洲，特別是在印度，Ayurveda 是科學的教學，為一種治療方法，它為人群所接受。

在西方文化中，它主要是用於理療保健的目的，Ayurveda 沒有單一治療措施，而是一個整體系統，屬於傳統自然醫學的領域。

在德國 Ayurveda 相當的盛行。有 Ayurveda 醫療所，德國人對這種醫學相當的嚮往。

瑜珈是 Ayurveda 的治療領域之一。Sivananda 瑜珈中心，分佈在德國各大城市，不少德國人，不但成為此瑜珈中心的實行者，其中還有成為他們的 Swami，等於出家，終身不娶不嫁，終身吃素，成為瑜珈中心，意願皈依印度瑜珈這門宗教醫療的專業人士。

五、回教世界的醫學（阿拉伯醫學，波斯醫學）

阿拉伯醫學概說：

　　阿拉伯醫學（伊斯蘭醫藥學），是以阿拉伯民族為主體，繼承古代阿拉伯醫藥學的基礎上，汲取歐洲古希臘，羅馬，中國和印度傳統醫藥學的精髓，在長期的醫療實踐中逐步形成和發展出的民族醫學體系。地理上包括兩河流域、波斯、埃及、中亞及我國新疆部分地區。伊斯蘭醫藥學通過持續百年的翻譯運動，吸收、消化大量的異域醫學文化，從而創造了一個獨具阿拉伯特色的伊斯蘭醫藥文化新時代。它與伊斯蘭教宗教哲學思想密切相關。

阿拉伯傳遞中國醫學到歐洲：

　　透過阿拉伯世界，中國的醫學也傳入西方。阿拉伯人發明催眠海綿，這是現代麻醉的先驅。這種麻醉方法是將海綿浸泡芳烴和毒品後再放在病人的鼻孔。

　　在這段期間裡東方醫學也有很大的進步。中國正值隋唐、宋、元的盛世，在診斷、針灸、藥學、外科、種痘術、煉丹術等領域都居於領先的地位。阿拉伯人則保存希臘羅馬醫學的精華，並汲取中國的醫學知識，將改良後的醫學傳向歐洲。

從預期壽命平均看伊斯蘭黃金時代：

　　古代阿拉伯的天方夜譚，阿拉伯的數字，享譽世界。伊斯蘭的黃金時代,有許多的超越,其時間跨度是指公元 762 年—13 世紀之間的 500 年,近來的一些學術研究將之延展至 15 世紀。那時農業革命及醫療的改善,伊斯蘭土地上的預期壽命平均得到提升。與古希臘-羅馬世界對比(22 至 28 歲),早期伊斯蘭阿拉伯帝國的平均預期壽命高出了超過 35 年。Achund 阿訇的平均預期壽命特別高,阿訇在十至十一世紀伊拉克和波斯的平均壽命達到 84.3 歲、在 11 世紀的中東達到 72.8 歲、11 世紀的 Al-Andalus(是回教徒在中世紀對伊比利亞半島的稱呼)達到 69 至 75 歲、十二世紀的波斯達到 75 歲,13 世紀的波斯達到 59 至 72 歲。伊斯蘭帝國的識字率是中世紀時期最高的,可與古典時期的希臘媲美,覆蓋的範圍比之更大。可看出其醫學鼎盛時期的情況。

➢ 阿拉伯醫學與中國的醫學有相通相同之處

根據專家們的研究,阿拉伯醫學是以「人天渾同」為主導,相當於中醫的天人合一;以元氣一元論與陰陽七行學說為基礎,類似中醫的元氣,陰陽,五行;以動態和諧與過程論的觀念,探索人的生命活動中身體和心性健康的整體規律,以及其與疾病失序的關係。這正是身心靈的醫學;以辨質為主結合辨證、辨病、辨經,論證養生、預防、治療、康復為特點的一門綜合性實用學科,這種思想精神,可與中醫的臟象學說比美。

伊斯蘭醫學理論非常深奧,有其模式,真一(單另獨一,絕對實體)——元氣(第一物質,萬有之始)—陰陽(陰「靜」陽「動」,是萬物生化的依據)——四元、七行(水、火、氣、土,是天地定位之基)—三子(金、木、活)——萬物始生——人(思維與存在的統一體)天人渾

同的「真一」內涵妙質元氣，元氣兩儀陰陽，陰陽化而生火，水火交錯，
萬物化生，水得火而生「氣」，火暴水而生「土」，土與水合而生「金」，
氣與火和而生「木」。水、火、氣、土四者共合而生「活類」。金、木、
活三者在天地化育中稱為「三子」，而當三者形成後萬物莫不靠它而滋
生，所以又稱三母。這與中醫的五行相生相剋等的關係類似。

在自然生化過程中，萬物按一定生成次序先後問世，先者為其勝，
為其名，但這只是就其主流而言，其實金、木、活三者相互交錯，三氣
無所不至，萬物而生。回族先賢認為，在自然形成的過程中，若金氣勝，
金氣流行，山得之為玉石；水得之為蚌珠；土得之為五金之礦；草木得
之為草木之情；一切萬物得之，而各成其堅明定固也。

木氣勝，木氣流行，山得之為嘉植；水得之生萍藻；沃土得之生禾
稼；瘠土得之生草毛；四植之中、稟土勝者為堅質；稟氣勝者為囊空；
稟水勝者多繁花；稟火勝者多果實。而要皆得此木氣以化育者也。

「活氣流行，生於山者為走獸，其形體與丘陵似；生於林者為飛禽，
其毛者與枝葉似；生於水者為鱗介，其鱗甲與水波似；稟氣土勝者性溫；
稟火土勝者性烈；稟氣水勝者性貪；稟水火勝者性暴，而要皆得此活氣
以化育者也」。

由上可以看出，無金則木不生，無木則鳥獸不育。抑萬物之主，皆
從地出，自下而上也，故金藏土中，木見土外，鳥獸則飛行於空中，可
見金、木、活「三子」堪稱萬物母，它與四元（四奇形）化育之功相同，
皆為人和萬物的基本物質。

這種概念可與中國的"道"相證：老子第三十九章昔之得一者，天得
一以清；地得一以寧；神得一以靈；谷得一以盈，萬物得一以生；候王

得一以為天下正。其致之也，謂天無以清，將恐裂；地無以寧，將恐廢；神無以靈，將恐歇；谷無以盈，將恐竭；萬物無以生，將恐滅；候王無以正，將恐蹶。故貴以賤為本，高以下為基。是以候王自稱孤、寡、不谷。此非以賤為本邪？非乎？故至譽無譽。是故不欲琭琭如玉，珞珞如石。

也可與中醫的五行相生相剋印證。

對方位及天空，回醫先賢認為，當四元、氣、水、火、土形成的同時，方見四方，即氣位為東方，土位為西方，火位為南方，水位為北方。空中天地者，近於地者「溫際」；上於溫者「濕際」；再上者「冷際」；近於天者「熱際」，此乃四際分空之論。這四際分空又是氣火水土「四元」聚結而成，溫際屬土，其氣和平；濕際屬水，其氣稍冷；冷際屬風，其氣肅列；熱際屬火，其氣炎熱。四際之氣皆為人與萬物所仰藉，並使之因時而得而所。

阿拉伯醫學與歐洲的四體液：

阿拉伯醫學理論的病因學、病理學、病機學、臟象學等，僅從現有的歷史資料中難以釋全，但從《回回藥方》殘卷中所提及的關於人體醫學、病理病機學、病變部位來看，盛於元代的中國回族醫學是有完整的理論體系，其特點主要是：回醫學將古希臘的「四體液」學說改造為「黑、紅、黃、白」四液，並將其納入元氣，四象理論中加以運用。此外又將「冷熱乾濕」說改造為「溫際、冷際、濕際、熱際」說，並與四元配合作為病因病理學的組成部分，這也說明，伊斯蘭醫學是東西方醫藥文化高度結合的產物。

把光明帶到世界——阿拉伯醫學的眼科學家 Hunayn ibn Ishaq：

對眼科深入的 Hunayn ibn Ishaq，（809～873 年），歐洲稱為 Joannitius。他是基督徒。為翻譯家與數學家，有許多眼科學專著，諸如《眼科問題》、《眼睛的結構》、《五彩斑斕》、《眼科疾病》、《眼病治療》、《眼科疾病的手術療法》《眼科十論》——這是影響最大的一本眼科論述。

阿拉伯醫學非常注重眼科疾病，醫生們對這方面的病症顯示出濃厚的興趣，並具有很高的診斷與治療眼科疾病的技藝。幾乎所有的醫學著作都有專門的篇章論述眼科疾病，但是最全面的關於眼科疾病的論述是以專著的形式講述。

➤ 穆斯林醫學之父——阿爾 · 拉齊斯 al-Razi（865-925 年）

他是全才的波斯醫師 al-Razi 拉齊

阿爾 · 拉齊斯 al-Razi 拉齊（Abūbakr Mohammad-e Zakariā-ye Rāzī；865 年 8 月 26 日－925 年）在他短短的六十年生命中的成就，令人嘆為觀止。

Al-Razi，歐洲人稱其為 Rhazes，不但是一位傑出的化學家與哲學家，還是一位著名的醫學家。他學識深邃廣泛，一生著作 200 多部書，尤以醫學（與化學）方面的著作影響巨大。拉齊曾先後擔任雷伊（位於伊朗德黑蘭附近）和巴格達醫院院長，並從事學術著述，被譽為「阿拉伯的蓋倫」、「穆斯林醫學之父」。

博學多才，為波斯醫師、鍊金術師、化學家、哲學家。他在化學、音樂和哲學領域有極大的貢獻。

　　化學上，他發現乙醇，認為元素核嬗變為金銀是可能的。他創立完善的蒸餾和提取方法，通過蒸餾綠礬（油）和石油，分別發現硫酸和煤油。一生著有 200 部書籍和文章，記載他在各領域的探索。

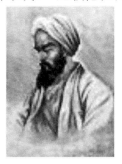

　　第一位使用酒精做為防腐劑的回教世界名醫 Al-Razi。

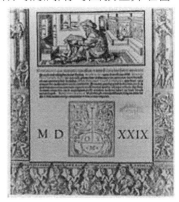

　　此圖名醫 Rhazes 的著作封面，圖內為一位學者坐在地板上看書。他的衣服和室內擺設都是歐式，但頭巾顯示他來自中東，看出羅馬醫學與阿拉伯醫學的一脈相傳。

具體描述天花和麻疹的 Al-Razi（865-925 年）：

　　Al-Razi 所研究的兩項重要傳染病，天花和麻疹，是醫學史上第一次對這兩種疾病醫療有具體描述。

　　他描述這兩種疾病的臨床經驗相當生動，即使千年來，也很少有新的解釋加入。並最早闡明過敏和免疫的原理。

　　Al-Razi 是第一個施行絲線止血縫合手術和運用動物腸道的醫生。

　　Al-Razi 建議學生，牢記疾病的典型症狀，將課本和對臨床病人的發現進行比較。

　　在西元 9 世紀，伊斯蘭的醫療中已有醫院病房，醫生一定要通過測試，會使用相關的醫學技術術語方可行醫。

Al-Razi 建立醫院：

　　當 Al-Razi 來到巴格達，受到邀請，要他選擇一個適合的地區設立新的醫院。他的判斷方法是尋找哪裡是最衛生的區域。他在城市的各個部分的區域觀察，以懸掛的新鮮肉來做判斷，他找到了生肉最慢分解的地帶，選作建立醫院的區域。

　　當時 Baghdad General Hospital（巴格達總醫院）設立，具有令人驚訝的創新。

　　發燒的病人，他病房附近有噴泉冷卻空氣；用溫和的方式治療瘋狂；利用輕柔的音樂和說故事的方式來安慰痛苦不安的病者。王子和乞丐得到了相同的關注；貧困者會在出院後收到 5 個金幣，做為恢復期生活之用。

在巴黎和倫敦仍是泥濘的街道和茅舍時，位於巴格達、開羅已有男性和女性患者的醫院；有專門的男女服務員管理。在這些醫療中心裡，配有圖書館藥房、實習醫生、實習生制度、護士，也有流動診所顧及弱勢群體和那些在偏遠地區的病人。對毒品的質量控制有規例。藥劑師成為持牌專業人士，按照醫生的處方供藥。

Ibn-Sina Avicenna（980-1037 年）、Avenzoar（1091-1161 年），Ibn Zuhr（1094-1162 年）他們三人都擔任過醫院院長，同時為醫生。他們研究並寫下患者狀況介紹給學生，他們撰寫臨床報告以供教學和保存。醫院的發展是伊斯蘭醫學的傑出貢獻。

➢ 一本不朽著作《醫典》的醫生 Ibn-Sina Avicenna（980-1037 年）

Ibn-Sina Avicenna 是波斯人，為回教徒，他是中世紀一位偉大的醫生。他在世界醫史上佔有舉足輕重之地位；他集哲學、邏輯學、數學、和天文學大成。他同時也是著名的百科全書編纂家和思想家。他最著名的醫學著作是《醫典》（a1—Qanun fi al—Tibb 或 Cannon of Medicine），約成書於西元 1030 年，此書曾多次被翻譯成拉丁文。《醫典》是數世紀研讀醫學的必讀指南書，是歐洲醫學教育的基礎，使用到近代早期。

Ibn-Sina Avicenna 的醫學成就主要體現於一部極其著名的百萬字醫學百科全書——《醫典》。他在《醫典》的開篇中說：「醫學是這樣一門科學，它告訴人們關於機體的健康狀況，從而使人們在擁有健康的時候珍惜健康，並且幫助人們在失去健康的時候恢復健康。」《醫典》一書全面而系統，全書包括五部分，分別講述醫學總論、藥物學、人體疾病各論及全身性疾病等內容。

《醫典》從 12 世紀被譯成拉丁文起直至 17 世紀的數百年間，始終被歐洲的醫學院校用作醫學教科書，僅在 15 世紀的最後 30 年內，這部著作就被用拉丁文出版過 15 個版次。它對西方醫學的影響勝過任何一部醫學著作。著名醫學教育家奧斯勒（William Osler，1849～1919 年）博士對《醫典》的評價是「被當作醫學聖經的時間比其它任何著作都要長」。《醫典》是現代醫學產生的重要基礎之一。

他一生大約寫了 450 部著作，它們不僅是關於醫學的，還有專門論述哲學、心理學、地質學、數學、天文學、邏輯學與音樂等學科的，其中傳世的有 240 部左右（關於哲學與醫學的分別為 150 部與 40 部）。例如影響力僅次於《醫典》的《治療論》一書，本身就是一部百科全書。

Ibn-Sina Avicenna：

治療方面，Ibn-Sina Avicenna 很重視藥物治療。在《醫典》裡他廣泛討論藥物治療。他不但採用希臘、印度的藥物，還記載中國出產的藥物。他採用泥療、水療、日光療法、和空氣療法。在診斷方面，他很注意切脈，他將脈搏區別為 48 種。Ibn-Sina Avicenna 清晰並簡潔描述出腦膜炎的症狀；他的記載，在千年後仍被當成準則。Ibn-Sina Avicenna 也教授心理治療。他曾明確指出，身體分泌物是在受到外部體污染發炎之前的排泄。

Ibn-Sina Avicenna 曾談到傳染性肺結核的性質。

據說，他是第一位形容硫酸特性和酒精製作的醫生。他使用葡萄酒包紮傷口，在中世紀這種應用，非常普遍。

口服麻醉藥的起源於 Ibn-Sina Avicenna 醫生：

使用口服麻醉藥的想法起源於 Ibn-Sina Avicenna。他發現最強大麻醉或藥物為鴉片。次等的為曼陀羅（mandragora）、鐵杉（hemlock）、天仙子（hyoscyamus）、茄科（nightshade，顛茄 belladonna）、生菜種子（lettuce）、雪或冰冷水。他總結了希臘、印度、和回教醫生的傳統。

➤ 最早實驗外科醫生兼詩人的 Ibn Zuhr Avenzoar（1094–1162）

最早實驗外科醫生 Ibn Zuhr，傳統上以他的拉丁文名字 Avenzoar 聞名，他是那個時代最受推崇的醫師，外科醫生和詩人。他強調更理性，經驗性的醫學基礎而著稱。

他生於 Seville 塞維利亞（今西班牙），是中世紀伊斯蘭最先進的思想家及最偉大的臨床醫學家之一，他是伊斯蘭黃金時期，已知最早的實驗外科醫生。

Avenzoar 於 1094 年出生於著名的 Banu Zuhr 家族，他們是伊亞德阿拉伯部落的成員。自 10 世紀初期以來，他的家族已連續有六代醫生，其中包括在 Al-Andalus 安達盧斯統治下服務的法學家，詩人，維齊爾或朝臣以及助產士。Avenzoar 跟中世紀的穆斯林社會名流一樣，通過學習宗教和文學開始他的教育。後來，他從小與父親 Abu'l-Ala Zuhr，（卒於 1131 年）一起學習醫學。他的父親向他介紹 Galen 蓋倫和 Hippocrates 的作品，並要他在年輕時就宣誓 Hippocrates 誓言。

Avenzoar 的醫療生涯始於 Almoravid 帝國的宮廷醫師。但是，由於

某些未公開的原因，他後來在 Almoravid 統治者'Ali bin Yusuf bin Tashufin
下失寵了，逃離了塞維利亞。但是，他於 1140 年在馬拉喀什被捕入獄。
這種經歷給他留下了很深的怨恨，從他的著作中可以看出。1147 年晚些
時候，當 Almohad 帝國征服了塞維利亞時，他返回並致力於醫學實踐。
他於 1162 年在塞維利亞去世。

Ibn Zuhr 對醫學的最大貢獻是他通過引入動物試驗來應用實驗方法
手術。他先對動物進行醫療程序，然後再對人類進行檢查。

最值得注意的是 Ibn Zuhr 對山羊進行首次實驗性氣管切開術—他
對氣管切開術的手術程序的認可和推薦。

這在當時是一個有爭議的程序。為了釐清爭議，Ibn Zuhr 描述他對
山羊進行的以下醫學實驗：

"在訓練中，當我閱讀這些觀點（爭議）時，是在切開山羊皮的肺管
後，切開其皮膚和下面的覆蓋鞘。然後，我完全切斷該管的實體，此區
域的面積小於羽扇豆（Lupinus）的一粒種子，然後，我繼續用水和蜂蜜
清洗傷口，直到傷口癒合，並且（動物）完全康復並存活了很長時間。"

Ibn Zuhr 對後世外科手術的發展產生很大影響。他還指出幾種疾病
及其治療方法，從而提高外科和醫學知識。

他的主要著作《泰西爾 fil-Mudāwātwal-Tadbīr》《關於治療和飲食的
簡化書》翻譯成拉丁文和希伯來文，約 1094 年－1162 年，在其《治療
及飲食使用手冊中》，描述重症心包炎及縱隔膿腫，概述氣管切開術、白
內障去除術及腎結石取出術的手術程序，討論縮瞳及散瞳的問題，建議
用醉性植物曼德拉草 Mandragora officinarum 治療眼病。他是穆斯林名
醫 Ibn Rushd 的老師，對基督教歐洲的醫學實踐產生了極大的影響。

人們認為他最早將牛黃石描述為藥用物品。

根據非洲獅子座（Leo Africanus）的說法，伊本‧祖爾 Ibn Zuhr 聽到了 Averroes 的演講，並向他學習了物理學。他是蓋倫（Galen）的偉大仰慕者。

Avenzoar 的作品：

Kitab al-Iqtisad：

"節制之書"，這是他青年時期為阿爾莫拉維德王子易卜拉欣‧優素福‧本‧塔什芬寫的關於一般療法的論文。這本書總結各種不同的疾病，治療方法和一般衛生。還因其有關化妝品和物理美容的建議而聞名。Ibn Zuhr 甚至建議整形手術來改變後天的特徵，例如大鼻子，厚嘴唇或彎曲的牙齒。

Kitab al-Aghdhiya：

食品書，是一份有關食品和養生方法的手冊，其中包含健康生活的準則。Ibn Zuhr 在為新贊助人 Almohad 領導人阿卜杜勒‧穆明（Abd al-Mu'min）出獄後不久寫了這本書。本書對麵包，肉，飲料，水果和糖果等各種菜餚和食物進行分類。Ibn Zuhr 在談到肉時，提到不同種類的動物肉，甚至包括瞪羚，獅子和蛇等不尋常的動物，也根據它們的口味，有用性和可消化性對其進行分類。他還建議一年中每個季節使用特定的食物。例如，在冬季，消化會加快，因此食用的食物量也應增加。此外，由於溫度較低且濕度較高，因此食物也應更乾燥。

Kitab al-Taysir：

Kitab al-Taysir 似乎是 Ibn Zuhr 去世前的最後一本書。如引言中所述，這本書是應他的朋友 Averroes Ibn Rushd（14 April 1126 – 11 December 1198），的要求編寫的，以作為他的醫學百科全書 Colliget 的綱要，該百科全書側重於醫學的一般主題。這兩本書後來被翻譯成希伯來語和拉丁語，在那裡它們曾經被印刷成一本書。

這本書包含 30 章，從頭開始提供臨床描述和疾病診斷。Ibn Zuhr 準確描述食道癌，胃癌和縱隔癌以及其他病變。他建議灌腸，以使患有胃癌的患者存活下來。他也是第一個對中耳炎和心包炎等炎症進行病理學描述的人。

Ibn Zuhr 還因提供蟎的最早記錄證據之一而聞名，這為微生物學的科學發展做出了貢獻。在他的 Kitab al-Taysir 中，他寫道：

手，腳踝和足下有蝨子，像蠕蟲一樣，並且瘡也影響相同的區域。如果去掉了皮膚，它的各個部位就會出現一隻很難看見的很小的動物。

其他作品：

Ibn Abi Usaibia 提到了 Ibn Zuhr 的其他作品：

Fi al-Zinah（神化）。

Al-Tiryaq al-Sabini（解毒論）。

Fi Illat al-Kila（腎臟疾病）。

Fi Illat al-Baras wa al-Bahaq（麻風病和白癜風）。

猶太醫師哲學家 Maimonides 對 Ibn Zuhr 表示敬佩，稱他"在他的年齡中是獨一無二的，是聖賢中的一位"。他經常在醫學著作中引用他的話。Averroes 稱讚他是自 Galen 以來最偉大的醫師。

第四章

從宏觀和微觀來看醫學的發展

➤ 古典醫學都是包括宏觀和微觀

古典傳統醫學或多或少涉及占星學，宗教，免疫系統，為心身靈的醫學。靈的境界，具有很多神秘性，和未知數，它仍然是在探索和爭論的範圍內。

埃及醫學，Ebers 紙莎紙草的日曆，提到小天狼星的記載，可以追溯到公元前 1531 年－公元前和 1516 年。

古埃及的醫學、魔法與宗教，解夢也是古埃及人用來瞭解如何增進身體健康的方法之一。

神奇的咒語用來阻止在每年的尼羅河洪水期間發生的流行病。

歐洲醫學之父的 Hippocrates 著重自然的自癒力，提出人體的內在抗病能力，提出占星學的重要，他還說，不懂占星學，就是不懂醫學。他看出人體不只是形體，還受到宇宙星球的影響。這就包含宏觀和微觀世界。

印度瑜伽是一種具有數千年背景的宗教哲學。

瑜珈的意義是達到「天人結合，天人一體」的統一、平衡的境地。這就包含宏觀和微觀世界。

阿拉伯的醫生 Ibn-Sina Avicenna 是波斯人，為回教徒，他是中世紀一位偉大的醫生。他在世界醫史上佔有舉足輕重之地位；他集哲學、邏輯學、數學、和天文學大成。這就包含宏觀和微觀世界。

中醫的內經提到許多心身和環境的相連，臟象學說全身一體的醫學模式，易經醫學更是注重人體與天地相連的觀念。易經起源是一部占筮的書籍，預測吉凶。中國醫學的陰陽學說來自中國哲學的太極的概念，是易學的宇宙論、易經的太極生兩儀，兩極就是陰陽。中國醫學，就是以陰陽為出發點。臟象學說的陰陽五行學說，以五臟對五行，人之所以生病乃是這些臟器的機能無法調和所引起的，治療的各種方法，都是基於調和五行的原則。

這些傳統醫學看出宏觀世界，和微觀世界的聯繫。

所有古老的醫學都是整體的心身靈醫學。這就包含宏觀和微觀世界。

➤ 什麼是宏觀微觀的整體醫學？

這是身心靈都具備的醫學，這是將人和自然宇宙連為一體的醫學。

所有古老的醫學都是整體的心身靈醫學。

中國的解釋宇宙來源：太極生兩儀，兩儀生四象，四象生八卦。

太極的概念是易學的宇宙論。

易經中的「太極」與「道」字相通，正因為萬物由「道」所生，因此萬物變化均由太極，化成兩儀、四象、八卦。

繫辭傳說：「一陰一陽之謂道」、「天之道，曰陰與陽也」，並引用孔子的話：「形而上者謂之道，形而下者謂之器」，「道者，陰陽變化之理也。」道，即宇宙運行，自然變化的法則。也就是：

道=太極=陰+陽，譬如：無+有

道=太極=陰+陽=無+有，

「道可道，非常道」，只有「無名」才是天地之始。

道，常以天為代稱，源於中國古代思想家傳承至今的重要概念。

道家老子曰：「天之道，利而不害；人之道，為而弗爭。」

儒家孔子曰：「無為而物成，是天道也。已成而明之，是天道也。」

道家莊子曰：「天道運而無所積，故萬物成。」

醫學是對人，人有七情六慾，有思想，有意識，還有下意識，有靈性，會做夢，所以古代的傳統醫學都跟天文宇宙，跟占星術，跟神秘的 magic，也用來治療疾病，心病要用心來治療。

傳統醫學，也跟宗教有關。

治病要遵照一定的法則規則，每個傳統醫學都有它的治療原則，中醫是臟象學說。

西醫發展出的各種測量儀器，數據，對治病有一定的輔助，如血壓，血糖，血脂三高，就知道病人有什麼病態，就給以藥物治療。它們有一定的療效，但是很難治根，多半一吃藥，就不能夠終止。長期服食藥物，又有副作用。這時整體醫學可以來幫助病人治療慢性病，常有意想不到的效果。

但是治病也要因人而異，在治病中，對 A 有效的藥物，可能對 B 是毒物。如對酒有敏感的人，不能夠給以藥酒。

這些是自然醫學的奧妙處，因為我們人有感情情緒，有意識，有下意識，有靈性，這些跟免疫系統都有關聯。

人體內外相互相連，又受到環境天時地利的影響。這些醫生在治病時，都要加以考量。有些要病人合作，如戒菸酒，改善飲食，做運動。
14.6.2020

➢ 從醫學上來看宏觀和微觀

當我們遇到宏觀與微觀（Macrocosm and microcosm）時，就會步入玄之又玄中去。

它很難解釋得通，跟哲學，科學，宗教，醫學都有關。

簡單的說，宏觀，就是往大看，這是一個大宇宙，微觀就是往小看，就是小宇宙。小宇宙是大宇宙的縮影。

我們人體從微觀來看，是世界的縮小，而人體的一部分，又是整個人體的縮影，和宇宙又有相連性，又涉及宏觀。

微觀能夠反映出整體的宏觀，而且反之亦然。

這是兩者之間的微妙關係。觀察兩者，可以透過大小遠近，不同最進化的電子顯微鏡，和天體望眼鏡，以不同的角度，看出它們不同的現象，但兩者之間，卻又有類似運動的規則，軌道，這又跟數學物理有關，牛頓和愛因斯坦都曾研究闡明它。

根據學者 Pierre A. Riffard 所述，這種宏觀世界和縮小的微觀觀念，是一個「在所有奧秘思想學派中出現（present in all esoteric schools of thinking）的特徵。它與 Hermeticism 密切相關，並且基於諸如占星術，煉金術，以及「神聖幾何」Sacred geometry，它們的玄妙是「如其在上，如其在下（As Above, So Below）」的實踐。

任何物質，分析到極為微小時，它就消失，變成無，這在物理上不能夠解釋得通。

不過這跟老子的無用之用，有無相補的玄學和神秘學掛鉤，這是忽前忽後難以洞識其全貌，科學不能夠解釋證明，但也不能否認其存在的神奇奧妙。這是醫學進步到身心靈的醫學領域，靈是涉及宗教，最新的量子，能量涉及醫學治療的靈療，這裏提到第五章超自然現象又會談到這問題。而新冠性病毒是小之又小，卻能產生這樣大的能量，使全世界幾乎進入到停擺的地步，這是微觀世界極小病毒，使得地球上的千千萬萬的人們生靈塗炭，人類面臨到一場看不見敵人的攻擊，束手無策。但是人類終究會戰勝這場病毒，人類的正能量是推動免疫系統的力量，以愛，諒解，同情心，來對待我們的心靈和免疫系統，人人有責，這樣一定能夠戰勝這場疫病。13.6.2020

東西方醫學的相互影響
——在 13 世紀歐洲醫院紛紛的設立

➤ 歐洲醫院的設立

　　歐洲醫院的設立也受到伊斯蘭醫學的影響。在中世紀歐洲，已有貧困救濟所的出現，也有傷殘者醫院和盲人醫院，甚至有老人和治療精神病患的醫院。寺院醫院（Klosterhospitäler）制定了醫療和精神治療方法。

　　在 13 世紀，歐洲的醫院紛紛建立，尤其是在義大利城市特別蓬勃發展。米蘭在 14 世紀末不超過十家醫院；佛羅倫斯（Florenz），大約有三十家氣勢雄偉，這類建築的醫院。

　　米蘭的一般醫院，一部分為多納托布拉曼特（Donato Bramante）醫院，這是為紀念凱瑟琳（Katharina von Siena）而設立的。這間醫院獲得較高的知名度和榮譽。

　　醫院的設置，傳遍整個歐洲。德國 Rudolf Virchow 記載，每一個五千人口的城市，就有自己的診所醫院。根據他的發現，這種醫院的建築設計來自教皇 Papst Innozenz III。

　　在法國和英國也大量建設醫院。大多數中世紀寺院建立院所負責臨終關懷或照顧朝聖者。這種醫院最終演變成現在的醫院。修道院的救援人員管理患病的朝聖者和流行病患以及中世紀西歐地區出現慢性疾病的受害者。Benjamin Gordon 指出：「醫院，就我們所知，是由法國發明，最初用於隔離痲瘋病或鼠疫患者，後來轉為朝聖輔助站。」

　　從 12 世紀 Eadmer von Canterbury 一份保存完好的報告詳細描述出，

創造這些早期醫院的朗弗朗（Bischofs Lanfranc）主教的目標：建立一個相當寬敞的石頭房子，針對不同的需求和設施。主樓分為兩部分，一邊服務不同殘疾的男性，而另一邊則照護健康欠佳的女性。他還安排患者的衣服和日常食品，所有措施都備有員工和監管的人員，以便在醫院內的病人，一無所缺。

值得一提的是馬爾它的騎士團所創辦的醫院和救濟所。他們的任務是照顧朝聖者和受傷生病的人士。法國馬賽第一所醫院，即是由此會所建造。現在，在馬爾它還保存了當初醫院的原始建築。

Claude Lévi-Strauss[1]提出的「薩滿情結」（schamanistischen Komplex）[2]和「社會共識」（gesellschaftlichen Konsens）說明了歐洲中世紀醫學是繼承古老的傳統，交融唯靈的影響。

此外這時期還有一個特色，是融合接納伊斯蘭等外地的醫學。從歐洲吸取外地的醫學，成為其醫學發展的途徑和特色，我們可以看出歐洲「治癒有理」理念的活潑存在。12.6.2020

---

[1] 1908 年出生在比利時首都布魯塞爾，2009 年於巴黎逝世，是著名的法國民族學家和人類學家。他是人類學結構主義的創始人和早期的支持者。

[2] 「薩滿」一般是指在原始文化中治療疾病的巫師。

歐洲在 15 世紀的各種醫學方面的進展

哥倫布（Columbus）在 15 世紀時「發現」新大陸，是人類歷史上一項重要的大事件。

➤ 1492 年「哥倫布大交流」：哥倫布發現新大陸

在 1492 年哥倫布首次航行到美洲大陸，這是世紀大規模航海的開始。歐洲航海業不斷擴張。歐洲歷經了文藝復興運動、啟蒙時代、工業大革命，進入一個新世紀。

隨著哥倫布發現美洲後，世界各大洋洲，在人種、生物、農作物、文化、以及東半球與西半球間觀念的相衝擊下，引起一場世界的交流，因而有一個「哥倫布大交流」的名詞出現。

「哥倫布大交流」一詞是由歷史學家 Alfred W Crosby 所提出。Crosby 在 1972 年出版《The Columbian Exchange：Biological and Cultural Consequences of 1492》一書中所提出的名詞。

「哥倫布大交流」在人類史上，如生態學、農業、文化等等許多項目是一件重要歷史事件。

許多藥物如鴉片、樟腦、松香，由東方傳入歐洲；美洲大陸被發現後，歐洲也有提煉奎寧治瘧疾的金雞納、止咳化痰的愈創木（Guaiacum）、提煉可可，能提神的可可果。

資本主義的興起，首先在義大利形成資產階級的知識份子。他們向教會挑戰，反對宗教的束縛，他們一方面傳播新文化，一方面竭力鑽研和模仿古代希臘的文化，因此這時期被稱為「文藝復興」時期。

187

文藝復興時期的醫療史

一、16 世紀的歐洲醫學

文藝復興很快就影響到醫學領域。16 世紀歐洲醫學擺脫古代權威的束縛，開始獨立發展，其主要成就是人體解剖學的建立。這說明古老的學科在新的文化上復活，又標誌出醫學進入新的一個旅程。

二、傳染病的新見解

14-16 世紀，傳染病非常流行，歐洲有無數人喪生。這時 Girolamo Fracastoro（約 1478-1553 年）提出有關傳染病的新見解。他認為傳染病是由一種能繁殖的「粒子」造成。他還指出 3 條傳染途徑。

三、醫學革命

Paracelsus 的建樹。醫界產生了一場以 Paracelsus（1493-1541 年）為代表的醫學革命。Paracelsus 重視實踐，反對經院哲學，反對中世紀的傳統和權威觀念，他在瑞士巴塞爾（Basel）大學任教。他說：「沒有科學和經驗，誰也不能成為醫生。我的著作不是引證古代權威的著作，而是靠最大的教師經驗寫成。」

他主張一切物質都是活的，並且自然地生長，而人類為了實現自己的目的，加速或改造這種天然過程。

古代禁止解剖屍體，Galenos 的解剖學中，解剖圖幾乎全是根據動物內臟繪成的。但文藝復興時代的文化，以人為中心，在醫學領域內，人們首先重視的就是研究人體的構造。

四、人體解剖學的建立

解剖學的革新首先須推崇 Andreas Vesalius（1514-1564 年），他發展古希臘羅馬文化，對人體解剖學上的貢獻很大，奠定了近代醫學的基礎。

歐洲醫學新面目 15-16 世紀的醫學
——文藝復興時期的醫療史和名人在醫學上之建樹

➤ 全才天才 Lonardo Da Vinci（1452-1519 年）

　　義大利的 Lonardo Da Vinci，他是一位現實主義畫家，強調瞭解骨骼與肌肉的重要，他積極的從事人體解剖。

　　Leonard da Vinci 在 30 年內，共解剖了 30 具不同性別年齡的人體。他繪製 700 幅人體解剖畫像，至今尚存 150 餘幅。畫的內容大都準確、優美。Leonard da Vinci 對人體構造的瞭解，對他在繪畫方面有很大的助益。他首先對 Galenos 的解剖學發生疑問。他曾往氣管吹入空氣，但無論如何用力，也不見心臟膨脹起來，於是得出結論：「Galenos 所謂肺與心相通的學說是錯誤的。他還檢查過心臟的構造與形態，他所畫的心臟圖較以往有關圖畫正確得多。此外，他還發現了主動脈根部瓣膜的活動及其性質，證明瓣膜的作用在於阻止血液回流。」

　　Leonard da Vinci 不只畫了許多研究人體骨骼的圖形，以及肌肉和筋腱，同時他也研究骨架的機械功能以及運作的方式。他也是第一個具體描繪雙 S 型態脊骨的人。他研究骨盆和骶骨的傾斜度，最後畫裡強調骶骨不僅非單一形態，而且是 5 個椎骨組成。他也一一繪出了臟腑、內臟圖、心臟、和血管系統，肺臟、腸繫膜、泌尿道、性器官。

　　Leonard da Vinci 卓越地畫出頭骨的形態以及腦部的橫斷面、縱切面、正切面不同的交叉截面圖。

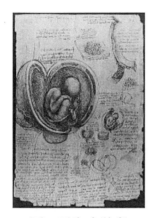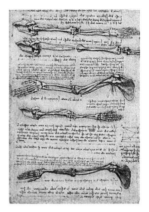

圖：子宮中胎兒　　　　　　　圖：手臂肌肉骨骼描繪

　　他是第一個畫出子宮中胎兒（圖左所示），以及第一個畫出腹腔中闌尾的人。Leonard da Vinci 對頸部和肩膀的肌肉和肌腱描繪相當詳細。

　　Leonard da Vinci 對文藝復興時期的醫學發展影響很大。他是實際觀測的科學家，參與無數個屍體解剖並創造許多詳細的解剖圖，奠定了比較解剖學巨著的基礎。他在世時，沒有公佈他的解剖圖著作。在 Category Codex Windsor 媒體類別「法典溫莎」共有 65 圖片文件在這個類別中。總結達文西著作內，收集 56 幅解剖圖，這裡錄下三個圖形，做為參考。

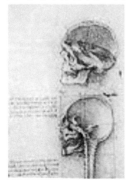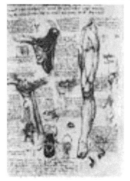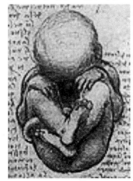

圖：人體骨骼與子宮胎兒

➤ 對梅毒做出論述的 Girolamo Fracastoro(1478-1553 年)

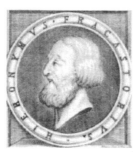

圖：Girolamo Fracastoro（1478-1553 年）

Girolamo 是義大利發現傳染病的醫生和詩人。他首先提出，流行病是透過體外細菌直接或間接接觸後傳播。他提出梅毒疾病之術語。他還發現了梅毒疾病的新療法。他就讀於帕多瓦（Padua）大學，在那裡他與天文學家哥白尼（Nikolaus Kopernikus）一起工作。

Girolamo 在文藝復興時期不只是在醫學、文學、天文學等領域出眾，他同時也是地質學家、地理學家、數學家、和哲學家。他對傳染疾病的發現，被視為現代微生物學的先驅，他的觀點是，某些疾病是由特定細菌的傳播。Girolamo 於 1530 年發表有關梅毒的著名詩句，梅毒疾病的名稱，即是源自這首詩。

他在西元 1546 年發表了三本書，有關傳染、傳染性疾病、和它們的治療之方，極為有名。書裡包括了鼠疫、傷寒、牛傳染病的特徵描述。

➤ 對宇宙整體認知的 Paracelsus（1493-1541 年）

前面曾提到過 Paracelsus。

Paracelsus 在 16 世紀和 Girolamo 都發現疾病也是來自體外的因素，

如細菌所導致，並非是體內的不平衡。

Paracelsus 的原名為 Philippus Theophrastus Aureolus Bombastus von Hohenheim。他約生於西元 1493 年，過世於 1541 年，是中世紀瑞士人，那時歐洲是一個大一統的神聖羅馬帝國。他說德語，也以德文著述他的作品。

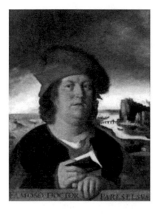

圖：Paracelsus 油畫像

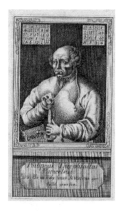

圖：Paracelsus 版畫像

他是一位通才，是醫生、哲學家、神學家、神祕學家和煉冶學家。他在瑞士巴塞爾大學（Universität zu Basel）學醫。1510 年 Paracelsus 在維也納得到醫學文憑。於 1516 年得到博士頭銜。

西元 1527 至 1528 年間，Paracelsus 成為巴塞爾城（Basel）的市區醫生，他也在那裡的大學醫學院教書。他打破當時學者們用拉丁語講授課程的傳統，只用德語授課。因為他認為「Die Wahrheit müsse nur deutsch gelehrt werden」（真理必須用德文來傳授。）他批評當時的醫生和藥劑師，導致醫藥界的人士大肆向他攻擊，甚至威脅到他的生命，他在 1528 年不得不逃亡到 Elsass（德法邊界的地帶）。

　　之後他開始行醫，雲遊歐洲大部分的國家，他的治療功效令人驚奇，成為神醫。大約在這段期間他改名為 Paracelsus。這是比擬羅馬的大哲學家 Celsus，而以此名自居。Celsus 是 2 世紀的羅馬人，反對基督教。Paracelsus 受到當時醫學界的猛烈攻擊，可能因此他以 Celsus 加上 Par 表示跟 Celsus 同等建樹的地位，同時又有被人攻擊的相同命運，而有同病相憐之慨。

　　西元 1529 年 Paracelsus 寫了《醫學治療書》（Paramirum）和《煉金術治療疾病》（Paragranum）書籍，以及一些醫學上的文章，但是沒有發表。

　　西元 1537 年他完成巨著《Astronomia Magna》（或稱 Philosophia Sagax）。此書闡明，人要與自然直接接觸，才能產生活力。

　　Paracelsus 是財政專家兼煉金士。他對煉金下的定義是：「把天然的原料轉變成對人類有益的藥物成品。」他主張一切物質都是活的，並且自然地生長，而人能為實現自己的目的，加速或改造這種天然過程。他採取煉金家的基本觀點，即礦物在地下生長並發展成為更完善的形式，而人在實驗室裡卻能夠以人工方式模仿地下天然發生的東西。Paracelsus 認為疾病可能是由於元素之間的不平衡所引起，正如中醫理論認為疾病是由於體內之間陰陽平衡失調所引起的一樣。Paracelsus 的學說指出平衡的恢復可以用礦物的藥物而不用有機藥物。

比較在《黃帝內經‧素問‧異法方宜論》記載：

　　西方者，金玉之域，沙石之處，天地之所引收也。其民不衣而褐薦，其民華食而脂，故邪不能傷其體，其病生於內，其治宜毒藥，故毒藥者，亦從西方來。

唐代《新修本草》記載了很多新疆產品藥材，如紅花、硇砂等[3]，中醫中也用了不少礦物做為天然的藥物。

Paracelsus 的醫學建樹在於認識自然和神。除了了解事物之外，對於病因和治療一方面要透過實際的體驗，但同時也需具備對宇宙整體的認知才行。他也說：「Denn der Mensch kann nur vom Makrokosmos aus [universalistisch] erfaßt werden, nicht aus sich selbst heraus. Erst das Wissen um dieseÜbereinstimmung vollendet den Arzt.」[4]（因為人只能夠從宇宙的世界宏觀「世界 Makrokosmos 一詞來自希臘文 makros 代表 cosmos 宇宙、全部、世界——das All Welt 大的世界，它的相反詞為 Mikrokosmos 微觀。」）來認識了解，不是從自己本身可以來取得認知。要有對自己和宇宙相應和的知識，才能造就一個完美的醫生。

「Wer jedoch durch stetige Arbeit an sich selbst（innere Umwandlung）der göttlichen Erleuchtung, des göttlichen Feuers teilhaftig würde, der könne die Welt mit anderen Augen, d h im Lichte der Natur（Opus Paramirum）sehen und nur der würde auch zum Arzt taugen.」（凡是在自身按照神明啟發來實踐，能以另一種眼光來看世界這是 im Lichte der Natur 自然的光。只有這樣的人，才能成為一位好的醫生。）

「Es ist verfehlt, in der Medizin sein Wissen vom Hörensagen und Lesen zu schöpfen……Die Naturkraft im Feuer sei auch unser Lehrmeister.」（在醫學領域上只憑聽講和讀書是不夠的……在火中的自然力量，也是我們的老師。）

---

[3] 摘自賈曉光、倪慧。2003 年，頁 48。
[4] Opus Paramirum。

「Das Feuer aber macht sichtbar, was sonst im Dunkel ist. Nach dieser Methode soll die Wissenschaft vorgetragen werden.」[5]（火使黑暗變得能夠看得見，當以這種方法來發展知識才行。）

以上是 Paracelsus 提出自然醫學和一位醫生治療疾病的一特色，人和自然為一整體，要透過自然、體認自然、利用自然的資源、才能知道如何治療疾病。

中醫也強調人與自然的關係。

1541 年 Paracelsus 遷居到 Salzburg（在奧地利），在 1541 年，因不明原因去世。他葬在 Salzburg 的 Sebastiansfriedhof 墓園。

➢ 發現心與肺之間血液小迴圈，被處死的全才醫生 Michael Servetus（1511-1553 年）

在筆者教授瑞士與歐洲文化的課程中，講到瑞士的宗教改革家 Calvin 在為 Michael Servetus 的判決死刑負責時，就講到這是 Calvin 一生中最大的一個污點。Calvin 跟 Servetus 一樣，同樣是宗教改革家，同樣不滿意羅馬天主教廷的教義和作風，而改革宗教；同樣要求宗教的自由，為什麼不能容忍另外一個充滿熱血的宗教改革家 Servetus？

Calvin 的胸襟狹窄使我對他的宗教改革和他對宗教的熱忱起了懷疑；同時使我體會到，一個陷入某種偏激主義信仰的人們，是不能容忍其他人的信仰。是這類人物胸襟狹窄的特性。

Michael Servetus 是西班牙醫學家、神學家、醫生和人文學家。他富

---

[5] Opus Paramirum。

有語言天賦，會拉丁語、希臘語、和希伯來語。

　　他對天文學、氣象學、地理學、法學、聖經、數學、解剖學和藥物學都有深度的研究。他以這些多領域的貢獻而聞名，尤其是其中的藥物學和神學。可以說 Servetus 是一位通才全才的醫生。首次發現肺循環的是阿拉伯人 Ibn al-Nafis（1213-1288 年），這項發現發表在他 1242 年出版的 Commentary on Anatomy in Avicenna's Canon 醫書內。

　　Michael Servetus 在他的《恢復基督教》（Christianismi Restitutio）一書中，清晰地闡明他的觀點：透過萬物去了解上帝，才能真實的認出神性。人們需要明確的去了解上帝透過言語、思想的表達。這兩樣只同時存在於耶穌。

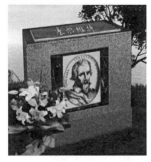

　　Michael Servetus 以多領域的貢獻而聞名，尤其是其中的藥物學和神學。他是歐洲第一位描述肺循環的學者。可惜被 Calvin 因為信仰的理論不同，年紀輕輕即因被視為異端而處死。否則他的貢獻將會更深遠，他受處死，是人類一項大損失。

➢ Ambroise Pare（1510-1590 年）的治療

　　Ambroise Pare（1510-1590 年）是一名外科醫生，曾擔任軍醫，在戰傷處理中，用軟膏代替沸油來處理火器傷，這作法取得很好的療效。他還用結紮法取代燒灼法進行止血，做過異位胎兒倒轉術，創製過假手、假足。

17 世紀歐洲醫學的發展

➢ 發展臨床醫學的 Thomas Sydenham (1624-1689 年)

Sydenham 受到文藝復興的影響，指出與醫生最有直接關係的，既非解剖學之實習，也非生理學之實驗，乃是被疾病所苦的患者。因此醫生要正確探明病人痛苦的本質，也就是應多觀察同樣病患者的情況，然後再研究解剖、生理等知識，解釋出疾病之原因本質和療法。他非常贊同 Hippocrates 的「自然治癒力」的思想。這說明他對人體抗病能力的重視。

➢ 製作體溫計和脈搏計的 Santorio (1561-1636 年)

Santorio 是一位出身自義大利生理學家、物理學家。(圖)。

17 世紀時生理學進步，量度觀念已很普及。Santorio 是最先在醫界使用量度的人，他出生於 1561 年，1636 年病逝於威尼斯，享年 75 歲。

他在 1582 年獲帕多瓦（Padua）大學醫學博士學位，從 1611 年到 1624 年擔任帕多瓦大學教授。他在那裡進行了體溫、呼吸和重量的實驗。

他最先在醫療實踐中使用度量儀器，把定量實驗法引入醫學研究中，為醫學物理學派的早期代表。

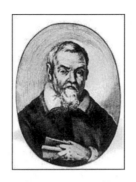

圖：Santorio 像

　　他與伽利略為友。還把伽利略的幾項發明進行了改裝並應用於臨床實踐中。他設計發明了多種醫療儀器，如脈搏計、空氣溫度計、濕度計、浴床、套管針、膀胱結石吸出器等。

　　他所創製的脈搏計，是醫學史上第一台儀器，系統測量脈衝。一世紀後的另一個醫生 de la Croix，使用脈搏計測試心臟功能。

　　他敘述過梅毒、胃潰瘍、膀胱癌等病的症狀，鑑別腸系膜膿腫和腸潰瘍，並修正四體液學說，他以純力學原理解釋動物機體功能。

　　Galenos 稱人能透過體表進行呼吸。為了驗證這一論點，Santorio 設計了一台特殊的類似小屋的椅秤（weighing chair），他可在內進食、工作、睡眠，系統地測量自己體重的波動情況，及大小便的量等。經過為時 30 年的實驗，他得出結論：機體的攝入量，遠比可見的排泄量大，他認為，這是「不顯汗」（insensible perspiration）的出汗造成。他發現「不顯汗」的量，隨溫度等因素的變化而改變，如寒冷或睡眠時減少，酷熱時則增加。這是最早的人體基礎代謝實驗研究。

　　他支持哥白尼的日心說，反對占星術。他的主要著作有：《蓋倫醫術注釋》、《論醫學測量》、《阿維森納醫典注釋》等。

➤ 發現血液迴圈的 W.S.William Harvey（1578-1657 年）

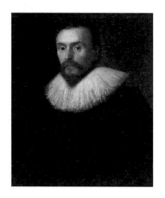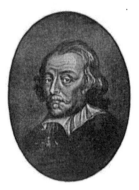

圖：W.S.William Harvey（1578-1657 年）

William Harvey 是一位英國醫生（上圖），他根據實驗，指出血液受心臟推動，沿著動脈血管流向全身各部，再沿著靜脈血管返回心臟，環流不息。

Harvey 是第一位詳細描述全身的血液循環的人。雖然早在 Avicenna 的 Canon（1242 年）書中提到 Ibn al-Nafis 曾講到血液的循環。

更早的古希臘醫學家 Galenos 透過實際觀察，提出人體中有兩種不同功能的血液。他認為血液從右心室通過心臟的中膈流入左心室，但因心房瓣不夠完善，因此有一小部分靜脈血從右心室倒流到靜脈，一小部分動脈血從動脈回到左心室。

西元 1553 年西班牙的 Michael Servetus 確認血液是從右心室流入左心室，不是經過中隔上的孔，而是經過肺臟作「漫長而奇妙的迂迴」。

Harvey 的研究透過一個簡單的數學運算來最先形成血液迴圈的概念。他估計心臟每次跳動的排血量大約是兩盎司，由於心臟每分鐘跳動

72 次，所以用簡單的乘法運算就可以得出結論：每小時大約有 540 磅血液從心臟排入主動脈。但是 540 磅遠遠超過正常人的整個體重，因此 Harvey 認識到等量的血液往復不停地通過心臟。他提出這一假說後，花費了 9 年時間來做實驗和仔細觀察，看出血液迴圈的詳細情況。

Harvey 的理論：

Harvey 吸收前人的研究成果和古典作家論述的精華，完整、精闢地提出血液迴圈的理論：心臟肌肉的收縮，是輸送血液的動力；脈搏的產生，是由於血管充血而擴張；兩心室間沒有什麼看不見的通道。右心室排出的血液，經肺動脈、肺臟、和肺靜脈，進入左心室，再由左心室進入主動脈，再送達肢體各部，然後由體靜脈回到右心室，這就是一次迴圈的完成。

Harvey 還進一步指出，流在動脈血管和靜脈血管中的血液完全一樣；左右心室的作用都是接納和推動血液，只是左心室接納的是帶有新鮮空氣的血液。Harvey 透過實驗說明，心臟每 20 分鐘排出的血液就等於身體內血液的總量；因而血液在流動中不可能完全耗盡，而是在不斷地迴圈流動。Harvey 透過實驗說明了血液的流動方向，指出靜脈血都是向心臟流動，靜脈瓣的作用就在於防止血液倒流。Harvey 證明血液只能以迴圈的方式在體內流動。他證明動脈是將血液從心臟輸出的血管，靜脈是將血液輸回心臟的血管，他說明左右心房和左右心室之間的聯繫途徑，以及它們各自不同的作用。Harvey 從各種角度，利用大量證據證明血液在體內以迴圈方式流動。

Harvey 在西元 1618 年後擔任王室御醫，先後擔任詹姆士一世（1603-

1625 年在位）和查理一世（1625-1649 年在位）國王的御醫。

Harvey 於西元 1628 年發表著作《關於動物心臟與血液運動的解剖研究》（*Exercitatio Anatomica de Motu Cordis et Sanguinis in Animalibus*），1651 年發表《動物的生殖》（De Generatione）等。這些成就對生理學和胚胎學的發展起到很大的作用。在這時期，隨著實驗的興起，許多科學儀器也不斷發展。

➢ 發現毛細血管的 Malpighi（1628-1694 年）

顯微鏡出現於 17 世紀初，這項發明把人們帶到一個新的認識領域。科學家利用顯微鏡取得了一系列重要發現，如義大利的 Malpighi，他以觀察動物的組織，發現了毛細血管。

➢ 17 世紀歐洲醫學領域的三種派別

1. 物理學派

持醫學機械論者，代表為哲學家 Bacon；而數學家 Descartes 是物理學派對醫學見解的代表。西元 1662 年出版的 Descartes 生理學遺著，主張一切疼痛、恐怖等都是機械的反應；他認為人有靈魂，而靈魂存在於松果體中。

2. 化學學派

化學派則以化學原理解釋生理和病理現象。

荷蘭人 Franciscus Sylvius（1614-1672 年）為其代表。他曾致力於鹽

類的研究。他認為身體的三要素就是水銀、鹽和硫磺;「酵素」在生命活動和生理功能上有重要的作用。他承繼 Galenos 學說,認為疾病的發生是酸性和鹼性的平衡失調所致,所以其治療方法也是以平衡兩者的關係為主。這個學派是當時醫學上有勢力的一派,他們在唾液、胰液、和膽汁方面的研究,對生理學有一定的貢獻。他們認為血液是中樞,一切病理過程都由血液產生,對所有疾病都用化學原理解釋和治療。

　　另一位英國的化學派代表,牛津大學的 Thomas Willis（1621-1675年）。他注重臨床觀察。在 1670 年他是歐洲第一位說出糖尿病的尿液是甜的,所以糖尿病也曾稱 Willis 威利斯氏病。他在 1671 記述過現在所稱的重症肌無力,他還描述並命名產褥熱和大腦基底動脈環。

3.　活力學派

　　活力派認為生命現象不受物理或化學支配,生命現象是由生命特有的生命力來推動維持,這種生命力亦即活力（anima）。這個學派的代表人物是德國的物理和化學家斯塔爾 G.E.Stahl（1660-1734年）,他認為疾病發生的原因在於生命力的減少,而生命力的消失就是死亡。此派到 18世紀更為盛行。這一派很接近印度的瑜珈和中國的自然醫學中「氣」的概念。

　　這三個學派雖然開始於 17 世紀,但對後世影響很大,直到 20、21世紀在各種學派中還能找到它們的蹤跡。

18、19 世紀的歐洲醫學發展

歷史概觀：

18 世紀，先後發生了美國獨立、法國大革命及 18、19 世紀的工業革命，歐洲由英國領先改革，繼之法、德、俄以及美國等國都有很大部分商品漸由機器生產代替手工生產，這就是產業革命。

1784 年瓦特改良蒸汽機，它應用在紡織工業，也應用於各種工礦業。航海漸行發達，歐洲對外的交通往來獲得改善，中產階級與資本家也日益興起。這時正逢人口遽增時期，商品需要的衝擊，刺激了工業成品的製作速度和產業品質的改良；歐洲向外擴張市場，發展世界貿易，同時也促進了自然科學和醫學的發展。

在醫學方面的發展：

病理解剖學的建立

義大利病理解剖學家 G.B. Morgagni（1682-1771 年）。他於 1761 年發表《論疾病的位置和原因》一書，描述在疾病影響下器官的變化，他認為疾病是局部損傷，每一種疾病都有它在某個器官內的相應病變部位。此後「病灶」一詞才開始被用來解釋症狀。

臨床教學：

17 世紀以前，歐洲不重視臨床教育。17 世紀中葉荷蘭萊頓大學不受宗教派別的限制，開始實行臨床教學。到 18 世紀，萊頓大學在醫院中設立教學病床。Hermann Boerhaave（1668-1738 年）是當時世界有名的臨床醫學家，他在進行病理解剖之前，先對學生講解臨床的症候以及與病理變化有關的知識，他是舉辦臨床病理討論會（C．P．C．）的先驅。

診斷學：

1.　叩診的發明

　　18 世紀後半期，奧地利醫生 J.L. Joseph Leopold Auenbrugger（1722-1809 年）發明叩診。他父親是酒店老闆，常用手指敲擊大酒桶，根據聲音猜測桶內的酒量。後來，Auenbrugger 用這個方法叩擊人的胸腔，以尋找「病灶」。經過大量觀察的經驗，屍體解剖的追蹤，他創立了應用至今的叩診法。到 19 世紀初，法國醫生 Jean Nicolas CorvisartJ.N.（1755-1821 年）經過 20 年研究後推廣叩診，促進叩診法在臨床上的應用。

2.　診斷的新儀器─各種體腔鏡的發明和應用

　　19 世紀臨床診斷上開始應用一些輔助器，如血壓測量、體溫測量、體腔鏡檢查，此外也運用了新式照明裝置和光學器具。

　　德國 Hermann von Helmholtz（1821-1894 年）發明了檢眼鏡；繼之喉鏡、膀胱鏡、食管鏡、胃鏡、支氣管鏡等先後發明，便利了臨床內科的診斷和治療。

新的臨床化學分析檢驗治療方法：

在醫學上利用了化學分析檢驗的方法來檢查血液。19 世紀末到 20世紀初，醫生的診斷方法由於微生物學和免疫學的成就，變得更加豐富。

19 世紀，自然科學和科學技術有很大的進步。物理學、化學、光學、電學都有所進步，電熱器、電氣治療的方法亦相繼出現。生物學方面，有細胞學說、進化論、和遺傳定律。

19 世紀歐洲醫學的進步
——細菌學的時代：細胞病理學

> ## ➤ 細菌學之父 Louis Pasteur（1822-1895 年）

Louis Pasteur（1822-1895 年），為法國微生物學家、化學家。（請見下圖）。西元 1822 生於法國 Dole，1895 年卒於巴黎。他在 University of Strasbourg 當教授，跟校長的女兒 Marie Laurent 於 1849 年結婚。生有 5 個小孩，三個死於 typhoid（傷寒），使他非常痛心，激發他去研究治癒各種疾病的方法，如傷寒。Pasteur 還研究雞的霍亂、牛羊炭疽病。

他不相信從無生命的物質當中能產生有生命的微生物。他堅決反對「自生說」。透過大量富有成效的實驗，Pasteur 證明肉湯內的細菌增長不是自然生成。他也有效地摧毀、否定生物能從無生命的物質中產生出來的「生物自然發生學說」，即「自生說」理論。

他也提出了預防接種措施，認為傳染病的微生物在特殊的培養之下，可以減輕毒力，變成防病的疫苗。Pasteur 於 1881 年著手研究狂犬病。1885 年以減毒的方式（ the method for attenuatio of virulent microorganisms），即用減弱微生物毒力的方法，首先進行疫苗的研究，研製出減毒狂犬病疫苗，同年 7 月 6 日治療一位受狂犬咬傷的 9 歲兒童 Joseph Meister，進而創立了經典免疫學。

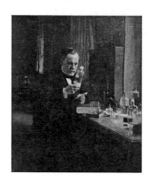

圖：細菌學之父 Louis Pasteur（1822-1895 年）

Pasteur 研究發酵的作用，他研究了微生物，證明發酵及傳染病都是微生物引起的。與他同時的德國 R. Koch 發現霍亂弧菌、結核桿菌及炭疽桿菌。

在 Pasteur 研究所工作的俄國人梅契尼科夫（Илья Ильич Мечников，1845-1916 年）有系統地闡述了吞噬現象及某些傳染病的免疫現象；1880 年發表微生物間的對抗和它們的變異的論述；20 世紀初，又發現乳酸菌與病原菌在人類腸道中相互拮抗，並用乳酸菌製劑來治療某些腸病。證實傳染病都是因微生物在生物體內的發展而引起。Pasteur 對免疫學做出很大貢獻。

1848 年 Pasteur 研究酒石酸的光性，發現酒石酸有右旋和左旋現象及內消旋體和外消旋體，酒石酸具有兩個相互對稱的手性碳。手性碳原子為同一個碳原子上連接 4 個不同的原子（或原子團），即有四個不同基團的碳原子形象，稱為手性碳原子。如：葡萄糖、果糖、乳酸等。手性碳原子存在於許多有機化合物中特別是和生命現象有關的有機化合物中。具有三種旋光異構體：右旋酒石酸、左旋酒石酸、內消旋酒石酸；其中右旋體最為常見。外消旋酒石酸在工業上是透過雙氧水與馬來酸酐作用後水解製得，南非是主要的生產國。

　　這一發現對結構化學的發展具有重要影響。之後 Pasteur 提出了分子不對稱性理論，開創了立體化學研究的途徑。他發現生物體對這兩種不對稱性的晶體具有明顯的選擇性。

　　Pasteur 證實發酵作用都是經由微生物引起，他創立了「Pasteur 消毒法」（利用攝氏 60~65 度做短時間加熱處理，殺死有害微生物的一種消毒法）並應用在各種食物和飲料上。這種消毒法，至今仍然廣為應用。

　　1868 年 Pasteur 首次中風，1887 年再次中風。1895 年卒於巴黎，享年 72 歲。

　　由於他對細菌學的領域貢獻極大，因而被譽為細菌學之父。

20世紀的醫學方向

20 世紀的醫學成為全球相互影響的醫學，並且西醫和傳統醫學分支。

➤ 古典歐洲醫學後來分門別類成為分支的西醫

古典歐洲醫學，特別在文藝復興和其後的醫學，透過不斷的發明，發現，對醫學進步有很大的增進，對自然醫學也有不少的啟發和貢獻。

由此也看出歐洲所發展出的化學藥品、醫學的分類，越分越細；開刀手術的進步頻繁，使得西醫與自然醫學開始有了明顯的區分。西醫逐漸注重手術，合成藥物，忽略人體的身心整體。

合成藥品是特效藥物，固然有時對治病有立竿見影的效果。但是往往容易忽略人體的器官功能上，七情六慾所造成的疾病。另外，化學藥物長期服用後，時常會引起副作用。

只是單一方面的手術開刀，並不能增強免疫系統的功能，就不能解決疾病的癥結。於是西醫逐漸發展出跟自然醫學和中國傳統醫學完全不同的醫學理論。

西醫採分科治療；自然醫學和中國醫學為整體論，認為內外，身心靈都互相關連，不能分離。中醫認為疾病與整個身體的元氣有密切關係。如此一來，西醫與自然醫學的這兩種治療出發點有了分歧，各有所長。對慢性病，器官功能性疾病的治療，一般認為自然醫學要強於西醫。

➤ 微觀與宏觀的雙向發展

20 世紀醫學的特點是微觀發展，如分子生物學；同時又向宏觀發展。在宏觀發展方面，又可分為兩種：一是人們認識到人本身是一個整體；二是以人與自然環境和社會環境密切相互作用的整體來研究。

20 世紀醫學發展，是自然科學的進步。各學科專業間交叉融合，這形成了現代醫學的特點之一。現代醫學是西醫和自然醫學並進，互相相輔相成。

分門別類的醫學

藥物生物學的診斷與新發明

20 世紀以來，化學治療和抗生素的發明，增高某些疾病的即時療效。

➤ 德國 Paul Ehrlich（1854-1915 年）發現 606 化合物具有抗梅毒活性

1908 年德國 Paul Ehrlich 為現代化學療法奠基者，他認為梅毒是一種古老的性傳播疾病，人類在同梅毒作鬥爭的過程中積累了許多經驗，發現 606 能治療梅毒。606（六零六）是一種含砷的抗梅毒藥，此發現要歸功於 Paul Ehrlich 和他的同事，經過長期試驗研究，1908 年在 Paul Ehrlich 實驗室對幾百個新合成的有機砷化合物進行了篩選，最後確定第 606 個化合物具有抗梅毒活性，對治療梅毒和其他螺旋體病具有特效而比較安全。日本秦佐八郎（1873-1938 年）則發現 606 能治療螺旋體疾病，開創化學療法的先聲。

1935 年 Gerhard Domagk（1895-1964 年）研製出磺胺藥，能治多種細菌所致疾病，他在 1939 年得到諾貝爾獎。

➤ 青黴素有殺菌能力

1928 年英國的 Sir Alexander Fleming（1881-1955 年），蘇格蘭生物化學家，發現青黴素有殺菌能力。

1941 年，Howard Walter Florey，Baron Florey（1898 年-1968 年）和

Earnest Chain（1906-1979 年）將青黴素（盤尼西林）應用於臨床。

牛津大學病理學系主任的 Henry Harris 曾說過：「沒有 Fleming，不會有 Chain 及 Florey；沒有 Chain，不會有 Florey；沒有 Florey，不會有 Norman Heatley（1911-2004 年）；沒有 Heatley，就不會有盤尼西林。」

鏈黴素能治療結核病。1944 年美國 Selman Abraham Waksman（1888-1973 年）發現鏈黴素能治療結核病。其後新抗生素相繼出現，這些特效療法是治療史上劃時代的進步。

胰島素提取成功。1922 年 F.G. Frederik Grant Banting（1891-1941 年）提取胰島素成功，可用以治療糖尿病。

治療方法也有明顯進步，如聯合化學治療的應用從對白血病的治療到對其他某些腫瘤治療的發展，免疫療法等，這些藥物和療法使得一些慢性病、難治之症改變了預後。

➢ 診斷技術的發展

1895 年發現了 X 射線的 W.C.Roentgen（1845-1923 年），在 1895 年發現了 X 射線，成為臨床醫學的重要發現。X 射線造影使得 Roentgen 在 1901 年得到諾貝爾獎。在德國稱 X 光為 Roentgen，即是以他為名。

心電圖（1903 年）、梅毒血清反應（1906 年）、腦血管造影（1911年）、心臟導管術（1929 年）和腦電圖（1929 年）也都一一出現。50 年代初超聲波技術應用於醫學，60 年代日本採用光導纖維製成胃鏡，現在臨床應用多種纖維光學內窺鏡。70 年代後，電子電腦 X 射線斷層成像（CT）以及磁共振成像技術應用後，能發現微小的病灶。

1968 年發現測定羊水中酶活性的方法，可用以診斷先天性代謝缺陷。70 年代可測定羊水中甲胎蛋白，以診斷胎兒畸形，產前診斷達到新水準。

➤ 內分泌學

1901 年專家分離出腎上腺素與胰液素，認識到體液調節的功能，也相繼能夠對甲狀腺素、胰島素、各種性激素等做分離提純，40 年代又提取出腎上腺皮質激素，50 到 60 年代分離出促甲狀腺素釋放激素。促甲狀腺激素釋放激素，簡稱甲促素釋素（thyrotropin-releasing hormone，簡稱 TRH），是下丘腦合成及分泌的一種下丘腦激素，它可以促進垂體促甲狀腺激素的合成與分泌；促進甲狀腺激素釋放激素的合成及分泌又是受血液中甲狀腺激素的調節。

甲狀腺機能低下患者常有高脂血症，血脂增高程度，與血清促甲狀腺激素濃度呈正相關。因此，飲食中應控制脂肪的攝入。

➤ 營養學

20 世紀後，營養學得到相當大的發展。專家開始重視蛋白質在營養上的重要性。維生素接連著被發現，如維生素 A、維生素 B1、維生素 B2、維生素 B6、維生素 C、維生素 D、維生素 E、維生素 K 等。

20 世紀後半葉鋅、銅、錳、鈷、鉬、碘等微量元素的重要作用也開始受到重視。

➤ 分子生物學

分子生物學是透過研究生物大分子之蛋白質、酶、核酸等的結構及其相互作用來認識生命現象的本質。其影響力已漸滲透到生物學和醫學各個領域，繼而產生一些新興學科，如分子遺傳學、分子細胞學、分子藥理學、分子病理學、分子免疫學等。這對醫學的發展起到推動作用。

➤ 醫學遺傳學

透過家系調查，人們已得知許多遺傳病的遺傳方式，但只有在分子生物學興起後，人們才逐漸能夠在基因層次上探討遺傳病的發病機理。許多疾病是由於基因缺陷導致功能蛋白(如血紅蛋白及各種酶)的缺陷，最後產生各種相應的症狀（如貧血及各種代謝障礙）。目前已能利用分子遺傳學的技巧在產前診斷胎兒是否患有遺傳病。分子遺傳學家尚在研究將正常基因引入遺傳病患者的可能性及途徑。

➤ 免疫學

20 世紀後，一系列的預防疫苗相繼研製成功，對控制許多傳染病效果顯著。

20 世紀初便已發現人體內有抗自身組織的抗體。人們逐漸認識到，免疫的作用不限於抗感染，它能識別「己」與「非己」從而維持機體穩定性。

其實早在 2 千年前，歐洲和中國的自然醫學就對人體的免疫力有所認識，並強調治療在激發人體的免疫力，在增進人體的自癒力功能。

➤ 手術學科的發展

20 世紀初，Karl Landsteiner（1868-1943 年），發現血型，透過配血，得以安全進行輸血。

40 年代肌肉鬆弛藥應用於臨床，其後抗菌藥應用於外科。此後外科領域內各專業相繼獨立。如腦外科、心血管外科、矯形外科、消化外科及整形外科等等。

外科手術，麻醉很重要，有全身麻醉，局部麻醉法。而中國發展出了針灸麻醉。更是外科手術的新方法。

筆者曾在德國慕尼黑 1984 年舉辦的「中國醫學週」，特地邀請北京第一醫院針麻專家楊教授到德國講學交流。

➤ 器官移植和人造器官

1905 年首先由 Eduard Zirm 於 Olomouc Eye Clinic（眼科醫院），在現在的捷克共和國成功完成角膜移植。

1913 年 Alexis Carrel（1873-1944 年），法國外科醫生、生物學家與優生學家。提出取下器官、培養、移植的觀點。

1933 年異體角膜移植成功。

1954 年第一次成功的腎移植由 J. Hartwell Harrison 和 Joseph Murray 在美國波士頓完成。

骨髓移植也取得很大成就；牙科醫師也正試驗將兒童的牙齒胚粒移植到成人牙床內促使萌生新牙。

波士頓人工角膜是最廣泛使用的最新人造角膜，2008 年全球超過 900 個應用案例。

1966 年首次成功移植胰腺；由 Richard Lillehei and William Kelly 於美國明尼蘇達州完成。

1967 年首先由 Thomas Starzl 博士在美國丹佛成功完成肝移植。1967 年心臟移植手術成功，由 Christian Barnard（巴納德 Cape Town, South Africa）首先完成。

Bruce Reitz 於 1981 年在美國史丹福大學完成第一次成功的心臟／肺移植。

Joel Cooper 於 1983 年首次在加拿大多倫多完成肺葉移植手術。

1984 年 Thomas Starzl 和 Henry T. Bahnson 博士首次成功完成雙器官移植。患者是一位 6 歲女孩 Stormie Jones（1977-1990 年），她在 1984 年接受移植，1990 年逝世於美國匹茲堡。

1986 年，Joel Cooper 於加拿大多倫首度成功地將雙肺移植。

1998 年，法國首次成功完成手部移植；2005 年第一次成功完成部分換臉。

2006 年，Eric M. Genden 於西奈山醫院，美國紐約成功完成第一個下頜移植，他結合了病人的骨髓與捐助者的下巴。

Edgar Biemer, Christoph Höhnke and Manfred Stangl, 2008 年第一次成功的雙手臂移植手術（Technical University of Munich, Germany）。

2008 年從移植的卵巢中誕生出第一個嬰兒。

2008 年，Paolo Macchiarini 在西班牙巴塞隆納（Barcelona, Spain），用患者自身的幹細胞實行第一次氣管移植。

2008 年，Maria Siemionow 在美國克利夫蘭（Cleveland, U.S.A.）首次成功移植患者臉部（面積約 80%，包括腭、鼻子、臉頰、和眼瞼）。

2010 年 7 月 26 日，手術醫生 Dr Joan Pere Barret 和其團隊在西班牙巴塞隆納的瓦爾德希伯倫醫院（Hospital Universitari「Universitari Vall d'Hebron」on July 26，2010 in Barcelona, Spain）執行第一次完整的臉部移植。

2011 年首度雙下肢移植，由 Dr Cavadas 和團隊，在西班牙瓦倫西亞的醫院（Valencia's Hospital La Fe, Spain）執行。以上這些器官移植，是 20-21 世紀醫學上的大進展。這是西醫的特殊之處。

中西醫合作
──中西方認同的身心一體

心理和身體的關連─身心一體的醫學

20 世紀初德國的 Emil Kraepelin（1856-1926 年）曾用著作和講演等方式介紹精神病的分類方法，並闡明早發性癡呆等的意義，是最早將精神病建立在科學基礎上的人之一。

中西醫合作──中西方認同的身心一體

➤ 首創「精神分析」學說的 S. Freud

維也納的 S. Freud（1856-1939 年）創設「精神分析」學說，在精神病理學上，開啟了一個新的世紀，那是精神分析方法，研究人們的心理疾病。

佛洛依德重視探索人的動機和行為的根源，從而彌補傳統心理學的不足，改變心理學研究的趨向。有以下特色：

1. 人格理論

精神分析的人格系統，是基於本能或內驅力，以 Libido 形式表現出來。Libido 即性衝動，也是一種生存和創造的本能。兩種表現：生存本能，毀滅本能。

推動和創造力為生存本能的表現。自我毀滅，向外進行攻擊和破壞，為毀滅本能的表現。

2. 人格結構：

原我、自我、超我

此三者的關係如下圖：

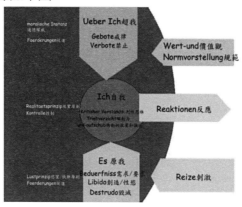

圖：人格結構圖

3. 《夢的解析》

Freud 認為精神作用會影響潛在意識，他的《夢的解析》指出夢是潛意識通往意識的通道，利用夢境的解析，可以協助找到病因，治療病患的心理和身體疾病。

➢ 「精神分析」一詞

所謂分析，是指治療者把病人受到壓抑的心理元素召回到意識中來，然後剖析這些心理元素。病人的症狀和病理表現就像眾多的複合物，其組成元素是各種動機和本能衝動。病人對此是一無所知的。透過對夢的分析，可獲得其實質成分，從而使其進入意識。在意識中，醫師協助之下，病者能恢復調節判斷的能力，能調節適應本身所處的環境，控制自己的行為，使認知失調等所引起的疾病，得以逐漸恢復，應用這種方式，能治癒心靈身體的疾病。

精神分析學派重視內心衝突和早期經驗的作用，這對後來許多心理治療技術產生重要影響。精神分析學派對於家庭關係、社會文化差異、過分的競爭和壓力等問題的觀點，受到當前教育、醫學、社會學、和心理學界的普遍重視。

➢ Dr. Edward Bach（1886-1936 年）

巴哈療法的創立人，Dr. Edward Bach 的格言是：「治療個人而不是疾病。」

這是他認為人類受偏激的個性，不穩定情緒負面的影響，才是疾病產生的主要原因。透過花藥的能量頻率，能夠治療整個人的心靈狀態，使其情緒中的負面能量場轉化為正面。

巴哈將心理的不平衡情況分成七組：

- 沮喪與絕望
- 害怕、畏懼
- 對現實不感興趣
- 寂寞
- 過於關心
- 過於敏感
- 疑惑、不確實

致病的因子

　　Dr. Edward Bach 巴哈醫生確信生病的病原是取決於一個人的精神和情緒。在疾病爆發前，體內早就存在了致病的因子。病人想要真正的治癒疾病，只有自己下工夫，克服自己內心不好的個性。

　　歐洲發展出 Bach 醫生，專門以花精的振動頻率，治療心理的偏激不平衡，藉以治療身體的疾病。S. Freud 以精神分析，透過夢境，找出被打入潛意識的致病因素，回復成意識領域，透過言談，治療疾病。21世紀，2020 在世界大流行的新冠性病毒 Covid-19，使西醫一時沒有預防針，新抗生素，新藥物來對抗此病毒，治癒受到此病毒感染的新冠性病毒患者的疾病。認出只有回到病人自身的免疫系統才能對抗此病毒的攻擊，傳統醫學和西醫共同合作，成為現代醫學的大會合，這些都可從宏觀和微觀世界的視野來解說和治療。

　　現代科學技術，不是只研究一個事物，一個現象，而是研究事物、現象變化的發展過程，研究事物相互之間的關係，而成為嚴密綜合的體系。

　　S. Freud 和巴哈醫生，都是來自西醫的醫生，他們以西醫的學識為基礎，轉入宏觀的自然醫學。S. Freud 創設「精神分析」學說，在精神病理學上，開啟了一個新的世紀，那是精神分析方法，研究人們的心理疾病。

　　這兩位醫生，進入自然醫學的領域，對心理，精神，靈性的自然醫學有很大的影響和建樹。

➤ Siegmund Freud 心理學、印度瑜珈和中國醫學

Siegmund Freud 開啓了精神分析之門後，對近世影響很大。我對他的大部分理論都很贊同，他對心理防衛機制的分析很明確透徹。他的理論「否認」「反應結構」「轉移」「壓抑」「投射」等等防衛的機制，説明出心理的一些層面，說的很透徹。正統心理學派通常反對 Siegmund Freud，言其不夠科學。他喜歡引證希臘神話，來説明裏面的心理層面，如他提出的專有名詞，戀母情結。我也提出 Medea 綜合症一詞，來解釋社會上的一些現象。它是容易流於被攻擊，不屬於科學實踐的理論，缺少數據的證明。而人的心理是太複雜，太奧妙了，它對人的行爲和疾病的影響極大。德國的納粹在德國戰敗前幾天，有三十萬人納粹連同家人自殺身死。這些現象如何以理智來解釋？人類的心靈太複雜了，至今還沒有一種哲學，心理學，醫學，社會學能夠完全解釋出來。衹有透過文學來稍微表明某一種心理層次，以文學形式來表現一個人心理現象，如何在言行中呈現出來。伊索寓言，以簡單的故事，就説明人類的某種心理，如狼與羊，酸葡萄。希臘神話內，每一個神話都説出人類的某種心態。這是文學創作的特異性，自由性。這也是我傾向于文學多於，大於學者的治學理論。7.12.18

而瑜珈自古以來就在闡揚心、身、靈，如何透過瑜珈達到身心靈的結合。這是非常重要的一節，因此在我編輯的瑜珈書中，一再提到印度的哲學和醫學，同時也提出中國醫學的臟象學説治療心、身疾病來做比較。4.2.19

第五章

超自然現象／神秘學

前 言

➢ 有超自然現象？

對於許多民間信仰，童乩等難以解釋的現象，一方面很令人驚奇好奇，另外一方面，希望能夠認識解釋，研究出不可思議的精神現象，意識，下意識，催眠的力量，宗教信仰的神力。天主教信仰的聖人，一定要有治癒病人的例子，才能升為聖人。佛教相信前世，投胎。佛教哲學認為意識靈魂本體是不死的，只是不斷累世轉化或進化。

精神醫學與心理學的理論模式，無法解釋多靈附身 spiritual possessing。

我在通識中心授課時，放映通靈的歐洲影片。在德國我的一些病人，也不時跟我談到他們去請教通靈的人，來解釋他們的病因和治療方法。有些說，他們受到算命先生的指示，才來到我的診所診病。

對於這些病人，即使他們的病治好了，我只是說：這是傳統自然醫學／中醫的功勞，不是我的特殊本領。

靈附與乩童，黑澤明在他的電影引用。

我在檳榔嶼和北港看過這種現象，即使瑜伽特異功能的表演，以內呼吸來達到在沒有氧氣的地方生存一段時間，都是難以解釋。並無創傷後遺症／創傷後壓力症候群（Post-traumatic stress disorder），因此無法用精神醫學 DID 的理論模式來直接套用。

226

有關靈療當下更無暗示（suggestion）、催眠（hypnosis）與引入恍惚（trance）的情事，所以更非精神醫學心理介入治療中所謂之「治療師誘發之身份解離（therapist-induced DID）。

我也給病人／朋友以催眠來治病，或引導他們回憶起遺忘的事。催眠是有喚醒他們毫無記憶的事。三十多年前我們住在慕尼黑 Brienner 街42 號時，那裡牆上有一個保險櫃，外面由一個小門的鑰匙鎖上。在我們住在那時，S 曾經打開用過，之後不知把那個牆上保險箱的鑰匙放到哪裡。當我們要搬家時，得要將鑰匙歸還給房東，我就給他催眠，他醒後起身第一件事，就是在衣櫥中，翻出他的皮夾克，在它的口袋中，取出那把保險小門的鑰匙。這件事，令他非常的驚異。

我的姨媽夢中會有先見之明。這點使開明，反對迷信的母親，無從解釋。

生命的意識訊（consciousness information），在過去、現在、未來三時中似乎是永遠存在的。

是的，我們對自然界的神奇，膜拜，對人世間難以解釋的特異功能，真是希望這種超自然現象能有明確解析分析的說明。可是它一直存在在恍恍惚惚之中，難以透視它的內底真相。

我不相信科學唯物論（scientific materialism）。我認為宇宙中有很多神秘的情況，無以解釋，至少目前還沒有得到滿意的解釋。4.4.2020

➢ 文化人性的進化

這一陣子我在寫原始點的自然醫學，遇到一些難以解釋的宇宙能量，星球運行，它們對人類生活環境，心靈和身體的健康發生影響。

遇到人類有文明，文字，歷史，曆法，醫學治療疾病的記載，不時遇到占星術，神秘學。

看到恆星的無數，宇宙的無邊無際，不禁想到這些現象和運行的星球，地球上的生物，不可能沒有一種中文稱為"道"，西方命名為創造宇宙神的精神體的造化。

尤其所有地球上的生物，變來變去，只有人，有創造文明文化進步的天賦本能，能夠對宇宙探索，認知，對道，對神產生感激和敬仰。

動物雖然也有感情，有他們傳遞的方法，但是他們都按照給予的本能本性行動，沒有智慧理性的認知，沒有良知良能的道德規範，沒有語言文字的一代接一的繼續累積發揮前人智慧的巨人，可以騎在他們的身上。

按照邏輯判斷，人類的求知慾望，人類的創造文化，發明語言文字，傳遞思想，是一種天賦的可能性，所以世界上，不同的種族民族，有他們自己創造的語言文字，但是他們來自同源，所以能夠不同種族通婚，產生下代。並不是所有動物能夠雜交，狗有相同的祖先，能夠互相雜交，產生不同狗的種類。但是貓和野貓，不能夠交配，不同的鳥也不能夠交配，斑馬和其他的馬，也不能夠交配。

地球上的萬萬千千生物各有它的生生滅滅，生存方式，相輔相成，構成了地球生物的大雜燴。這不可能全是憑著偶然。

人類的科學文明達到很高的程度，測量宇宙的星球，它們的年代，能夠應用地球上的資源，改造生活，發展醫學，認識人體的各種功能，可是對於生命的生生不息的"生"在一個人的有限生命中，死亡後，卻是不能夠再給生命，喚回生命。人類和所有的生物，都有一定的限度，只靠生育，繁殖培養下代，才能夠生生不息。

微小的細菌，病菌，卻能自身分裂繁榮，或寄生在別的生物細胞中繁殖。這是我們對於某些病毒，沒有預防的藥物，它們會有新的變種。人類只有藉著人體的免疫系統來抵抗。

任何的星球，即使恆星也有滅亡的一天。

人類在地球出現的時期相形之下是很短。也許當地球，太陽恆星滅亡的時候，人類的科學達到了某種程度，可以遷移到別的能夠生存的星球上生存。也許那時人類的文化心靈進化到高程度，只有有靈性的人，能夠遷徙到別的"太陽系"的星球上生存。若是人類沒有在這段期間，發展到這個地步，或是人性靈性沒有達到那種世界大同，那麼只有可能，有這種靈性的人，透過靈的心靈，精神心靈達到那個永生的所謂天堂的境界，也是所謂的永生靈性的天堂世界，而其他的人就葬生在毀滅的地球上。

當然，這只是一種猜測和幻想。14.2.2020

➤ 現實與超自然現象

超自然現象是受到很多科學家反對，因為它沒有足夠的科學研究人員，按照科學的方法證實它真正的存在。

就跟算命，宗教，都不是科學，感情感官，愛恨都不是用理論可以講得清楚，未來有太多的未知數，我們一般人都想知道，可是無從知道起，這些領域，正是引起一般人的興趣，好奇，可是正是如此，正是它的重要性和奧秘所在。自然醫學的身心靈的靈的領域，令不少人反對，認為這是虛無縹緲，匪夷所思，就跟夢一樣，不是實在，不能夠證明它的真實性，不能夠證明它的作用，存在性，然而這些奧妙的宇宙，宇宙現象，宇宙的生死奧妙來源究竟如何，引起不少人的好奇，探討研究，而產生日曆月曆，星象學，物理，算數，化學等的科學研究。

這是一種好奇，一種信仰，一種相信，一種不少人的傾向要去探索，它的究竟，還沒有完整的答案，但是它影響我們的思維生活，語言文化，每一個國家民族都有它的神，鬼，妖魔鬼怪，夢，良知良能，宗教的聖經經典，奉為圭臬的文字記載經典，宗教用語，文學藝術。這正是這種精神和靈性的真實性，絕對不容忽視。這是不同人種，不同語言的人，能夠互相溝通。這些種種精神，靈的方面，影響我們的身體健康，疾病，以及治療的方法。因而凡是古代的傳統醫學，都有驅魔的方法，使病人恢復健康，這就是我所在意和注重這些神秘學的原因，因而闢出一章來講。到底有沒有超自然，神秘現象？至今仍然在醫學，物理，自然醫學，宗教學，哲學等的領域中討論爭執，它可能還會繼續，難以得到一個定論。

本章不討論它是否存在，是否偽科學，而是敘述它在古今中外人類治療疾病中，都或多或少，參與的治療疾病的方法。

本章所及，是對這些領域，不同名詞的解釋；談及它治病的歷史淵源，舉出一些特異治病功能人物，列舉一些個人所遇到經歷，難以解釋的事情。30.7.2020

神秘學的名詞

➤ 神秘學指的是什麼？

在德國，自然醫學的醫生，時常會跟神秘學連上關係，因為自然醫學是心身靈的醫學。

我的同事和學生，常常提到 Mysticism，不少相信神秘的力量。

有一段時期，三角形如一個金字塔形，有人說，在它下面的針具，就有奇異的力量，針具不用消毒，病人也不會受到感染。

那時有這麼一個笑話，有人問一位物理老師，相不相信這種金字塔蓋子籠罩下的神力，老師回答：當然不相信，不過不管相信或不相信，它都很靈驗。

但是我告訴學生，針具千萬要消毒，這不是屬於神秘的範圍。要是病人受到感染，這是醫生失責，不但要吊銷執照，還會坐牢吃官司。那時在 1980 年，還不著興用一次就丟的針具，而且一次用了丟的針具，質料不大好，因此我寧可多費神來消毒，杜絕傳染。

那時常聽到的，還有 Occultism，神秘主義 Spiritualism，Esotericism，它們跟 Mysticism 都大同小異。

➤ Occultism，神秘主義

Occultism，神秘主義一字，是比較正統的對神秘學的稱呼，而 Occultism（神秘主義、秘術主義）是對不可視、隱藏的力量和如何掌握他們的「知識」而言。Occult，本意是「隱藏」。神秘學（來自拉丁語「隱」，「隱密」，「秘密」）是各種現象，實踐和意識形態體系的模糊統稱，隱匿可以是深奧的，超自然的，神秘的或超明智的。

在法國有時 Occult 就等於 magic。

神秘學（Occultism，Mysticism），指有關神秘力量的學問和研究「秘密知識」或是「隱瞞起來的知識」學問。有時解釋為「研究超自然的學科」。包括特異功能、神秘現象、魔法、瑜伽及其它各種超自然現象等範疇。

在狹義的，主要是科學的意義上，此術語用於 19 世紀末和 20 世紀初的某些神秘的潮流。「神秘科學」的概念在 16 世紀發展起來。

此術語通常包含三種實踐-占星術，煉金術和自然魔術-儘管有時也包括各種形式的占卜術，而不是將其歸入自然魔術。將它們歸為一類，是因為根據荷蘭的密封主義學者 Wouter Hanegraaff 所說，"其中每個人都在很大程度上依賴於對神秘品質，美德或信仰的理論框架下對自然和自然過程進行系統的研究。儘管這些不同的神秘學之間存在重疊的領域，但它們是分開的，並且在某些情況下，其中一個的從業者會認為另一個是不合法的而拒絕。

在啟蒙時代，"神秘"一詞越來越被視為與"科學"概念本質上不相容。從那時起，使用"超自然科學"一詞意味著對主流科學的有意識的爭論。

20 世紀中葉以來，西醫和自然醫學互相引起敵對的現象，也受到此影響。

➢ 神秘品質

神秘品質是沒有已知的理性解釋的特性。例如，在中世紀，磁性被認為是一種隱匿性。以太是另一個這樣的元素。牛頓的同時代人嚴厲批評他的理論，即重力是通過"遠距離行動"來實現的，這是神秘的。

現代的能量學說，導源於牛頓。

神秘學也跟最新的量子科學，第四空間，第五空間沾上邊。如靈療，天眼，預測能力都超越時空性。

古老的每種傳統醫學，整體醫學，都帶有一些神秘的成分在內。

因為每個人都有心身靈三個部分，它們跟人們得病，治癒，都相關。

其實以病人為出發點，不管是哪種治療法，只要能夠改善病人疾病情況，治癒病人，都可以引用、應用來治療，這正是醫生的責任，治療疾病，改善病人心身的苦痛，若可能並治癒疾病。1.6.2020

➢ 超心理學 parapsychology

超心理學是對心理現象如超感，預知，千里眼，精神運動，心靈運動，心理測驗和其他超自然現象的研究，包括與近乎死亡的經驗，共時性，精神經驗等有關的研究。絕大多數主流科學家將其視為偽科學，部分原因是，除了缺乏可複製的經驗證據之外，超心理學的主張無法成立。超心理學的研究主要由幾個國家的私人機構進行，並通過私人捐贈提供資金，而且該學科幾乎從未出現在主流科學期刊上。關於超心理學的大多數論文都在少數私人期刊上發表。儘管經過了一個多世紀的研究，超心理學未能提供令人信服的證據證明任何心理現象的存在，但超心理學仍在繼續研究。

超心理學歷史來源

源於 para 意味著在「在……旁邊，沿著」和 psychology（心理學）一詞。德國的心理學家 Max Dessoir 於 1889 年在神智雜誌 Sphinx 的一篇文章中引入了 Parapsychology。

"超心理學"一詞，Dessoir 解釋以下詞語的選擇："如果用 Para 來指定…超越普通事物或與普通事物並存的事物，那麼也許從靈魂生活的正常過程中出現的現象可以稱為超心理學，即他們所處理的科學"。關於病理狀態與心理生活的正常狀態之間的區別幻影主要包括催眠和催眠等動物催眠現象。美國植物學家 Joseph Banks Rhine 在 1930 年代開始使用"超心理學"一詞來代替"心理學研究"一詞，以強調對實驗室研究和科學方法的重視。由於超心理學處理的是起初無法用科學解釋的神秘現象，而科學家卻避免了 "超神秘" 這個詞，因此他們改用超心理學之類的術語。

在 20 世紀 30 年代因使用實驗室方法進行超心理學研究而聞名，由於他的推廣，超心理學一詞逐漸代替心靈研究。

➢ Psychical research 一詞在英語世界中普及

Psychical research 一詞在英語世界中普及。美國科學促進會在 1969 年接納超心理學會為其下屬學會。英國愛丁堡大學在 1985 年設置 Koestler Chair of Parapsychology。

現 狀

現在，超心理學研究在 30 多個國家開展。研究場地和實驗室主要由私人機構和大學提供。在美國，超心理學的研究高峰出現在 20 世紀 70 年代，自那以後，大學的研究熱情出現了下降；但是，私人研究機構依舊從捐款中獲得資助。自 20 世紀 80 年代以來，美國的當代超心理學研究已經衰落許多了。早期的研究被認為是沒有成果的，除此以外，超心理學研究者還面臨著來自學術同行們的強烈反對。許多美國大學的超心理學實驗室已經關閉，常常提到的理由是相關研究不被主流科學界所接受。例如，經過 28 年的研究，普林斯頓大學主要從事意念力研究的異常工程實驗室（Princeton Engineering Anomalies Research Laboratory）在 2007 年關閉。美國當代超心理學研究的主體是一些受私人資助的研究機構。在世界範圍內，截止 2007 年，超心理學研究在 30 多個國家繼續進行，一些大學仍然進行超心理學的學術研究計劃。這其中包括英國愛丁堡大學庫斯勒超心理学研究小组，北安普頓大學 University of Northampton（它為英國的一所公立大學，位於英格蘭中部的北安普頓，現有 Park 和 Avenue 兩個校區。）的異常超心理進程研究中心等。超心理學的專業研究機構有超心理學協會；心靈研究協會（出版有《心靈研究協會雜誌》）；美國心靈研究協會（出版有《美國心靈研究協會雜誌》，但在 2004 年停刊）；萊茵超心理學研究中心（出版有《超心理學雜誌》）；超心理學基金會（在 1959 年至 1968 年和 2000 年至 2001 年出版有《國際超心理學雜誌》）；澳大利亞超心理學研究協會（出版有《澳大利亞超心理學雜誌》）。當代超心理學研究也擴大到了其他的心理學的分支學科。這些學科包括研究天才和人類的靈性方面的超個人心理學和研究超常

信念與主觀異常經驗的異常心理學。28.7.2020

➢ 身心靈的自然醫學，其中靈一項正是超自然現象

超自然現象指在現存自然科學狀態下無法解釋的事件或現象，例如奧秘難解的現象及超越感知的經驗。

而另外一方面，自然醫學，它跟西醫不同的地方，是將人的身，心，靈作為一起的看待。是經驗的醫學，是宏觀也是微觀的醫學，它涉及自然，宇宙，日月星辰對人的影響。靈是涉及宗教，這些心，靈，神，魂魄，鬼神是在科學儀器下看不出來的。很多的病人，他們疾病的來源，導致於情感情緒的糾結，情緒和理智的糾纏不清產生的困苦，感官慾望和文化倫理的抵觸造成的不適，受到限制的痛苦，而且受到宗教，文化不同造成的衝突，良心和慾望的衝突，…這些不止是給個人造成苦惱，疾病，導致家庭的不合，社會的不安。歐洲為宗教造成不少的戰爭，這些不是科學，不是幻想，想像，但是卻是具有它的真實性，這是 reality。它的確是影響我們身體，和我們的家庭社會。28.7.2020

➢ 36 和 34,000 年

最近因為寫星象學，占星術，不時接觸到有關天體宇宙方面傳遞的消息。在 1960 年代以來，太星人，飛碟的報導很流行，有很多人報導看到飛碟，少數人，還遇到太空人，那段時間約有 30-40 年，逐漸的減少，取而代之的是不少的陰謀論。近幾年來，又興起了這方面的報導研究。今天讀到德國的一篇報導：

Nottingham 大學的研究人員認為，我們並不孤單。天體物理學家 Christopher Conselice 和他的合著者 Tom Westby 曾試圖估計我們銀河系中的文明社會的數量，得出結論，銀河系中除人類以外還存在約 36 個智能文明。即使作者是正確的，仍然存在問題。從所假設的鄰居星球的計算距離，應答今天發送的無線電信號大約需要 34,000 年。

****

於是我寫信問彭教授，他是加拿大 Toronto 大學，太空物理的教授，他的回信，他們的想法不怎麼新，1961 年 Drake 已經提過，https://en.wikipedia.org/wiki/Drake_equation

在科學裡，實驗驗證才算數，其他屬於猜測，當然，這種話題大家喜歡猜測。我的學生前幾天發表了新的 Nature 文章 https://www.nature.com/articles/s41586-020-2398-2，馬上就有人提出是外星人 https://www.scientificamerican.com/article/an-audacious-explanation-for-fast-radio-bursts/

他們也邀請我寫評論，https://www.nature.com/articles/s41550-018-0620-z"

****

我點擊這些連線，出現 fast radio Bursts FRBs. FRBs indicates a delay by a volume of electrons greater than the Milky Way can account for, and suggests that they originate much farther away—from the universe at large。你們點擊它，可以讀到詳細的記載。

彭教授的連線出現"Physical constraints on the sources of fast radio

bursts are few, and therefore viable theoretical models are many. However, no one model can match all the available observational characteristics, meaning that these radio bursts remain one of the most mysterious phenomena in astrophysics."

但是，沒有一個模型能夠匹配所有可用的觀測特徵，這意味著這些無線電爆發仍然是天體物理學中最神秘的現象之一。

換言之，是一種還未能得到解決的神秘現象。

世界的神秘現象太多。在疫病中，即使醫學那麼的發達，但是這次的新冠性病毒，醫學對此還沒有對策，沒有預防針，和特效藥。

在身心靈自然醫學方面，靈是牽涉到宗教，宗教是信仰，不需要科學的證明。

我不時的探討夢，下意識，心電感應，催眠，靈感，預感…使我感覺到人的思想，不受時空限制，可以到處遨遊，夢可以在很短時間，經歷到一生（黃粱一夢），只是我們人是受身體限制，生命有限，也受限於軀體。

人體的奧妙，不是任何偶然能夠形成，也絕非無中生有。我們的耳，手腳，都是身體的縮面圖（微觀，宏觀）。

我們每人的指紋不同，每人都有五官，可是面貌卻完全不一樣。學理工的，對物理化學電子，量子力學都了解的透徹，人體的生理運作，比任何大的工廠，都細微。這是太神奇奧妙。24.6.2020

超自然醫學的歐洲歷史

➢ 醫學象徵的蛇和權杖　Hermes and Alchemy and Medicinec 和煉金術，醫學

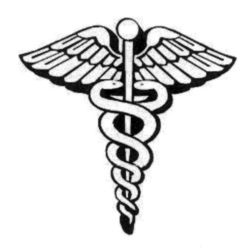

The Caduceus

醫學象徵的蛇和權杖 Hermes and Alchemy and Medicinec 不只跟煉金術，醫學有關，還跟化學藥理學發生了聯繫。

這種說法似乎是荒謬絕倫，怎麼可以把醫學，煉金術，化學和藥理學連上關係？

醫學的權杖原是導源於 Hermes 的象徵。它也是現代醫學中使用的符號。

這種雙蛇帶翅膀的杖如何成為 Hermes 的象徵尚不得而知。

Hermes 是希臘神話的一位使者。許多故事之一說，Hermes 遇到了

兩條被鎖死的蛇，他將它們分開，並充當調解人，通過暗示煉金術的和解，為它們之間帶來了和平。當蛇脫皮並看起來重生時，將它們與魔術和醫學聯繫在一起。

氣功和煉金術這兩個詞幾乎可以互換使用，天主教徒強烈反對任何形式的煉金術。在公眾場合，煉金術是將賤金屬轉變為黃金的研究。神秘的含義與通過 Hermetics 淨化和賦予人權力有關。

煉金術不是改變黃金中的賤金屬的研究，而是關於改變自身的過程，只有當人們了解人類的神聖本質時才有可能達到更高一層的境界。我們的願望是超越人類所生的自然。人改變了自己的生活，以實現他真正的神聖潛力。

煉金術士試圖使文本晦澀難懂，但又表達其文字的真實含義，他們使用化學符號以及羅馬和希臘神話。他們將許多概念組合成一種語言，以表達他們的經歷，但是用言語不足以描述實際的精神經歷。煉金術士使用他們創造的圖像以及神話和寓言。學生需要學習如何思考和感受這些圖像所傳達的內容。明智的方法永遠不會產生自我轉變的煉金術的真正秘密。

人們應該控制自己的命運而不是受恆星影響的受害者的想法導致影響或控制自然的概念。這使正在發展的科學學科非常引人入勝。牛頓 Isaac Newton 對 Hermetics 產生了極大的興趣，由於教會對煉金術的強烈反對，秘密地徹底研究 Corpus Hermeticum。

圍繞煉金術的秘密導致了對煉金術到底是什麼的許多誤解，但它對人類有很大貢獻。對將賤金屬轉化為黃金感興趣的人們最終創造了化學反應。Paracelsus 的努力，也誤解了煉金術的真正本質，導致了藥理學的開始。16.6.2020

占星術

➢ 天文學和占星術兩者之間的相同相異處

天文學是一種科學，以科學研究宇宙中物體，即天體內的行星，衛星，小行星，包括太陽的恆星，星團，星系和星系團的位置，運動和特性，星際物質和空間中發生的輻射。此外，它努力了解宇宙的整體，起源和結構。

與以前相比，天文學為一門自然科學，現在已經嚴格地與占星術區分開來，占星術旨在從恆星的位置和方向推斷出地球的事件。之所以做出這種區分是因為占星術更多是偽科學－而天文學則根據經驗檢驗天體的性質，運動和關係。儘管如此，可能由於這兩個名字的相似性，占星術和天文學常常被外行人弄糊塗了。4.5.2020

➢ 天文學和星象學的區別

天文學 Astronomy 和星象學 Astrology 兩者都是從實際上的天文現象出發。天文學是自然科學的一門，它運用數學，物理和化學等方法來解釋宇宙間的天體，包括行星、衛星、彗星、恆星、星系等等。它還解釋宇宙各種現象，如超新星爆炸、伽瑪射線暴、宇宙微波背景輻射等等。廣義地來說，任何源自地球大氣層以外的現象都屬於天文學的研究範圍。物理宇宙學與天文學密切相關，但它把宇宙視為一個整體來研究。天文學有著遠古的歷史。自有文字記載起，巴比倫天文學、古希臘、印度天文學、古埃及天文學、努比亞（Nubia）、伊朗、中國、瑪雅以及許多古代美洲文明就有對夜空做詳盡的觀測記錄。天文學在歷史上還涉及到天體測量學、天文航海、觀測天文學和曆法的制訂。星象學 Astrology 也稱為占星學、占星術。它是（也有少數占星術使用設想的天文現象如超海王星行星），運用在人文科學上的發展與應用。占星術回答的問題是人類受天上星體的影響為何。至於宇宙客觀到底是怎樣的、天體按什麼規律運行、在恆星的內部到底發生些什麼，這些是天文學的問題。對這些問題占星術是使用者而非研究者。但在古代，天文學家與占星者通常是一體的，要確定星體位置、並且使用於占卜預測。占星術使用在人類身上的狀態是，人只生活在地面上某一點某一時，而這個天空對此地此時所誕生的人或事的影響是如何。占星術的觀點是地心的，但對人的影響是以地表某一個地點為中心。因為某地某時的天空現象是可推算的，因此占星術的預測，必然是可以由另一個占星術士所理解，但因為解說者理解不同而做出相似或相異的解釋。因為占星術的理論是依賴人的理解來延伸，因此經常缺乏廣泛、確定和精密的術語。一個占星術士只能按自己的理解做假設，來獲取市場認同與收入。但最基礎的占星術系統，可以從完全的天文觀察中做出預言，但通常過於科學化而無法被大眾理解或運用。占星術有自己的術語，符號，但尚未完成堅實的基本理論，來讓占星術士可以不依靠直覺和「第六感」工作，因為人的情感需求通常遠高於理論描述，每個占星術士必須按自己的理解來做預測，就如同股票分析師一樣，雖然有很多的數據依靠，圖表，可是分析的結果，可能類似，也可能背道而馳。因為未來的預測最難，這是古今中外，求神問卜的情況類似。3.5.2020

➢ 占星術是一種天人合一的思想

古希臘的醫學之父提出，醫生要懂占星術。

為什麼？

這是一種人跟世界不能夠離開的發現。將人跟宇宙拉上關係。

這也是"人法地，地法天，天法道，道法自然"的現象。

事實上，老子的思想，也就是道，自然。"昔之得一者，天得一以清；地得一以寧；神得一以靈；谷得一以盈，萬物得一以生；侯王得一而以為正。其致之也，謂天無以清，將恐裂；地無以寧，將恐廢；神無以靈，將恐歇；谷無以盈，將恐竭；萬物無以生，將恐滅；侯王無以正，將恐蹶。故貴以賤為本，高以下為基。是以侯王自稱孤、寡、不穀。此非以賤為本邪？非乎？故至譽無譽。是故不欲琭琭如玉，珞珞如石。"

➢ 宇宙有很多我們還沒有探出它的神秘之處

科學進化的 21 世紀，許多以前認為不可思義的事情發生了，如細菌學，病菌，以前是肉眼看不到的，很難知道它的存在，但是古代的人們找出治病的方法，在治療疾病的根本，因此不同的古代文明都有它的治病方法。有醫神，神醫的出現。有占星學的出現，這是將人跟宇宙拉上關係。人是跟他生存的世界不可能分開。

宇宙的運行，太陽月亮的出現，都會影響人的生理作用。潮汐的出現，在德國北部小島中，都發現它影響婦女的生產。在那小島上，退潮的時期，不會有孕婦生產，漲潮的時候，婦女才會生產。

➤ 歐洲的醫學占星術，是醫生必須懂得的

中國的易經是一本占筮的書籍，易經內就發現人體上下是相對相連，人體構成最基本的分為陰陽兩個元素，它們相對，相輔，相生相剋，在人體中平衡的話，就健康，失調的話，產生疾病。

針灸中的子午流注，靈龜八法都跟天體運行有關聯。

易理針法有特別的效果。

現代人們知道，空中有太多的東西傳遞，電視，電腦，無線網路等等，我們看不見，也感覺不到，但是存在，只要知道它的特性，就能夠使用，不知道的話，認為神奇莫測。

這是醫學上對歐洲的醫學之父 Hippocrates，非常的尊重，他一再的說：醫學占星術，是醫生必須懂得的。

天主教的聖人，一定要有治療疾病的報告報導，才能夠由教宗宣佈為聖人。

人體就是最神秘的生物，由一個卵，一個精子，受精後，微小的肉眼都看不到，但是能夠分裂發展成為五官俱全，能思會想的人來，有理智，有精神心靈層面。這些都是奧秘神秘。

生命是奧秘，宇宙也是奧秘。人類幾千萬年都在探索，卻對於它的無限無邊，深奧莫測，才探出一些皮毛。

對於我們不了解的，名為迷信。但是在醫學上，在治病上，還有很多難以解釋的現象，難以以科學來求證，就當作神秘學來看待。13.2.2020

➢ 占星學不是迷信

占星學不是迷信，它跟我們的生活息息相關。它是文化古國和傳統醫學的一部分，是月曆，日曆年曆，日蝕，月蝕，是前人仰觀天，俯瞰地，所得的經驗，寫下的紀錄，供我們使用。

我們人生存在天地之間，身體，心情受到天時地利的影響。潮汐是受到月亮的操縱，在潮汐明顯的地方，婦女生產，那裡的婦產科醫生知道，退潮時，不會有人生產，漲潮時，才會臨盆。女子的月經，排卵期，都是有一定的節奏。春耕秋實，都有一定節序，這不是迷信，有它的道理存在。

中國人的黃道吉日，三伏天，查看風水寶地，都是在占星學的範圍內，怪不得歐洲醫學之父，Hippocrates 說，醫生不能夠不懂星象學。17.6.2020

➢ 中西的占星術與人體的關聯

我們今日談到占星術，會覺得它太陳舊腐化，具有迷信的性質。

而其實這是前人將四時與天體運行跟人的生活起居與健康的相互相關的一種天人合一，天人一體的認知體會。

現代對生物時鐘的發現和探討，其實就是這種天人一體認知體會的發揮。

中國的曆法，中醫的經絡，子午流注，靈龜八法，都是跟天體運行息息相關。

在歐洲也有占星術跟醫療相關。

➤ 醫療占星術

古老的西方醫療系統認為身體各部位與天體相關連。醫療占星術是一種以疾病、藥物與自然相關聯繫的影響下所發展出來的醫術,與太陽、月亮、行星、十二星座的運轉有關。Hippocrates of Kos(希波克拉底,前 460 年－前 370 年,被譽為西方醫學之父),堅持他的學生必須學習占星術,他說:「不明白占星術不是醫生,而是傻瓜。」每個星座(以及太陽、月球和行星)都與不同部位的人體相對應。另外,許多植物草藥在受到一些行星的影響下會產生特殊的治病功能。占星術裡編纂了許多植物特性對應某些特定疾病,可參考星座與身體組成相對應部分如下:

・白羊座——頭、臉、腦、眼・金牛座——咽喉、頸部、甲狀腺、聲道・雙子座——肺、肩、手、神經系統・巨蟹座——胸部、乳房、胃、消化道・獅子座——心臟、胸部、脊柱、上背・處女座——消化系統、腸、脾、神經系統・天秤座——腎臟、皮膚、腰部、臀部・天蠍座——生殖系統、性器官、內臟、排泄系統・射手座——臀部、大腿、肝臟、坐骨神經・摩羯座——膝蓋、關節、骨骼系統・水瓶座——腳踝、小腿、循環系統・雙魚座——腳、腳趾、淋巴系統、脂肪組織。

原稿:5.7.14.修正。22.11.17.

➤ 恆星的出現和消失跟我們的身體健康有關?

古老文化國家,如埃及,中國都對太陽,月亮,一些恆星在地平線的出現,隱沒,觀察,有各自的曆法來計算表達,中國使用陰曆。

曆法對農耕農業,中醫,算命都生影響。

　　古埃及對這方面常以占星術，加上法術來治療，如埃及醫學治療精神疾病，憂鬱症。

　　中國的道教醫療疾病，有時也會用一些法術。

　　太陽就是一顆恆星，對我們人類有莫大的影響。

　　恆星出現時，埃及老早就在曆法中報導，如天狼星的出現。

　　一顆恆星消失後，會產生黑洞，或是爆炸，這是宇宙的現象，對人體的健康會產生影響是可想而知。

　　古時候說一個星球的誕生，跟出現一位偉人有關。而一個偉人的過世，他的星球就會消失，對人類來說是一種莫大的損失。

➢ 占星術德文稱為 Planetenkinder 行星兒童的占星術

　　占星術在德國稱為行星兒童 Planetenkinder，這種觀念，是來自占星術的概念，認為人類是受到七個行星的影響支配而出身。換言之，小孩的出身，是受到行星的影響。分配給七個經典行星之一，認為這些行星是具有基於前現代宇宙學的特定系統，分配給所保佑人們身上特別的特性。

　　這個概念起源於古代，在中世紀晚期和文藝復興時期在歐洲具有重要的文化和歷史重要性，有其獨立的文本，詩歌和圖像傳統。從羅馬帝國就可以知道 Vulgra 占星術的行星兒童文字，但直到 1300 年左右才產生圖像。行星兒童圖片不僅可以用作手稿，印刷本和早期印刷品中相應文本的插圖，而且還經常添加到其他非常規占星術文本和日曆作品中。此外，它們還出現在歐洲直到 17 世紀的美術中，例如作為浮雕，塑料和飾條。精心製作的一系列行星兒童可以在某種程度上理解為喜劇風格的敘述。

這 7 個星球為：月亮，水星，金星，木星，火星，土星，太陽。

月 亮

登月的兒童圖片主要顯示在水上的工作：沐浴者，帶誘捕器和網的漁民，有小溪和池塘的磨坊，通常伴隨著一副帶麻袋的驢子和一個隨行人員。還有一個使者，一個在遊戲桌上拿著骰子和杯子的球員，以及一個用膠棒抓鳥的人，在酒館裡喝酒。在背景中的一艘帆船在水面上。

水星 Merkur

水星兒童的圖片主要描繪手工藝和藝術職業：雕刻雕像的雕刻家，製作杯子的金匠，製作壇的畫家，調節樂器的風琴製作者，手稿的作家等等。一小群人吃飯的餐桌。

金星 Venus

金星的行星孩子：

金星的兒童圖片主要顯示擁抱和親吻的戀人，有些在地板上可見清晰的位置。經常在浴室裡描繪男女。此外，圖片中還顯示各種音樂家：帶有樂譜的歌手，帶有豎琴，和琵琶的音樂家。個別夫妻經常隨音樂表演宮廷舞。

木星 Jupiter

在木星的兒童圖片中，可以看到人們在做體育鍛煉。一個人像推鉛球一樣推石頭，另一個人握長桿。兩個人互相搏鬥。地板上有一些練習劍。另一個主題組包括跪在一個小祭壇前的祈禱。還可以在寶座前看到一個戴著王冠的國王，豎琴，樂器。

火星 Mars

最重要的是，在火星兒童圖片上描繪出暴力。一群半裝的士兵突襲一些茅草房。有些已經著火或被火炬點燃。士兵們把牛趕走了。可以看到一些戰士：一個人用斧頭或警棍殺死一個躺在地上無助的人，另一個圖像部分顯示兩個對手用刀或劍刺傷對方。Eine Frau wird überwältigt，一個女人不知所措，在後台，一頭公牛在一頭母牛上，表示強姦。im Hintergrund deutet ein Stier auf einer Kuh die Vergewaltigung an.

太陽 Sonne

曬太陽的兒童照片顯示人們進行體育鍛煉和比賽或摔跤比賽，顯示出他們的活力。

土星 Saturn

土星兒童圖片描繪與地球，貧窮和晚年有關的人們：農民在耕種或宰殺豬，囚犯被囚禁，乞丐，窮人食物差勁，在水中編織籃子。

內容和結構

　　典型的行星區域的結構形成了行星序列。通常以土星為最外層行星開始，以月亮為離地球最近的行星結束。這個順序也可以顛倒。"最重要的"行星太陽很少是起點。一個典型的區域以一般性介紹開始，此區域介紹行星的一些占星和天文特徵，並且根據文字，其長度可能會有很大差異。之後，在總共七個刻板印象的章節之一中，按照固定的方案展示每個行星。這些可以描述"行星性質"（例如：行星名稱的詞源，占星學尊嚴，基本的天文數據，行星經文），介紹"行星兒童"的屬性（身體和性格特徵，職業和社會地位，行星兒童詩歌）或"行星日"並刻畫"行星小時"（統治時間，誕生星座，選舉）。根據編輯部和手稿的不同，可能還會添加其他文本元素，例如與羅馬神的關係，行星屬性的添加，行星統治的小時表和基於行星的建議，不同的誕生星座以及各種經過驗證的文本部分和插圖。13.5.2020

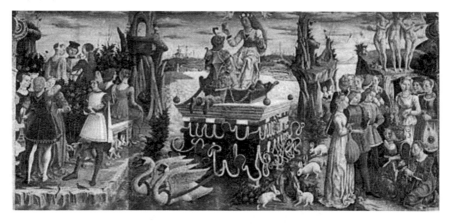

有關真實、想像、能量、通靈

➤ 真實和想像對人身心的影響

下面是跟一位學科學的人談論真實和想像。

閱讀你的信，有一種清新自然感。你是學科學的，又有科學家和哲學家的觀察事物的方法，很是欽佩。

你寫"what is left would be just opinion and imagination. That being said, we are still talking about inside-the-box within the scope of our knowledge and our imagination. That is just so much outside-the-box we don't know and we can't know in this limited lifetime.

至於"I can always speculate what I don't know."這是你超越一般人，你很清楚的劃分出 reality 和 opinion and imagination 的區別。

你寫"Incidentally, I am very good at putting speculation, spirit and faith in a compartment separating it from my reality."

這是非常的不容易。

而另外一方面，我從事自然醫學，它跟西醫不同的地方，是將人的身，心，靈作為一起的看待。是經驗的醫學，是宏觀也是微觀的醫學，它涉及自然，宇宙，日月星辰對人的影響。靈是涉及宗教，這些心，靈是在科學儀器下看不出來的。很多的病人，他們疾病的來源，導致於情感情緒的糾結，情緒和理智的糾纏不清產生的困苦，感官慾望和文化倫理的抵觸造成的不適，受到限制的痛苦…這些不止是給個人造成苦惱，疾病，導致家庭的不合，社會的不安。這些不是科學，不是幻想，想像，

251

但是卻是 reality。28.6.2020

➢ 「人與人本質的差別是能量的層次不同」

接到 Daniel 寄來的一個檔案「人與人本質的差別是能量的層次不同」這是一個很有一讀價值的文，此文談到宇宙的能量，使我想到中國的易經哲學和希臘人談到的 Kosmos 宇宙，和宇宙哲學。

這種想法跟易經的天地人，天人合一，哲學可做比較。

易經是古人仰觀天空，俯瞰地，人在其中，形成天地人的和諧共處的哲學思想。易經的宇宙思維模式：天人合一。易經的總體哲學思想：一陰一陽之為道。易經的根本精神：生生之為易。易經的辯證法則：通變致久，易經的指導人的行為：通與變。但是永遠不能夠離開正道。即使中國的醫學，也淵源於易經，醫易同源。

中國的醫學，認為人體內外一體，身和心靈不可分離，相互影響，這從中醫的臟象學說，可以清楚的看出人體與自然宇宙的關係。人體如一個小宇宙。

易經道出人事間的一切眾生萬象，悲歡離合。而它的原則是通變致久，指導人的行為概念是時與中，即孔子所說的中庸之道。這些與希臘的 Kosmos 世界宇宙秩序相通，即使跟西洋基督教的仁愛，悔過精神也有一脈的遙遙相通。都可做比較參考。

希臘稱 K，Kosmos 世界宇宙秩序，即世界的整體，它代表自然法則中的秩序。從 Antike 古代到 6 世紀，"K"是哲學的中心術語。它原始的解說"根據指令的安排"來指 K（宇宙）。它跟"混亂 Chaos"正是相反。

252

　　希臘哲學中，原始含義，"K"是 Zeus 宙斯（天神）帶來的神與世界的（法律）秩序（Hesiod）和國家憲法（Herodot）。前蘇格拉底主義者在嘗試根據原始理由和原則從法律上理解世界事務時，使用"K"來代表世界的（和諧）秩序。柏拉圖的 Timaius 和亞里士多德將 K 等同於整個世界：通過去污的能量，一種合理，統一，目的論的秩序結構進入 K，它呈現，不朽，神聖而又是完美的生命。Stoa 解釋了 K 為泛神論（晚期）古代潮流對他進行了崇拜。

　　Stoa 斯多葛派學說以倫理學為重心，秉持泛神物質一元論，強調神、自然與人為一體，「神」是宇宙靈魂和智慧，其理性滲透整個宇宙。個體小「我」必須依照自然而生活，愛人如己，融合於與整個大自然。斯多葛學派認為每個人與宇宙一樣，只不過人是宇宙縮影。

　　在現代，"K"的重要性降低。I. Newton 認為 K 是永恆的，無限大的三維空間，每個物理事件都在絕對的時間內發生。因此，K 既不是神聖的，也不是活的，而是從機械的角度看，如時鐘發條。以 A. Einstein 愛因斯坦開頭的現代宇宙學，將 K 描述為四維時空流形，由此時空失去了其絕對地位，並取決於 K 中物質的分佈。K 宇宙已有 13 到 300 億年的歷史（13–30 Mrd. Jahre alt），從空間上看，它是一個彎曲的三維空間，沒有中心或邊界，它 je nach Weltmodell 根據宇宙形態，ewig expandiert oder nach endlicher Zeit kontrahiert.

　　會永久擴展或在有限的時間後收縮。

> ➤ **錄下幾段「人與人本質的差別是能量的層次不同」：**

　　科學早已揭示：宇宙間萬物的本質是能量，宇宙中的一切都靠能量的轉變而運作。愛因斯坦的質能方程式說明：物質的本質就是能量。

對於一個人而言，他的能量級起伏跟心境有直接相關。科學研究發現，能夠顯著影響和決定一個人意識能級的因素不是其文化程度、學歷、閱歷、權力、財富、地位等世俗尺度。相反，以上這些因素會明顯的受人的意識能級所制約。決定一個人意識能量層級的關鍵因素是這個人的社會動機和心靈境界。

奇妙的是，在過去的幾千年里，在每一個相續的時代，地球上都有等同一個阿瓦塔 Avatar 神的高意識能量層級大師的數量存在，剛好和所有其它低能級的人相抵消和平衡。

也許，這是宇宙更高層面的一個安排，以維持地球的整體能量的平衡。這樣，極少數高能級的人抵消了絕大多數低能級人的負能量，使得全人類的整體能量層級不至於低的以至於走向災難甚至消亡。

這些跟中國的易經精神，歐洲古代的 Kosmos 哲學，有相通性。

感謝 Daniel 寄來這款檔案，可細細欣賞：

人與人本質的差別是能量的層次不同：

http://mp.weixin.qq.com/s?__biz=MjM5Mjc4Njc2NQ==&mid=265078492
5&idx=2&sn=dbbbfd80f29fa9fd0fd02fa8d1bd1a41&chksm=beab94bf89dc
1da9de7bffe23fd68587fd1e27564836a09ca52ca97216423eabb40f44f314d8
&mpshare=1&scene=1&srcid=0510A2yT4H8pvTX3fXv8m5dW#rd]
3.12.19.

➢ 有關通靈

在德國時，看過黑澤明的電影：

羅生門，裡面出現女巫將武士的靈魂招來審問一幕。對通靈的事，德國病人也提過他們的經驗，有一位建築師，說他一有病，就去找一位通靈的人，她曾說，這些病是因為他的祖先犯的罪，報應在他的身上。他後來得帶狀皰症，全身疼痛難當，送進醫院，他就要求醫院，准許我進入隔絕部門給他治療。另外一個別城來的女病人，說她的病，通過她去找算命醫生，他指示給她，要來我診所才能夠治療她的病。這些我都是姑且聽之，從來沒有去追問，到底那些有預感的人，是誰，也不曾去追究這些事。

在亞洲，1981 年去檳榔嶼遊覽，看到過通靈的人；後來在南華大學教書期間，（2006-2014）在北港也看過通靈的乩童。

雖然我對這些現象十分好奇，也跟一位台大醫學院蔡元奮教授談過超人想像的能源，他是一位佛教徒，在這方面，他很熱衷，他不能解釋時，就去問他的同學來解答，如氣功的特異功能治療高血壓。

➢ 曾當過通靈的索非亞

索非亞早年曾因為通靈的能力而上過《新聞挖挖哇》等節目，也時常在各界分享自己的傳統民俗經歷，後來她寫下自傳性的《靈界的譯者》。

HBO 與公視合作的影集《通靈少女》，正是說她。看過朋友寄來的兩部網路影片。她已放棄通靈，信伊斯蘭教。從她舉止，感覺她是一個很直率的人。當社工是為了「助人」，全都不是為了自己。根據索非亞的分析，鬼是一種超自然的存在。「他們有正常的顏色，但看起來就跟玻璃一樣，是半透明的。」

根據索非亞的經驗，所謂的神就是高等靈體，只是一道光，沒有形體。鬼無法直接跟神接觸，要進行超渡，必須要以她的身體為橋樑。「我的身體會成為媒介，鬼通過我的身體然後跟神連結，神才能夠把它們帶走。」這種方式會傷害索非亞的健康。

陰陽分隔，人鬼殊途。通靈讓索非亞的身體變差，而獨樹一幟的辦事方式，也讓她遭惹是非。這些使索非亞脫離靈媒。

目前至少她過正常人的生活。她說做靈媒的人，都不幸福。

希望她能夠找到自己的幸福。30.7.2020

➢ 「生命中心理論（Biocentrism）」

幹細胞（stem cell）領域重要先驅學 Robert Lanza 博士（1956 年 2 月 11 日出生）是美國醫學博士，科學家和哲學家。他目前是 Astellas 全球再生醫學的負責人，並且是 Astellas 再生醫學研究所的首席科學官，以及 Wake Forest 大學醫學院的兼職教授。

Lanza 博士曾經結合量子物理學（quantum physics）的思維而揭開「生命中心理論（Biocentrism）」認為宇宙的存在是被創造出來，讓生命體在其中學習與進化，而不是在無機的物理化學世界中意外的產生生命。

生物中心主義：2007 年，Lanza 的文章"宇宙的新理論"發表在《美國學者》上。這篇文章談到 Lanza 關於生物中心宇宙的思想，該思想將生物學置於其他科學之上。Lanza 與 Bob Berman 合著的《生物中心論：

生命和意識是理解宇宙的關鍵》於 2009 年問世。

生命的多元世界不可思議、意識與心的奧秘不可思議。

神創造了萬物，在神創造萬物時，就創造出進化原則，突變的可能，包括存在在萬物之靈的人類繼續創造創作的靈性。

達爾文的進化論是有道理，從進化史中看出也是按照一定的原則在進化，適者生存，所以恐龍不能夠適應環境，就被淘汰。人類的文明也是在演進，在進化，在創新，在突變。

這次 Covid-19 病毒，就是一種新興病毒的突變。突變在生物學中是一種有跡象可循的例子。連癌細胞也是細胞的突變。

中國哲學醫學的陰陽，說明宇宙萬物現象，並沒有給予一個價值觀，電有正負兩極，它們必須結合，才能夠產生電。人身上也是由這兩個因素組成，陰陽和諧，是最理想的現象，是健康，有一個元素過多，就是病態，如高血壓，低血壓，都是病態。

可是看看大哲學家孔子，"子不語怪力亂神。"，"未知生，焉知死"。

道經說：「正神不附體，附體非正神。」因此扶乩上身不屬於道教，也未受道教之認定。

張天師在老子想爾注特別記載：「諸附身者，悉世間常偽伎，非真道也！」也指出乩童這類的附身說法，並非真道。

第 43 代張天師道門十規中說：「圓光、附體、降將、附箕、扶鸞、照水諸項邪說，行持正法之士所不宜道，亦不得蔽惑邪言，誘眾害道！」

太上天壇玉格說：「一切上真天仙神將，不附生人之體，若輒附人語者，決是邪魔外道，不正之鬼。」又說：「或稱上真降駕，憑附生人…遂為天魔外道五路大鬼侵入法壇。」故豈可不慎之！

白玉蟾說：「漢天師有云：今之學法之士，不本乎道，不祖乎心，人自為師，家自為學，以開光附體為奇，以影跡夢想為妙，其所召之將吏，則千百姓名；其所補之法職，則真人使相。或以師巫之訣而雜正法，或以鬼仙降筆而謂秘傳，問之則答為依科，別之則執為真授，嘻！邪師過謬，非眾生咎，一盲引眾，迷以傳迷。哀哉！」張三豐曰：「乩，假術也，自古真人皆斥為方士之行。仙家不近之，況其冒瀆乎？隨其乩而簸弄之，妄用符咒，反教引鬼入室也！此術士之所以欺愚人，仙家之所以惡術士也。吾生平不喜人求簽問卦、扶鸞請乩，止願人個個修德，時時內省而已矣。聞有設乩求地理、請乩論天心之輩者，此皆方士遺風，上界正神察其奸詐，未有能逃天罰者！」

張三豐的"吾生平不喜人求簽問卦、扶鸞請乩，止願人個個修德，時時內省而已矣。"是一種正途。

我雖然對宇宙的神秘非常感興趣，但是不願意進入左道旁門的理論，它會使人走火入魔，寧可以易經的天理，立人之道仁與義為出發，來修德，來內省。

有關夢

夢是古今中外一再探討的現象，它的實質到底是什麼？至今還沒有定論。

我在南華大學通識課程曾教授 S. Freud 夢的解析。

夢在古代文化，宗教，醫療中，起了一個不可磨滅的作用。這裏只是提到本人對夢的一些聽聞和本身的一些經驗。

➤ 我母親的經驗

我母親在求學時代，正是最先進的學生，她一直不信鬼神，認為都是迷信。

當然更不相信命運一說。

就是因為前途未知，這正給我們好奇心，要我們去奮鬥，自己來創造前途，不過世上到處還是有人相信這種算命的迷信，雖然有許多事是很難解釋。

這使我想起，我母親在北平讀師大附中，畢業時，全班到北平郊外的玉佛寺郊遊，她為了破除迷信，跳到玉佛身上，從頭打到腳。

說也奇怪，她返家後，人開始發燒，她這一病，喪失記憶，以致根本不能參加大專院校的入學考試。幸虧她畢業時成績不錯，保送師大，她就上師範大學。別人說，這是她打玉佛的報應。她認為是她郊遊時，著涼，所以發燒，這不是什麼報應。她說，這樣想，是迷信，迷信應該破除。

可是母親說，她姊姊有預知的本領，但是我母親從來不相信這種事。然而有幾次，她姊姊說出的話，或是做夢夢到的事，卻是真的，令她難以解釋。

有一天她姊姊醒後，對父親說，她夢到他在日本的一位好朋友過世。

我外祖父是留日的，他聽到這話，責被她，別亂說話。

可是後來外祖父接到從日本打來的電報，他的那位好友，果真如在我姨媽夢到的那天過世。

我母親在中日戰爭時，留在北京，繼續上大學。

有兩次，她在租的房間生煤氣，差點中毒，過世。她在昏迷中，只見自己跟一群人走向一個大地道，輪到她時，突然被阻止，她不准入內，這時如當頭一棒的被那阻止她入內的人打醒。原來那是她從昏迷中，被人救出來。

兩次都是如此，而更奇怪的是，她接到姊姊寄來的電報，問她情況，因為她姊姊感覺到她出事，在死亡邊緣。

我母親說，她對這些事，沒法解釋，為什麼，她姊姊會有這種預感。
30.7.2020

➤ 夢在潛意識下的作用

在編輯醫書時對下意識，夢，通靈的一些聯想。

最近跟友人談到通靈和馮馮居士的天眼傳奇。

這使我想到自己的一些經驗。

我在開點穴按摩課的時候，來了一位老美來上課。他是一位美國退役的軍官 P，會催眠。我們就在互相交流中，我教他中醫，他教我催眠。催眠屬於自然醫學的一個治療領域。後來我也應用催眠來治病。

夢境和催眠都跟人的意識和下意識有關。人對一些經歷的事情，不願意去想，就會打入下意識中，自己的下意識有時就呈現忘記，遺忘的現象，就如同打入冷宮一樣，但它不會消失失蹤，它會變成一股自己在下意識中未知的能量，如冰山沉在海面之下，看不見它，但它會有影響力，有時會興風作浪。有時它會露出水面的一角，可以看見，行船的人可以躲避。但是時常在水底的冰山，看不見，就會導致船隻撞上，如 Titanic 被譽為永遠不沉的船，就是在自傲中，忽視海面下的冰山危機。

對人類來說，所謂的意氣用事，是下意識造成的人格影響，而做出不經過理智大腦的思考而做出的事來。這是人們在怒上心頭時，會做出連自己都想不到的事。

Freud 說，夢是下意識通往意識的管道窗口。我們一般思想，都是在有意識之下才會去思考研究，討論，跟人溝通。在下意識中的聯想會以夢的形式呈現，因此透過夢，對精神分析有研究的醫生能看出病人致病的原因，加以言談來治病。在德國我也曾用催眠療法給人治病，也聽病人講解他們的夢，尤其一位美國紐約的黑女士，跟一位德國人結婚，他們有一位 19 歲的混血漂亮的兒子，她的夢境特別的多，她在德國遇到無形中的歧視也不少，喜歡講她的夢境。

西醫也認為人的疾病有 70%以上，是導源於心理因素，因而有癌症病人型，冠心病人型的名詞出現。

以我的看法，夢和下意識跟特異功能有關。有些夢遊的人，平時不會彈鋼琴，但是夢遊中可以彈出很美妙的音樂。夢遊中的人，醒後一般不知道他們在夢遊中做了什麼。

我也有夢遊的病人。他們的夢遊在月圓下會特別活躍，這是人跟自然有關。月亮能夠影響潮汐的漲潮退潮，當然影響人的生理。我有一位中學校長的女病人。她說，她曾經在北海的一個德國島嶼住過一段長時間，那裡的漲潮退潮十分明顯，那裡婦產科醫生全部知道，退潮時，不會有婦女生產，漲潮時，婦女才會生產。

夢遊的人是跟通靈的人，情況可能有相同相似。

人的 DNA 都帶著祖先的遺傳因子。因此我想每個人，並且連夢，也會帶有祖先的能力和遺傳下來因子。語言，文字，音樂，藝術，文化是有形的前人遺留下來的文明，但是前人遺留下來的遺傳因子，最近三十多年，才被人發現重視，應用到醫學等各方面。這種遺傳因子，導致每人的秉性不同，有神童，有天才的人，也有平凡的一般人。人類生來就不平等，但是"天生我材必有用"，就看如何發展，如 Helen Keller 又聾又瞎，卻能成為一位偉大的作家。如 Edgar Cayce，就是在自己造成的半睡眠催眠狀態下，能夠給人開藥單治病。我想這跟信哪種宗教並不相關，每種宗教偉大的人，都有洞悉宇宙的能力，都有治病救人的大愛胸懷。28.5.2020

➤ 夢到洪茂雄教授和意識在時空間的穿越

夢中洪茂雄教授夫婦參加演講。他行動自如，我很高興看到他身體復原。開完會後，我們在一起聊天，一起吃飯，跟他生前聚會時一樣。

****

　　茂雄已於 2019 年過世，南華大學和他認識的友朋們在去年 10 月在淡江大學為他舉辦追悼會後，決定為他出版一本紀念冊，它正由洪美蘭教授在編輯。

　　醒後想到跟洪茂雄教授在慕尼黑的一段時光。那時我們兩家住處相距不遠。他們有兩個小孩，跟我們的兩個小孩，不時在相互拜訪時，小孩們在一起玩耍。

　　茂雄組織過一次由慕尼黑直接搭乘到台灣，往返的專機，便利留德的學生們暑期返回台灣家鄉。這可說是空前絕後的善舉，至今還沒有另外一架這樣的直達兩地往返的飛機。至少我還沒有聽說過。

　　有次暑假茂雄還帶我的兩個小孩回台灣，因為加利在台灣要購買房子，需要兩個小孩到台灣報到。印象中，那時有一位很不錯的女子鍾情於加利，但是他不肯跟她結婚，她還跟我通信，請我從中幫忙。後來他們兩人分手，因為女方家長，反對女兒跟人同居，而不結婚。

　　想到茂雄在慕尼黑開一間"台灣飯店"，請同學們一塊歡度過年，那時 Kinderman 教授，帶他在台灣認識的女朋友一塊來參加，她那天喝醉，他們後來結婚。

　　不久茂雄回到台灣任教，關上那家台灣飯店。

　　想到委託茂雄在我 2001 年年初返台數日期間，邀請朱立德神父來一起午餐。那天下雨，我們在飯店內等朱神父，他在飯店外等我們。幾乎錯過，這時茂雄想到，可能朱立德神父在外面等我們，出外一看，果然朱神父在門外，趕快請他入內。這是第一次見到朱立德神父。本來我是要找尋曾當過遠東省省長的的朱勵德神父,當他在 1967 年升為耶穌會遠東省省長時,到梵蒂岡接受教宗的加冕,之後他就到 Giessen 來看我們。可是他在這期間已過世,洪茂雄教授,找到他從大陸來到台灣的弟弟,這是跟朱立德神父第一次見面。

2001 年我們在朱立德神父赴梵蒂岡時,邀請他來馬爾度假數日,他 9 月 8 日離開馬爾他,而 2001 年 9 月 11 日發生美國紐約兩棟摩天大樓遭到回教徒恐怖份子的炸毀,這件事轟動全世界。此後跟朱立德神父一直保持聯絡。

在我 2006-2014 年在南華大學任教期間,邀請朱立德神父來過南華大學。

2017 年瑞明邀請台大四位同學的聚會中,我特地請問他,可否朱立德神父也一起前來,因為那天我跟朱立德神父有約,瑞明當過梵蒂岡 9 年大使,他也認識朱立德神父,欣然答應。

2018 年 11 月 2 日,我們在台北還邀請朱神父跟幾位認識的大學教授,一塊在台北圓山飯店聚會過一次,此後沒有再見到他。

這麼一想,等會就要給朱神父寫一封信問候他。

這些都是在夢境後的瞬間聯想,它越過時空,這是夢,思緒,意識,靈的相通處。

夢境和思緒很妙,正如宏觀和微觀世界到頭來幾乎相似,最後回到了能量,電子力學,量子力學上,這個領域人們還在繼續摸索探索的路程上。13.6.2020

> ### 夢到寫了一篇文—談夢和其三部曲

我寫了一篇中醫方面的文，整整的一頁，要把它複製，擔心它遺失，這時發現這是夢，那麼就要把夢中的工作成果複製下來，否則在夢中花費的精力，會是白費精神一場。

我還沒有全醒，雖然意識到可能是夢，但我要設法將這篇文複製下來，否則它會遺失消失。是該怎麼複製法？需要電腦，我是在電腦螢幕上工作寫下來的，可是電腦並不在床邊，我得要立即複製，否則它會遺失。

這時意會到，整篇的文章是在我腦海中，雖然看得見它的內容，沒法用電腦去複製它。

這時我完全醒來，知道我看見的文章，並不是在電腦上，而是在自己的腦中，意識中，我看得見它，這是腦中的影像，它不能夠複製，還沒有這樣的儀器可以複製下來。

這個夢是我昨晚在編輯醫學書時，看到一篇以前寫古埃及的醫學非常發達，那時就有腦開刀，和金字塔的建造。

流傳到今日，我們還能看到金字塔豎立在埃及，建築師們，驚嘆它當初的設立，這是跟天文學有關，這是要了解宇宙行星恆星地球的運行，而古時埃及沒有這種儀器，如何計算法，沒有天體望遠鏡，沒有計算機，沒有現代的知識，他們怎麼知道宇宙的運行？

腦開刀，還可從挖掘出當時建築金字塔人們的遺骨中看出腦部開過刀的痕跡，也有書籍中提到腦開刀。木乃伊的製作，幾千年來，遺體保持原樣，沒有腐蝕掉。當時這種天文，這種醫學的進步，令人讚嘆。因

265

此專家們認為，埃及的這些文化建樹，並沒有完全流傳下來，這是人類歷史上遺失一段記載的一個大損失。

這篇以前寫埃及的文，惋惜失去，遺失的文明的損失，也就是這個夢境出現的夢思。

在夢中的腦中，意識內，我知道我寫了一文，要將它複製下來，以免遺失。可是在半睡半醒中，意識到這可能是夢，會遺失掉，因而要將它趕快複製出來。可是如何複製？只有趕快用電腦，而電腦並不在身邊，我一醒後，就無從複製了。這時我在意識內，還看到此文。

意識，夢，潛意識，催眠，夢遊，靈，是人們還在繼續探索的領域，可是它無蹤無影，沒法用科學方法去量，到底是什麼。它存在在每個人自己的腦內，心中，意識中，精神層面內，它不受時間空間的控制，可以飛越時空，在宇宙，在古人今人的領域中翱翔。在夢中能夠跟逝去的親友會面，彷彿他們沒有過世一樣。夢會回到兒時，彷彿置身在以往的過去中，跟回憶類似。夢可以很長，反覆在不同的時間內，不同的地點空間中穿竄，夢中可以經歷好幾年，甚至一生，而醒來時，卻是"黃粱一夢"。

我對夢很留意，所以一當有夢，還記得的話，就將它記載下來，發現了夢的三部曲，它們會出現，但是不是時常出現，就跟夢一樣，它會出現，但是可遇不可求，也可能幾日不曾出現，而又出現。

夢可分前夢，主夢和後夢，我有時拿前點，正餐和甜點來比擬命名。前點的現象，一些影子，物像掠過眼前，如出現電腦上的打字字幕，在眼前跳動，跟在電腦上，打字時，出現挑選的一列列字幕類似，它可能為一個個字，也可能是一串字，有時甚至是一篇文章的出現。它也可能是物件的呈現，或是人們的影像。主夢是完全的動態，跟電影類似，只是自己是主角，有時是觀看別人，如看一場電影。後夢就是在醒前出現的夢，跟前夢有些類似，但是知道這可能是夢。當前夢出現時，透過不同的體驗分析，看出它的一點端倪，使我意識到，是將要進入睡眠中，因為經過無數次的前夢，這是我所得到得一個結論。所以在一時不能夠入睡，或是失眠時，當前夢出現，我知道它是一個快要入睡的狀況。後夢多半如昨晚的夢境，在半睡半醒中，多半是一件快要完成的事，擔心前功盡棄，如昨晚的夢境。

有一天人們或許能夠對夢境，意識，精神力量，預感，靈感，心電感應，催眠，神力有更高更深層的認識，而且能夠拷貝下來，意識，夢境。

人們會有一天，將精神的實質認出？將精神跟軀體分開？

或許人類有一天，能解除生存和死亡的實質？時間，空間的實質？

也許可能有這麼一天，這就是，幻想，好夢成真。19.6.2020

一些特殊精神，有特殊本領的人物

➢ 俄國一位跟自然醫學有關的奇人 Rasputin

Rasputin（1869 年 1 月 9 日／1 月 21 日，1916 年 12 月 30 日）。他為東正教的教士，曾當精神治療師取得過成功。他與俄國最後一位君主 Tsar Nicholas II，沙皇尼古拉二世和他的家人成為朋友，並在俄羅斯帝國的最後幾年中起到重大影響。

他的故事不僅是一個人的悲劇，而且是整個民族的悲劇，因為他的生平和暴力結局反映出 20 世紀初俄羅斯的整個歷史。Rasputin 既不是魔鬼也不是聖人，但在俄羅斯帝國的最後幾年，他的一生至關重要。

Rasputin 以有治療的特殊能力而有名，在眾醫對王子的血友病束手無策時，他一出現，王子此病就止住。

他是一個奇人，一個怪人，卻有特殊本領。沙皇認為他是拯救俄國的一位人物。

他受到重用，沙皇信任他。在希臘正教的主教新任用時，需要沙皇簽名任用，這時 Rasputin 建議選用另外一位他所認識的教士，沙皇採取他的意見，得罪教會不少的有勢人士。

那時連總理 Stolypin 都反對他。

Rasputin 的敵人就聯合起來毀謗他，謀殺他，終於他被謀害。

Rasputin 反對俄羅斯的一次世界大戰，他發了二十封電報給沙皇要阻止一戰，可惜沙皇這次沒有聽信。

他的治病本領，是導源於他的信仰。

Rasputin 是至少兩個電子遊戲中的主角，並出現在日本漫畫和動漫作品中。神經科學中使用的軟件（神經科學中單位定時的實時採集系統程序的縮寫），漫畫系列，電影英雄以及伏特加品牌都以他的名字命名。

Rasputin 死後一個世紀，他以"瘋狂的僧侶"或"聖魔"的身份在公眾眼中，這是個矛盾的說法，可以追溯到俄國東正教牧師 Iliodor，他最初是 Rasputin 的一個值得信賴的朋友，後來成為他的仇敵。

Rasputin 被召到沙皇的宮廷而聲名遠播，他治療患有血友病的沙皇太子，以通過祈禱來止血。當代目擊者以及醫生和評論家證實，Rasputin 對當時沙皇兒子威脅生命的出血病，眾醫束手無策時，而他能達到止血效果，這造成他對沙皇一家的影響。Rasputin 的這種技巧使皇太后 Tsarina Alexandra 確信 Rasputin 是一位聖徒，是上帝保佑她兒子的聖人。對於沙皇來說，Rasputin 的到來，是神對皇后熱情祈禱的回應。她隨後向內政大臣 Alexander Protopopow 解釋說，Rasputin 憑藉他的治癒能力，使她恢復安全，從而結束失眠。因此，沙皇始終嚴格拒絕對 Rasputin 的任何批評。由於沙皇兒子的病一直處於秘密狀態，公眾對於"未受過教育的農民 Rasputin"在沙皇家族，特別是沙皇中享有的聲譽仍然無法解釋。再加上 Rasputin 的行為有時很奇怪，這引起了各種各樣的猜測和誹謗。Rasputin 受人指責，生活方式不道德，帶有性騷擾。Rasputin 曾有過大逃亡，但大多數指控都是虛構的，與通常報導的相反。這些指控他的報導，從未影響過上流社會的婦女甚至沙皇的宮廷。Rasputin 的"黑暗"一面從未在沙皇宮廷中受到注意。

1914 年 6 月 29 日，Rasputin 在他的家鄉 Bokrovskoye 被人用匕首襲擊，身受重傷。這次襲擊之後，Rasputin 開始在公共場所喝醉。當他於 1915 年 3 月 25 日在莫斯科的"Jar"餐廳醉漢時的行為，這件事在新聞界流傳到全國。

1916 年，第一次世界大戰對俄羅斯造成了災難性的破壞，Rasputin 是他生命中的最後一年，他預見了他即將逝世和君主制崩潰的情況。1916 年 12 月 17 日凌晨，Rasputin 在 Felix Yussupov 的領導下被謀殺。

Rasputin 治療沙皇王子的血友病

1907 年 Tsarevich 的流血

1907 年秋天，沙皇王子 Tsarevich 發生一次小事故，但男孩的血友病具有威脅性。第一次事故發生在 1906 年，雖然很輕，但是現場的醫生無法停止內部出血，只能用嗎啡緩解疼痛。

在沙皇家族的醫生宣布對沙皇的兒子無能為力之後，Großfürstin Anastasia 大公爵推薦了最後一種可能，讓 Rasputin 救治，因他曾有許多的奇蹟。沙皇同意，因此 Rasputin 從一個後門進入了宮殿-當從前門進入時，必須填寫多種形式的安全服務。當時在沙皇宮殿裡發生的事情有很多解釋。無論如何，在 Rasputin 到達後，沙皇兒子的出血很快就停止了，並且並發症在醫生無法理解的時間內消失了。

宮廷指揮官 Wojejkow 將軍對情況作如下描述："從 Rasputin 出現在王位繼承人的床頭一刻起，他的狀況就得到了改善；Rasputin 喃喃地祈禱並說服 Alexey..."顯然就足夠了。Lili Dehn 小姐同樣描述了這種情況。

對於自第一次流血以來每天祈禱的沙皇后來說，Rasputin 是敬虔的聖人和助手。她相信他在其它地方發表的聲明："相信我的祈禱；相信我的幫助，您的兒子就會活下去。"

關於 1907 年沙皇太子（Tsarevich）的醫治，當時在宮殿中的 Tsar Olga Alexandrovna 寫道：

Aleksej 快三歲了，在 Tsarskoye Selo 公園玩耍時摔倒了。他甚至沒有哭泣，腿沒有大的傷口，但是跌倒已經開始內部出血，在幾個小時內，他感到非常痛苦……這是許多人中的第一個危機。那個可憐的孩子躺在那裡，他的小身體彎曲得很痛，腿部腫脹得很厲害，眼睛下面有黑邊。醫生簡直沒用。他們看上去比我們更害怕，並且不斷地互相竊竊私語。他們顯然無能為力，經過了數小時才放棄了所有希望。現在，Alicky（沙皇）向聖彼得堡的 Rasputin 發送了一條消息。午夜過後他來到宮殿。早上，我簡直不敢相信自己的眼睛：這個小傢伙不僅活著而且很健康。他止直坐在床上，發燒消失了，眼睛清澈明亮-腿上沒有腫脹的痕跡！夜晚的恐怖變成了令人難以置信遙遠的噩夢。我從 Alicky 得知 Rasputin 甚至沒有碰過孩子，而只是站在床腳祈禱。當然，有些人立即想到 Rasputin 的祈禱正好與康復相吻合。一方面，任何醫生都會告訴您，這種嚴重疾病無法在幾個小時內治癒。話雖這麼說，機會可以作為一個或兩次的解釋，但我無法數出這種情況發生的次數。

1912 年 10 月 Tsarevich 流血

1912 年 10 月，沙皇一家人在 Białowieża 森林和 Spała（今天在波蘭）打獵。Tsarevich 於 10 月 2 日從划艇中滑落時跌倒。起初出血似乎並不嚴重，與其他輕微出血事件沒有什麼不同，但是這次所有醫生止血措施均未成功。儘管從俄羅斯請來了其他醫生，即外科醫生 Ostrovsky

和兒科醫生 Rauchfuss，但他們也無濟於事。沙皇王子的病情繼續惡化。發燒升至 39.5 度，脈搏升至 144 拍，嘗試用嗎啡減輕疼痛，小腿繼續腫脹。

在接下來的幾周中，等待服務的小姐 Anna Wyrubowa 將這種情況描述為對男孩和每次他不斷痛苦叫喊聲是無休止的折磨。10 月 10 日，從醫學的角度看，醫生們宣布這種情況毫無希望，宮廷完全不同於以往的習俗，發表一份有關沙皇兒子身體不好的報告。

在這種情況下，直到戰爭爆發為止的時間（1913-1914）在 Tsarevich 從疾病中康復後，對人們來說已經是秘密，神奇的治療師 Rasputin 的參與和他返回聖彼得堡的傳聞又沸沸揚揚。

1913 年春天，沙皇一家人前往 Livadija Palace 旅行。由於前一年的襲擊，沙皇兒子仍無法正常行走，並再次跌倒。膝蓋上再次出現痛苦的瘀傷，並擴大了。由於 Rasputin 不在附近，父母不再詢問醫生，而是立即帶著 Rasputin。Rasputin 沉入祈禱中，然後說王子臥床幾天，瘀傷就會消失。實際上，瘀傷減少了。醫生聲稱這確實是正常的，但有瘀傷，而沙皇則對 Rasputin 的神聖治癒能力感到肯定。

沙皇兒子隨後發生的危機，Rasputin 每次禱告後，化險為夷。沙皇因此認為 Rasputin 是可以帶領俄羅斯擺脫困境的人。

1915 年底，沙皇的兒子來到了總部。由於劇烈的打噴嚏，Tsarevich 在 12 月 3 日流鼻血，無法停止。在血友病患者中，流鼻血特別危險。其他開放性出血用泥浴治療，但流鼻血是不可能止住的。12 月 5 日，沙皇王子被帶回沙皇宮殿。

Anna Wyrubowa 對這種情況的描述如下："我永遠不會忘記那位焦

急而可憐的母親如何期望她病殘的兒子的到來。當孩子被無盡的關懷帶進宮殿並躺在白色小床上時，我也不會忘記他那蠟狀，致命的蒼白面孔…"

Zarenhof 沙皇宮殿的醫生試圖阻止出血，但也沒有成功。Rasputin又被帶來醫治。他來到宮殿，在十字架上做了個大招牌，祈禱著，迅速解釋說不需要擔心，就走了。

此後不久，沙皇的兒子就睡著了。第二天早上他沒問題。

Anna Wyrubowa 寫下了這種"治療方法"，主治醫生 Derewenko 和 Fedoroff 向她描述了這一事實，因為他們無法解釋。

1916 年 4 月，沙皇的兒子手臂受傷持續了幾天。沙皇用電報給目前在他家鄉的 Rasputin，並得到答案："他將康復。"實際上，不久之後瘀傷消失了，沙皇感謝朋友的幫助。8.2.2020

➢ 預言家 Edgar Cayce

Edgar Cayce（1877 年 3 月 18 日†1945 年 1 月 3 日）據說他擁有特異能力，能夠在睡夢中回答治療疾病的方法。

他的心理能力早在童年時代就開始出現。他能夠看到已故祖父的精神，並跟他交談，他經常與"想像中的朋友"一起玩耍，他說這是另一邊的靈魂。他還表現出一種難以置信的能力，即僅通過睡在書上，就能記住書的內容。這些特異功能使年輕的 Cayce 感到奇怪，但是 Cayce 真正想要的只是幫助別人，特別是孩子。

後來 Cayce 發現躺在沙發上，閉上眼睛，將手放在肚子上，使自己進入睡眠狀態。在這種放鬆和冥想的狀態下，他能夠讓自己的思想與所有時空聯繫起來，即普遍意識，也稱為超意識思想。在這種狀態下，他可以回答諸如"宇宙的秘密是什麼？"之類的廣泛問題。和"我的人生目標是什麼？"具體到"我該如何幫助關節炎？"以及"埃及的金字塔是如何建造的？他對這些問題的回答被稱為"讀物"，這些的見識甚至為當今的許多人提供實用的幫助和建議。

他提供有關健康，占星術，輪迴和亞特蘭蒂斯等主題問題的答案。

Cayce 被稱為「沈睡的先知」。他出版英文書籍有 300 種。

Cayce 得到他病人的名字，出生地點和出生日期，然後在沙發上，開始陳述，準確地，經常令人驚訝地陳述這種疾病及其病因，然後指出治癒的可能性。一位助手寫下了他所說的話。如果尋求幫助的人在這期間死亡，據說 Cayce 說了以下話：「我再也看不見他了，他走了」。

「超心理學診斷學家」

Cayce 被稱為「先知」，神秘主義者，和千里眼。他的名片上印「超心理學診斷家」。為了從「更高級別」接收消息，他進入躺臥睡眠狀態。尋求意見的人通常不在房間里，向他詢問問題。

Cayce 所從事的，都與健康和疾病有關。後來他提供有關過去生活和業力問題的答案。有了他的回答，Cayce 希望幫助尋求建議的人們，能過「更好的生活」。他還呼籲他檢查自己的陳述，而不是將其視為不可辯駁的事實。Cayce 的追隨者們敬仰其占卜的能力，與死者接觸並看到光環的能力。

婚姻與家庭

Cayce 在 1903 年與 Gertrude Evans 結婚。他們生有 Hugh Lynn Cayce（1907-1982），Milton Porter Cayce（＊／†1911）和 Edgar Evans）（1918-2013）。

Cayce 陳述主題

Cayce 在 1901 年至 1944 年之間，43 年之內有 25,000 至 30,000 次的陳述。他稱他的答案為讀數。直到 1923 年，大多數答復都沒有記錄下來。目前大約有 14,000 個讀數。Cayce 說，經過一段時期後，他不記得自己說了什麼。他收到有關潛意識的信息，這是意識無法獲得的。從 1923 午起，一位秘書記錄這些讀數。Cayce 的妻子 Gertrude Evans 主持幾場會議。

收到的記錄的主題包括：

● 人類的起源與命運

「所有靈魂都是從一開始就被創造出來的，現在又回到了自己的來源。」Cayce 相信靈魂是在認識到與上帝合一的情況下被創造出來的。在他看來，地球及其已知邊界被創造為適當的精神成長的地方。

● 投　胎

Cayce 教導轉世和業力的存在，為愛的工具。根據 Cayce 的說法，兩者的目的都是向我們傳授某些精神課程。他還認為，人類永遠不會或不會像動物一樣重生，因為據他說，動物具有「集體靈魂」，而不是個性和意識。Cayce 還提出一個非常複雜的論點，關於上帝和靈魂之間，以滿足基本需求的問題，這些靈魂被物質所迷惑並依賴於物質，據 Cayce 所說，這並不是為靈魂的生存空間而計劃的。Cayce 的論文，可能包含精神進化的神學教義。

● 占星術

Cayce 相信我們的靈魂，或者至少是我們靈魂的圖像，在其他行星的化身中度過了時光。他以此為理由，說明一個人出生時，行星及其位置對他有影響。

● 耶穌與基督

Cayce 區分耶穌和基督。耶穌是一個普通的靈魂，曾多次化身（犯了許多錯誤）。基督是耶穌已經達到的狀態，我們也應該努力。這就是為什麼 Edgar Cayce 經常稱耶穌為我們的哥哥。

● 耶穌的未知生命

Cayce 介紹耶穌早期化身的故事，其中包括亞特蘭提斯的一個角色，稱為 Amilius，以及聖經中的一些角色，例如亞當，以諾，麥基洗德，約書亞，阿薩夫和耶何書亞。他還形容耶穌是一個埃森尼亞人。

● 身體和靈魂

Cayce 經常使用這三個術語或它們的同義詞來描述人類的狀況。「靈魂就是生命。精神是建設者。體質就是結果。」這個概念不僅在整個領域，而且在精神生活中都有其應用。

● 冥想

　　除了特殊的冥想技巧外，Cayce 還特別教導開啟神的影響力方法。他在《尋找上帝》中寫道：「通過祈禱，我們與上帝對話。上帝在冥想中對我們說話。

● 超感知覺

　　Cayce 接受心理實驗和超感官知覺作為靈魂成長的自然副產品。據他說，上帝在夢中或憑直覺對我們說話。儘管如此，Cayce 並沒有過多地考慮唯靈論和引導。他更願意支持那些專注於耶穌的人。

● 亞特蘭蒂斯

　　Cayce 在他的讀物中聲稱亞特蘭蒂斯存在。他將其描述為一個擁有先進技術的大洲，大約一千萬年前，地球上的第一批人就定居在那。他的描述與 Ignatius Donnelly 的理論有很多共同點。根據 Cayce 的說法，亞特蘭蒂斯社會分為兩個派系。有一個名叫「一律之子」的好派系，還有一個叫做「貝利阿斯之子」的邪惡派系。今天許多人是亞特蘭蒂斯靈魂的轉世。Cayce 認為自己是轉世的埃及人。Cayce 還假設在加勒比海的一個島嶼上可以找到一塊藍色的大西洋愈合石。

● 批　評

　　Cayce 的批評家說，他的言論主要是軼事和推薦，沒有任何科學證據。他對各種形式的另類療法醫學的支持，也遭到攻擊。他的追隨者還承認，Cayce 有時做含糊的陳述，有時是完全錯誤的。他的兒子 Hugh

Lynn 和 Edgar Evans 甚至是《埃德加‧凱斯權力的外在極限》一書的合編者，該書詳細介紹父親的一些錯誤。

最明顯的錯誤陳述之一是他的預測，即 1933 年甚至在美國甚至都不是一個好年頭（儘管 Franklin D. Roosevelt 於 1933 年提出了新政，逐漸帶來了改善）。另一項預測說，有一天中國將成為「每天基督教的發源地」，至少到目前為止，還沒有得到證實。他的支持者指出，Cayce 預言大蕭條，非共產主義的俄羅斯和 1945 年的和平。

批評也來自保守的新教徒和天主教徒，他們堅決拒絕輪迴的想法。Cayce 的歷史觀在某種程度上與當今的科學不相容。

如今，Cayce 及其作品主要可在美國和加拿大得到。在 25 個國家／地區設有 Edgar Cayce 中心。研究與啟蒙協會（ARE）成立於 1947 年。它的總部位於美國弗吉尼亞海灘。29.7.2020

➢ Dolores Cannon 的量子催眠核心理念

量子療癒催眠技術（Quantum Healing Hypnosis Technique，QHHT®），是全球傳奇的回溯催眠大師 Dolores Cannon 所發展出的治療方法。

《地球守護者》推薦序開啟心靈大門

Dolores Cannon（1931-2014）

一九三一年生於美國密蘇里州，聖路易市。

一九五一年婚後，隨著先生的海軍職務旅居世界各地。

一九六八年初次透過催眠接觸輪迴概念。她的先生是位業餘的催眠師，在使用催眠幫助一位婦人減重的過程中，無意間回到個案的前世。在當時，前世仍屬「非正統」的主題，鮮有人對此領域進行探索。這次事件引發了她對輪迴的興趣。一九七〇年，先生因傷退役，全家搬到阿肯色斯州的山丘。她由此開始了寫作生涯，投稿於各雜誌和報社。

子女成人後，她投入回溯和輪迴的領域，鑽研各類催眠方式並發展出自己獨特的技巧，能最有效地幫助釋放隱埋在個案潛意識的前世資料，並連結上超意識和外星存在體。

自一九七九年起，她已催眠了多位精彩的個案。一九八六年，她將研究工作擴展至不明飛行物（幽浮）的領域。她也實地探訪疑似幽浮降落的地點，並調查英國的麥田圈現象。這些透過不同催眠個案所得的類似資料，已相繼匯整成多本著作。

她稱自己為記錄「失落的知識」的回溯催眠師和心靈研究者。

Dolores Cannon，談到賦予她獲得治療和信息的巨大力量。她發展出量子催眠治療法，她稱它為超意識。

在中文稱她為朵奶奶。她通過對夢遊態的研究與探索，發現個案可以在這種狀態下獲取到所有的前世經歷。甚至她還發現每個人身上所擁有的無窮智慧與能量的那部分，並與其連接交流。

朵奶奶瞭解到，我們身上的這一部分是一直與我們在一起的，這一部分位於我們意識心理表層的下方，命名為潛意識。在她 45 年的職業生涯中，她的技術受到全球數千名個案證明是有效的，而且與個案的年齡、性別、個性、物理症狀、宗教信仰和文化背景都無關。她的經歷和量子催眠療法實踐者們的體驗，對信仰者來說，證明經歷前世，和未來的死亡。並且每個人都有自己的潛意識，潛意識可以給予我們自身和這一生問題答案。

她不只是談到量子催眠治療法，還談到太星人，外星人（Extraterrestrial intelligence，簡稱 ET），舊稱宇宙人，是對地球以外的智慧生命的統稱。從古至今，人類對其他行星是否存在外星人，以及外星人及其文明是什麼樣的，一直存在猜測、想像、研究與探索。一些人將地球上難以用科學解釋的文明產物或不明飛行物，都歸責於外星人及其影響。但現今地表文明因為集體意識與頻率的關係還無法實際探查是否有外星人的存在。

不過外星人在文化界，有很大的影響。不少人願意相信有外星人的存在，也聲稱，他們見到外星人，並和他們接觸過。

類似的，對 Dolores Cannon 的量子催眠術深信不疑的人，願意花大錢去經歷前世的經驗，和幾年之後的死亡經驗，他們會經歷到這種感受，真實自身的體驗。

這是人的潛意識作用。它的治癒療效，可以說是受到催眠師喚醒潛意識，喚醒自身免疫系統的能量，來得到治癒的目的。

《論語》八佾篇第三第 12 章：祭如在，祭神如神在。子曰：「吾不與祭，如不祭。」這段話意思是——孔子說：祭祀祖先的時候，就好象祖先真在那裡一樣；祭祀神的時候，就好象神真在那裡一樣。我如果沒有親自參加祭祀，那就和沒有祭祀一樣。孔子並沒有證明或否認神鬼的存在，他強調的是，祭祀鬼神時，一種信仰和誠意的重要。

這能夠喚醒我們的潛意識，跟逝去的先人和鬼神溝通。

每人體內的 DNA 都有先人的經歷遺傳的軌跡痕跡存在。所以這種集體文化的意識會給予我們一種信仰的力量。8.6.2020

馮馮的預言天眼本領

➤ 馮馮簡單說明因果論

因果律（The law of causality）是指所有事物之間最重要、最直接（可以間接）的關係。表示任何一種現象或事物都必然有其原因，即"物有本末，事有終始"。

若要細細研究起來，可以花上一大堆筆墨，時間，來說明。

馮馮說的下面這句話，我非常贊同："真理外表都是簡單直入的，因果律是最復雜的真理，可是它在形而上是簡單的，我們千萬勿輕視它，我們在研究佛學精深學問之時，也應同樣重視弘揚這個外表簡單的真理。最少，我在上面說過，因果律是維持世界和平秩序與人類幸福的最大的心理道德標準與支持力。"

➤ 那麼馮馮是誰？無拘無束的天眼馮馮

馮馮是一位作家、作曲家，從小具有特別的觀察力，腦筋敏銳。而他是一位具有天眼本領的人物。

馮馮本名張志雄，現名馮培德，旅居加拿大的佛法修行者。1935 年出生於廣東，父親為烏克蘭軍官，母親則是廣西壯族人。顛沛流離的童年生涯，憑自力更生在香港與台灣兩地成長。

➢ 馮馮一生的經歷

雖然只有小學五年級學歷和各種生計煩惱，馮馮以其天賦，長期刻苦自修，通曉十種語言。16 歲時，即以法文創作短篇小說《水牛》而開始在國際文壇嶄露頭角。曾獲得兩個國家的元首接見。兩年後，以其暢銷長篇小說《微曦》榮膺國際青年商會舉辦的首屆『十大傑出青年獎』。然而就在名利如日中天的時候，他遠遁加拿大，改名隱居，侍奉老母，過艱辛貧寒的生活。

他曾拜於宣化上人坐下，與虛雲老和尚等諸多高僧大德都有深厚法緣。

在佛教創作方面，因其天賦異稟，陸續著有《夜半鐘聲》、《禪定天眼通的實驗》、《天眼、法眼、慧眼的追尋》、《太空科學核子物理學與佛理的印證》、《空虛的雲》(虛雲老和尚長篇傳記)、《從巴西來的小男孩》等書，並且有不少為人稱頌的神異事件，在港台、東南亞、北美，等地影響很大。

馮馮從小也畫藝非凡，甚至可以遙感到訪客容貌並畫下來，令人稱奇。

他自幼對音樂充滿嚮往，雖然經受生計困擾和無情的嘲諷，但靠不懈的自修和努力，其作品終於獲得成功，其佛教聖樂感動許多人熱淚盈眶，有震撼靈魂的力量。大型芭蕾舞曲《雪蓮仙子》編曲極其複雜，甚至用一些罕見樂器，97 年在莫斯科聯邦樂團和芭蕾舞團的演繹下獲得轟動，因此獲得俄羅斯卡爾訶音樂學院頒發的作曲家博士學位。

他是美國榮譽公民，亦被不少音樂大師譽為二十世紀最後的音樂天才。

可是這背後的艱辛也許只有他自己可以體會。清貧的他連五線譜都沒有，要靠自己畫線，作品出來後又經歷各種嘲諷和四處碰壁，多年後才得緣發行。他有相關的感人經歷和奇緣。

1935-2007 年，享年 72 歲憑著自修，在文壇、樂壇、畫壇、宗教界、甚至折紙藝術都擁有非常的成就和名氣。他卻從不貪戀名利、不依權貴，人格高尚，始終都清貧、隱居、獨身與清修，簡單知足的生活。當今世間，這樣的傳奇人物恐怕不多。

只要看他曠達的說：

舉世知名的虛榮又豈能永生不朽？一切都不過是電光火石般短暫的幻相而已，我何必為此幻相去著魔？患得患失，哭笑無常？

所以我遁走了，所以我隱名埋姓，所以我一再遷居，寧願做一個低微的小工，只求勉強維生，得免心為形役，於願足已。今天我不修邊幅，蔽衣入市，無人相識；我獨行荒野，騁游冰原，固然距離逍遙之境尚遠，也更談不上快樂，我卻感到自在得多。

這樣有性格的人，我相信馮馮所說，一切是他真實的經驗，我相信他有這種特別的分身的本領。

➢ 兩則馮馮的天眼所見，錄下馮馮自己的記述

一九八二年四月廿八日，一位素未謀面的西人男子，應我電話之召，來我家修理沙發，我見此人甚好人品，聽他說英文有德國口音，我就改

用德語與他談話（我的德語欠佳，只可作簡單會話），我因而獲知他是奧國維也納人。我二十年前曾在維也納獲文學獎譽，故此我對維也納人不免有些感情，彼此談得很投契。

我突然勸他："不要再到山林去打獵了！打獵是無故而殺生的行為，你太愛打獵了！"

"你怎知我愛打獵？"法蘭克詫異問我。

"我知道！"我說："我看見你曾經進入加州北部的紅木森林中，你心中驚疑，因為你覺得好像有人在窺伺你，你聽到呼吸，四望又沒有人影，你知道嗎？那是紅木的精靈在窺伺你！這些數百年的古木，有他們的智慧。"

他大驚失色："是的，我是有一次這樣的經驗！當時我驚駭得逃跑，可是我從未告訴任何人！你怎知道呢？"

我說："我非但看見這件往事，還看見你未來在九月左右將入山打獵！"

"你有天眼？"

"沒有！"我說："是觀音菩薩叫我警告你，勸你別再為了娛樂去屠殺那些鹿群！否則，你會自招危險！會有子彈飛向你的頭部右邊，甚至喪生！如果你有一念之善，不再殺生，你或可逃此厄。"

法蘭克說："我是基督教徒，我不信你這些話。"

我說："你不信，不要緊，可是，我求你：九月份你入山打獵時，放過那只懷孕的母鹿，不要殺他！你若肯一念慈悲，菩薩必會保佑你平安歸來。"

法蘭克笑著走了。

十月中旬，法蘭克突然來訪，感激地說：“彼得你真行！”

我笑：“子彈果然擦過你的右耳了？”

“是的！”法蘭克說：“九月份我休假，朋友們約好一同入山打獵，我們到了深山，在大雪中走了三四天，才看見一隻鹿，我是首先發現的，我舉起槍，瞄準，忽然注意到，他是一隻大肚子的母鹿，我突然記起你的警告和請求，我心軟了，向天開了一槍，把它嚇跑了，免得他被我的同伴發現。後來，當天晚上，大家在營火旁邊喝酒，同伴們擦槍，有一位不小心，碰了槍機，一顆子彈向我頭上射來，呼的一聲擦過我的右耳！”

我說：“這顆子彈本來會射入你頭部眉心，只因你有一念之善，菩薩特別救了你！你以後不可再殺生了！也不可不信有佛菩薩了。”

法蘭克說：“我信了！我信了！我當時驚魂甫定，記起你講的話。我就中止入山，空手而歸，我從今再不打獵殺生了！”法蘭克現在兼信耶穌與佛陀菩薩，我覺得這都不妨，只要他心向善念，不再殺生就好。

****

一九七零年，一位日本記者初次發表一幀照片於讀賣新聞，此照片展轉刊載於英美及歐洲報刊，引起不少好奇。專家紛紛飛往長崎，雇用專船，在月夜駛往外海觀察一種無法解釋的奇景。

這種奇景，一件在長崎外海南方不到八十裡之處，另一宗則在鹿兒島以南三四十裡之海面。

是什麼奇景呢？

根據我所看見英國拍攝之記錄電影片，看見在子夜之時，黑暗之海面，突然放射光暈，類似螢光億萬之聚匯成河，浮現海面，方圓數十里。時而流轉成堆，時而幻變成億兆燈火，多如繁星，也好象是在山上俯視香港、九龍之璀璨燈海，所見不同者是，香港燈海有各種顏色，有霓虹燈閃閃，有汽車駛行時劃出的數百條紅光電閃，但是日本海面之燈海則無此多姿多彩，只有兩種顏色，是屬於慘綠慘白的光芒。

根據記錄片之旁白說明，此種神秘光芒之出現，以十一月十五夜最為常見，且有在八、九月出現之記錄，每次持續之時間，由一小時至三數小時不等，此種海光，並非新發現，而是自中古以來，即有出現，九州漁民早已習以為常，不以為異了，但是直到近年始為世界所知道。

數位西方專家在記錄片各抒高見，一位說是海中之磷質，一位說是海中有某種微小之漂浮生物 Plankton，其體內含有豐富之磷質，這些生物乘潮湧而至，在黑暗之中，映現磷光，其情形就如"海中血潮"一樣。

血潮是什麼？影片中映出一段，在日光之下，海水數百里盡管皆變成血紅，非常可怖。想來正和舊約出埃及記中描寫的情形一樣吧？出埃及記中，先知摩西舉杖一指，海水變成血紅，埃及所有之河海均變成血，不能飲用，魚蝦都腐臭，嚇壞了法老王。

好萊塢電影《十誡》一片有此段海水變血之神奇鏡頭，但那是用染料溶於水中造成的。

英國科學記錄片中卻不是弄噱頭，而是忠實的研究記錄，只見滿海是血，地中海亦曾出現過。

專家汲起海中之"鮮血"，置數滴於顯微鏡之下一看，只見有千千萬萬血紅之細菌形狀之微生物在水滴內游泳浮動。這些微生物有一個拉丁文的科學名字，可惜我記錄不下來。

這些紅色微生物，有如阿美巴 Amoeba 單細胞，累積成億億兆兆，就造成了海中之血潮，血潮所至，無一生物能免於一死，所有魚類水族，均被此種血紅微生物殺死吸之精華，只剩下屍體隨波漂流，所以造成千千萬萬腐臭魚屍沖上海灘，這種魚屍沖上海灘之事，到處都發現過。台灣之澎湖群島在十余年前發現過一次，菲律賓、美國、墨西哥、埃及、義大利、澳洲、南美，都出現過。有經驗之漁民都不敢拾取此種魚屍來吃。

這裡無意討論舊約，也無意評論其他宗教，只是有聞照錄，怎樣去解釋，各人自便。我是尊重一切宗教的，並不因為自己是佛教徒就說別的宗教不對。上面列舉的之科學發現，並不代表否定宗教之意，科學發現只能解釋現象，卻仍未能解釋造成現象之神秘力量。

話說回頭，在長崎海面出現之海光，是否類如此種血潮情形？片中之科學家亦未遂下定論，只是表示有此可能而已。

片中有一位"神秘學"學者，認為該兩處海底必有海底世界，有一種超級人類，放射出此種城市般的燈海光芒。

他們曾經由日本海軍協助之下，派出潛水艇，使用聲納與各種科學儀器，甚至請加拿大深水潛艇，予以探測，深下至千尺，卻一無所見，影片中所見者只是一處處普通海底。加拿大發明的深水潛艇，全世界第一，能深潛數千尺，曾經引起蘇聯注意，擬予訂購，被美國反對，加拿大乃答應不予售與，至今仍為世界最佳之深水潛艇，去年公開展覽其外形，我曾往北溫哥華參觀，但不准拍照，視其外形，殊無奇特，但據說系用特殊合金制成，可以抵抗深水高壓，艇內氣壓可以控制，使乘員不至受害。

　　關於此一海面之燈海神秘，調查至今，已因毫無結論而中止，將來是否再探，並無下文。

　　長崎我是去過的，卻沒有能力到外海去看看這種奇景，在長崎聽說日本與國際人士仍然在十一月十五與一月十五兩夜乘船出海去觀看我因憶起虛雲長老在其自述中，說過他在清末乘船赴廈門，在台灣海峽月夜看見海面泛起光華，書中語焉不詳，亦無解釋。

　　我自己之經歷見聞，也與上述類似。

　　我乘船游覽日本內海，西達下關，游輪停泊在關門海峽之東海面。當夜隨游客夜歸，返輪後不能入睡，時值子夜二時左右，船上全部熟睡，我獨自徘徊在船尾露台，憑欄眺望。

　　其時海面薄霧，遠處之下燈光微弱，另一對岸之門司市，亦在沉睡之中，橫架於門思與下關之高空大鐵橋上，亦無車輛行駛，該橋十分雄偉，並不亞於美國之金門大橋。門司大橋將"九州"與"中國"兩大島嶼相連，好似天上一道虹橋。此處之"中國"系指日本本州，並非指咱們之中國，日本人稱其本土為"中國"，真有意思！

　　卻說我犯了李後主詞中一句"獨自莫憑欄"，在此子夜，天空陰雲四合，細雨霏霏，無月也無星斗，遠山漆黑，薄霧如紗，有何好景可賞？我卻在此徘徊不去，心中突然升起一陣悲哀感覺，既淒涼又寂寞。

　　突然海面東邊出現了一片閃閃慘綠磷光，漸漸越來越多，以致滿海盡是碧光閃動。好似有照射燈從海底向上照明，一海俱透明閃光，海水沸騰如開水於爐灶之上，翻騰不已。

　　我大吃一驚，擬奔入船房呼人來看，但全身癱瘓，無力舉步，有如被釘在原地，想叫喊也無聲發出。

片刻之間，只聽聞海面慘綠光華之處，周圍數里，一片淒厲嘶喊之人聲，有男子喊殺之聲，有婦孺哭喊之聲，悲慘無比。而海面慘綠磷光紛飛，現出一個無法想象之大悲慘場面。只見不知有幾艘古代帆船兵船，在海面混亂碰撞，不知有多少千千萬萬古裝武士在船前廝殺，長矛飛擲，飛箭如雨，倭刀閃光飛舞，血肉橫飛，婦孺不免，不是成為刀下魂，就是投海而死。列焰焚艦，濃煙蔽月，鮮血染海。殷紅滾滾，那種慘烈悲壯，無法形容，任何戰爭電影巨片都不足與之相比。

我看得心中慘怛萬分，淚流滿面，哽咽不勝，我知並非幻景，我知眼前所見，均是真實景象。此一慘象必然會在古時發生過，只是幽靈不滅，遇到心靈通陰之人而重現，我也斷非唯一之目睹過。以前必有人見過，以後亦將有人會再看見。

當時我心悲慘驚慌，幸而尚記得念禱佛號，兢兢業業，誦念阿彌陀佛，又念大悲咒，不停反復持誦，合掌凝視海面異象，但心中亦不知是否有效驗也。

久之，海面之慘狀逐漸散去，只余磷光奔騰，余心大慰，繼續不懈持誦，再久之，海面磷火亦漸漸隱去，海中之照明光華，徐徐發暗，最後群火跳躍，排成一條長長燈隊，火焰伸閃多次，有如風中獨焰，終於突然一閃而無影無蹤，水面依然霧氣籠罩，一無異狀。

視腕表，已是晨前三時，我汗出如豆，至此驚魂始定，步返艙房，解衣就寢，而電燈暗晦，變成一絲弱光，我慌忙再念佛，只覺一陣陰寒冷雨，奪門而出。電燈突然復明，室內同伴熟睡如豬，鼾聲如雷。我一直心念大悲咒，不覺睡去。

次晨我不敢提及此事，出外再看海面，了無異狀。

是日游下關及門思，在下關看過著名之國恥李鴻章簽定馬關條約之地春帆樓，經過一書店，順便過訪，問及有無本地歷史之書籍，店主為一老者，態度甚為誠懇恭謹。問我欲知何一時代之歷史，我乃問以此處下關海峽之東是何地名，是否稱為壇之浦？

"不錯不錯，"老者說："先生去過啦？"又懷疑地問："先生看見了什麼？"

我乃據實以告，老人說："正是壇之浦，本地人都知道的，這種事，常常出現。"

"哦，真的？"

老者說他幼年也見過一次，不過是四、五十年前的事了。他說："去等候要看，卻又看不見，很多人慕名而來，都失望而歸。"

"這到底是什麼鬼怪呢？"

"這是壽永四年，即公元一一八五年，平氏與源氏在此一咽喉必爭之地做最後一次決戰。雙方水師大戰一晝夜，死亡三、四十余萬人，最後平氏全部被殺，源氏得勝，予以取代。成為幕府將軍的源賴朝，下令將平氏余眾一律斬首，或驅往海中溺死。平氏之母抱八歲幼主投海而死，幼主即是安德天皇，天皇之母建禮門院君亦投海，是平源之爭最悲慘之一役，自此以後，壇之浦便時有怪異出現。八百年來，時有所聞。"

"哦，原來如此！"

書肆老人找出兩書，名曰《四谷怪談》、《源氏物語》，翻出一段給我看，我連讀帶猜加上老人用日文、英文及書寫中文，一面解釋，可以猜到大意，書我並未買下，只就當時了解之大意記敘如下，記憶難免有錯訛：

『"昔者平源最後一戰於澶之浦，平氏水師全軍覆沒，平氏全族滅亡，安德天皇年方八歲，亦被源氏之軍驅往海中，平氏清盛之母池之尼負幼主投水殉難，未及赴水者，無論戰舟之中或陸上，均被源軍斬殺無赦。一時海水泛紅，屍浮滿海，爾後地方收葬，經月而猶未能盡也，澶浦之濱，荒冢四十萬，天陰鬼哭，磷火飛揚，無人敢住也。

下關有瞽者，名曰保一，寄居寺中，以粥歌為生，而其精於三弦，復善唱述古事，故此遐迩知名，唯其人既盲於目，又失雙耳，故人皆呼之為"無耳保"，至於其失耳之由來，則另有曲折也。

保一並非生而無耳，既以歌名，召者日多，一夕獨坐候召，突有武士兩名來召，保一雖不能視，然辨其聲，似甚威武，意其必為貴家遣來，心計必有巨賞，乃欣然隨去。

武士來兩人，挾其登輿，肩夫抬行，行之既久，路途似甚遙遠曲折，亦不知為何地。久之始達，有奴僕來挾扶，保一雖盲，但可觸覺，聽聲辨物，覺身處深宮之中，聞緞衣悉索之聲，似有多人供役，禮規森嚴。

武士令保一叩拜已，著其侯旨，保一覺地板光滑，復有柔席，其值不菲，又有幽香陣陣，命婦叩拜之音，復有呵殿之聲，使其驚疑，不知此一貴家為何許人也，意為藩王，亦似無此威儀。

俄而女官傳命，令其演唱，瞽者叩問宜唱何事？上曰："澶之浦之役可也。"

保一素諳此段，乃拔三弦而歌，唱述澶浦戰役。弦音急驟，歌聲淒涼，一時艨舟衝撞，刀光劍影，血肉橫飛，慘呼悲號，烈焰衝天，屍遺滿海，均似隨歌聲而重現，歌至太君赴水，平氏將軍死難，將軍太君懷抱幼主，源兵圍攻，惶急無計。太君呼曰：賴朝將軍，寧不可免幼主與老婦一死有耶？獨不念老婦當年曾為爾乞命耶？

　　源氏賴朝當年隨父征討平氏，兵敗，其父被殺，賴朝被俘，年方十四，平清下令斬之，幸太君池氏憐憫求赦，始得保命。二十年後，源賴朝兄弟將兵來滅平民，盡戮平氏，賴朝竟然不赦恩人，幟若罔聞，聽其投海而亡，人間悲慘，何過如是？

　　瞽者歌敘池氏懷抱幼主，投水赴難慘狀，形容盡致。合座初而寂然靜聽，續而飲泣不勝。室外武將亦無不淚下失聲。內外悲泣良久，上座哽曰："止矣！明夕再歌可也。"令予厚賞而遣之歸寺。

　　翌日，寺僧見瞽者精神委靡，怪而問之，瞽者初不肯言，僧曰："觀汝鬼氣至深，必為鬼物所惑也，若不肯告，納何由救汝也？"

　　聞是言，瞽者大驚，乃據實以告，並曰："吾師救我！彼等言今夕當再來也。"

　　僧曰："此輩必為平氏冤魂，汝所住必為澶浦荒冢也，所謂主上，其為池之尼耶？"

　　僧乃將符書於瞽者，囑其入夜若有所聞，切勿作答，即可度厄。僧所書"佛"字，遍及盲人全身，獨忘書寫其於兩耳。

　　夜半更深，兩武士又來召瞽者，遍尋不見，暴呼保一之名，瞽者不敢答也。謹遵僧言，緘默屏息，靜坐以待。

　　武士尋覓良久，突見兩耳，乃曰："在此矣！得此也可復命。"隨即割取兩耳而消逝。

保一疼痛難忍，待其無聲再返，始敢呼號求援，寺僧持燭來視，則見瞽者失去兩耳，倒於血泊之中。

僧急為救治，曰："吾之過也！"

瞽者失耳後，聲譽更隆，召歌者倍增，人皆以"無耳保"呼之，而澶之浦怪異時現，下關之地人所盡知，無一敢往該地也，下關產蟹，殼現人面，或曰此乃武士精魂所化。"』

以上是我依記憶重寫，與原文自有出入，只得其大意而已，此事我不能再以文學故事而視之。

或曰事將千年，焉有鬼魂仍在作祟？下關今已是工業城，海上輪船何只千百出入？我也無法解釋，為何會有目睹之異象。

假如我所見異象與長崎及鹿兒島異象為同一類，則亦或可以此解釋該兩處之海上奇況，可惜我無機會去實地觀察，而記錄片上也看不出有何幽靈現象，姑以之存疑而已。

美加刑事偵探術，已有采用特制之紅外線攝影機，可於夜間攝得不可見之人影，也可於凶殺案之場所攝取照片，雖事過數周摸索攝得之空滿海，均似隨歌聲而重現，甚至可攝得凶手當時之情形，形象模糊不清，只可供參考，未能作為法庭佐證之用。據科學家解釋，此為一種未盡散之"能"或"熱"，仍留原處之故，如然，則未可視"靈魂"為迷信也。

下關市上日本料理店，有"人面蟹"出售，相貌凶惡，據雲味美，但少人問津，吾等素食者更不敢問了。

> **印度著名神童兼占星術士 Abhigya Anand 的預言**

　　這是一個很好的例子，雖然這種吠陀星象學，預測未來，是科學家們所摒棄在科學之外的偽科學，但是從 2020 年新冠性病橫掃世界，到今日，2020 年 7 月底，還沒有對策來對抗它。這時人們注意到去年一位年紀輕輕的 14 歲占星術士 Abhigya Anand 的預言。它在 2020 年六月，這預言橫掃世界的網路，大家紛紛討論他的預言，不但網路報導，媒體報導，還慎重其事的去分析專研，拍攝成影片來討論。下面請看他預言了什麼，以及這個媒體影片連線的報導。

****

　　接到一個 youbube 上的影片，那是印度著名 14 歲神童兼占星術士 Abhigya Anand 的預言。

　　印度神童最新預言大全－6 大預言－實現 2 個，4 個待驗證？

　　2021-讓你知道全部時間點不可錯過！編年史在下方！【飄然講故事】字幕可關 India Abhigya Anand Pre Timeline

　　https://youtu.be/KrYa9BGF6xo?t=158

　　編年史：2019 年 8 月，預言大災難，已經實現

　　觀看次數：22,371 次

　　首播日期：2020 年 6 月 13 日

　　2019 年 12 月，大日蝕，孕婦會流產，2020 年 5 月 29 日疫情緩解，根據形象，水星會離開三株連線，29 號達到巔峰，確實出現，緩解，水星又回來。

又出現美國疫情，遊行，導致人們的接觸，不戴口罩。

6月5日，月蝕，好影響。亞洲人比較謹慎。

6月21日，日環食

6月30日，緩解

1918年，西班牙流感，美國遊行示威，2，3天遊行，當日500人死亡，之後死亡加劇，歐洲死亡2000萬。

第二次遊行，跟西班牙的流感類似，應該預防。1918年，整個1／3的人，死亡。美國2020年也是有33地方遊行。

2020年12月21日，三星連珠，木星和土星會合。病毒再次出現。量子糾纏，病毒的變異突變，疫苗跟不上。

病毒變化，最後就又靠身體的免疫系統。

2021，2月10日，六星連珠，大的禍患，甚至會有經濟大蕭條，中國人，名之為210，我們不知，是否地球會受到影響，是否吠陀占星術緊密的跟星球會合，會跟地球發展的人類預言，連在一起。

根據 Abhigya Anand 的預言2021年3月，會逐漸轉好，這部影片中說明，還需要去驗證。我們不知道，占星術會有多少它的應驗道理，至少提醒警告我們，要注意。

預防還是重要。

****

前面是錄下媒體的大致內容：

未來的預測，每一個國家有它的特殊算法，中國有中國的星象紫薇推算法。

　　至於這預言的真實性，按照目前為止的發展來看，推斷有它的可能性，這不只是星象學的專有，許多病毒專家，經濟學家，雖然不懂占星術，也有類似的推斷。事實上，股票市場，每天都有專家撰文，分析股票的情況，解析升降原因，並且預測其發展情勢。有待明年三月後才能夠談論。30.7.2020

結　語

　　到底有沒有超自然現象？這是在於人類文化的認同，可說屬於人類特有的對宇宙的認知。世界上，只有人類有身、心、靈三個層面的感知，能夠有自由的思想，有判斷的本領，有靈性，就跟精神分析創世人 S.Freud 所說，原我，自我和超我的靈性層次。

　　這種靈性的層次，要靠自我的修行來達成。唯有人的思想，意識，夢境，造化能夠超越時空，遨遊世界。能有正量的愛心，不是自私自利的私心，這是大愛。只有有大愛的人，能夠達到超我的境界，享受到真正的幸福快樂。體會到超越時空的世界奧妙。

第六章

疫病章

前　言

➢ 1月31日決定將此書闢出一章疫病章

在編輯此書時，正巧遇到武漢冠性病毒的傳染，到今天 1 月 31 日 2020 為止，有 8000 人感染，死亡 213 人。

這是一件高度具有傳染病的疫病。中國政府積極的治療和做防止傳染的工作。

中國的醫生們不辭勞苦，不怕傳染，他們是第一線奮鬥的人。

德國民航飛機 LH 幾天前就停止飛往中國。

1 月 30 日聯合國 Who，世衛組織發佈此疾病為國際戒嚴。這樣各國禁止跟中國交往的通道。

今天 1 月 31 日德國派到武漢一架軍機，裡面裝滿各種協助的器具，其中有一萬套防止疫病接觸的安全裝置。回程坐滿一機的德國從武漢遣回的德國人，他們立即被送到隔絕地方兩週觀察。

在這些日子中，1 月 31 日決定將此書闢出一章疫病章，它是人們健康的殺手。同時看出，健康的基石，在於免疫系統的正常運作，這樣才能在沒有藥品治療下，來對抗此疫病。

➢ 世界息息相關

這次 Covid-19 疫病流行，不管是哪一個國家，什麼文化，什麼人種，都會遭受到襲擊。這看出整個世界是一體，息息相關。

這個疫病，沒有特效藥可以治療，沒有疫苗可以預防，只靠每個人的免疫系統。醫療衛生發達的國家，對感染病毒的人們，有輔助的治療，如心肺衰弱，有儀器可以扶助心肺的功能，維持生命，幫助病人增加自己的免疫系統功能，來對抗病毒。

如何來對付 Covid-19 疫病，不但看出人性，人心，還看出不同國家的政策，如何來對待控制這個疫病的發展。

收到波蘭 Ochinowsky 教授一封信，讚美台灣防疫的成功，同時談到波蘭在復活節，特別是今年，遇到 Covid-19 疫病的反思。16.4.2020

歷史回顧

➤ 疫病曾經橫行過世界各地

　　目前正是 Covid-19 橫行世界的可怕時期。在歐洲，美洲 14-18 世紀也有疫病的流行，那時主要是鼠疫，還有天花，麻疹和流感等的疫病。鼠疫再次返回歐洲和地中海。在西元 1629 年至 1631 年爆發瘟疫的國家與大城市有：義大利、塞維利亞（1647-1652 年）、倫敦（1665-1666 年）、維也納（1679 年），以及 1720 年的馬賽大瘟疫，1722 和 1771 年在莫斯科的鼠疫。Hispaniola 島（包含今天海地與多明尼加），在哥倫布於 1492 年發現時，島上約有 100 萬名原住民，主要是台諾人，島的西北部居住少許西沃內人。西班牙人來到美國和墨西哥時，歐洲人帶去的疾病，如天花、麻疹和流感等致命流行病肆虐於加勒比地區。肇因於 Hispaniola 島的天花傳播，導致台諾人在 1544 年島上絕跡。原住民絕跡以後，西班牙人紛紛拋棄 Hispaniola 島西部的農地和牧場，此島西部成為荒涼的無人區，後逐漸變成來自英國、法國、荷蘭等國的海盜據點。天花蔓延到墨西哥，成為當地 Aztekenreich 帝國毀滅的主要原因。在西班牙統治墨西哥一世紀（1500-1600 年）中，中美洲和南美洲數百萬人喪生。到 1650 年之前墨西哥人大多數死於這種災難。從這裡我們可以看出，疾病跟隨歐洲人們遷徙美洲，所造成的影響。世界已不再只侷限於歐洲、亞洲，疾病的散播達美洲的影響，足以導致一個種族、國家的滅亡。12.4.2020

Covid-19 是新興傳染病

➤ 什麼是新興傳染病？

近二、三十年來，有好多新的病，困擾現代的人們，如愛滋病，登革熱，禽流感，兩個月來的武漢病毒。這些新來的疾病，很難醫治，傳染力強，全球化的趨勢，引起世界的恐慌和關注。

因而有新興傳染病一詞的出現。

新興傳染病（Emerging Infectious Disease）：

一般定義是近三十年以來，新出現在人類身上的傳染病，而此疾病的發生率除有快速增加的趨勢，且在地理分布上有擴張的情況，甚至發展出新的藥性機制，都可以算是新興傳染病。新興傳染病佔了所有人類病原體的百分之十二。

新興傳染病是人類傳染病，其發病率在最近幾十年中有所增加，很可能在不久的將來繼續發生。

廣義的新興及再浮現傳染病，它的起源有幾個原因，其型態大致可以分成六種：

1. 基因組突變或病原體進化，會導致新的傳染病（例如：腸出血性大腸桿菌）。新病源／新病症：例如 HIV 愛滋病、非典型肺炎，武漢病毒屬於其中之一。

2. 舊病原／新病症：已經知道的病原體會轉移到新的寄主或地理區域，例如：禽流感 H5N1，西尼羅河病毒。

301

3. 舊病原／新棲息地，即舊的病原，有新的生境、棲地，它包括多個「物種種群」，包括動物、植物其它各類生物，生活和生長的自然環境。例如在澳洲爆發的流行性乙型腦炎，簡稱「乙腦」，又名日本腦炎，由蚊子傳染。人為干預改變了生態系統，從而創建與以前隔離的細菌以及細菌或細菌攜帶者傳播的變化（在某些情況下為擴展）的新接觸區。示例：裂谷病毒在埃及的傳播；這種蟲媒病毒是通過蚊子傳染，蚊子的棲息地因修建水壩而得以擴大。

   裂谷熱（Rift Valley fever），是一種由病毒引起的人畜共同病，它的症狀程度從輕微到嚴重都有。輕微的症狀包括：發燒、肌肉疼痛、以及頭痛（常持續數天到一週）；嚴重的症狀則有：失明，通常在感染三週後發生、腦部感染引起劇烈的頭痛與神智混亂、以及伴隨肝功能異常的出血（可能在最初幾天出現）。有出血症狀的患者的死亡率高達 50%。

4. 舊病原／新株種，即新物種：例如霍亂弧菌 O1 群/O39（Vibrio cholerae），它是革蘭氏陰性菌，菌體短小呈逗點狀，有單鞭毛、菌毛，部分有莢膜。共分為 155 個血清群，其中 O1 群和 O139 群可引起霍亂。

   由於抗生素耐藥性（例如：對結核病的多重耐藥，耐甲氧西林的金黃色葡萄球菌）或公共衛生系統崩潰（例如：白喉，百日咳），已經成功被撲滅的著名病原體再次變為新物種。

5. 舊病原／新宿主（Host），也稱為寄主，是指為寄生物包括寄生蟲、病毒等提供生存環境的生物。例如發生人類身上的禽流感；對於尚未歸類為傳染病的某些疾病，改進的檢測病原體的方法可以確定疾病的實際原因（例如：幽門螺桿菌）。

6. 舊病原／復發流行：例如在美洲爆發的登革熱（dengue fever），也稱
    為骨痛熱症、斷骨熱、天狗熱，是一種由登革熱病毒引起的由蚊子
    傳染的熱帶病。

    病原體還被用於生產生物武器和生物恐怖主義，以前它們僅在某些
人群中發揮作用（例如：圖拉菌血症）。

    這是人為的作孽，病原體用來傷害敵人。這應該徹底的禁止。

    人類活動以多種方式促進新型傳染病的傳播。

    丙型肝炎病毒可在穿孔和紋身過程中傳播。

    當對牛進行除角和疫苗接種時，牛白血病病毒 BLV 會由於不遵守
衛生規定而傳播。

    委內瑞拉的森林砍伐導致老鼠瘟疫，老鼠可能是瓜納里託病毒（出
血熱的病原體）的儲存地。在畜牧業中使用抗生素導致建立耐藥菌株。

    在全球化的背景下，病原體在各大洲之間傳播得更快。

    這些新型傳染病還包括：HIV，BSE，SARS，Ebola-Virus 埃博拉病
毒，Marburg-Virus，馬爾堡病毒，Affenpocken 猴痘。

美國政府機構疾病預防控制中心（CDC）
出版一本名爲《新興傳染病》的雜誌

➢ 什麼是 MRSA？MRSA 的耐藥機制是什麼？或與濫用抗生素有關

Mrsa 英文全稱 Methicillin-resistantStaphylococcusaureus，翻譯為中文，即是耐甲氧西林金黃色葡萄球菌。甲氧西林是一種抗生素，抗菌機制和青黴素相似，但其可以不被青黴素酶水解破壞。所以，對產生青黴素酶的金黃色葡萄球菌有較好的抑制作用，但是卻抑制不了 Mrsa。

耐甲氧西林金黃色葡萄球菌（Methicillin-resistant Staphylococcus aureus）或多重抗藥金黃色葡萄球菌（Multiple-resistant Staphylococcus aureus）是金黃色葡萄球菌的一獨特菌株，對幾乎所有青黴素類抗生素具有抗藥性，包括甲氧西林（Methicillin）及其他抗 β 內醯胺酶的青黴素。MRSA 首次發現於 1961 年的英國，現時已廣泛散播，被稱為「超級細菌」。

➢ 漢他病毒（Hantavirus）

又譯漢坦病毒，其引發的病症稱為漢他病/腎綜合徵出血熱/流行性出血熱，為一種經由老鼠傳染給人類致命的傳染病，被列為生物性危害第四級（Biological hazard, Biohazard）病毒，該病毒由李鎬汪於 1978 年在南韓漢灘江（韓語：한탄강／漢灘江 Hantangang？）是南韓的一條河流，為北漢江的支流，歷史上是漢他病毒首次發現的地方。疫區的黑線

姬鼠肺組織中首度分離成功，因而得名。

➢ 非典型肺炎（Atypical pneumonia）

非典型肺炎（Atypical pneumonia），簡稱薩斯，英語也稱遊走肺炎（Walking pneumonia）是一個總稱，泛指所有由某種未知的病原體引起的肺炎。這些病原體，有可能是冠狀病毒、肺炎支原體、肺炎衣原體或退伍軍人菌引起的肺發炎狀，也可泛指不是由細菌所引起的肺發炎狀。

2002 年 11 月起在中國廣東省、北京及香港所爆發的流行病嚴重急性呼吸道症候群（SARS）也正是由某種冠狀病毒引起的，屬於薩斯之一。此病在全球各地廣泛擴散，有超過 8,000 人染病，近 800 人死亡。在中國大陸，由於中華人民共和國衛生部最初將 SARS 稱為「非典型肺炎（不明原因）」，使得「薩斯」成為嚴重急性呼吸道症候群（SARS）的代名詞，因此大陸媒體以及民眾常常以「薩斯」代指「SARS」，但兩者並不完全相同，「SARS」為「薩斯」的一種，另外在 2019 年末開始，並爆發於 2020 年的武漢肺炎也是一種非典型肺炎，但不屬於 SARS。

非典型肺炎的名稱最早在 1938 年提出，當時有 7 名患有肺炎的病人所表現的症狀與一般細菌性肺炎並不相同，因此被稱為原發性非典型肺炎。

非典型肺炎患者的病症與流感病人相似，病症會發燒、肌肉疼痛等，但肺部有發炎跡象。與典型細菌性肺炎最大的不同在於患者不會有毒性病容，例如呼吸急促、鼻翼煽動等狀況。非典型肺炎病人也不會有濃痰。

肺炎支原體是這類肺炎最重要的致病原因，除此之外其他病原還包括退伍軍人菌、鸚鵡熱、A 型流感併發肺炎等。

　　非典型肺炎病症的潛伏期大約在 4-11 天左右，病人表現為發燒，同時伴頭痛、關節酸痛、全身酸痛和乏力，還有明顯的呼吸道症狀，如乾咳等；部分病人出現呼吸加速、氣促等呼吸困難症狀。多數病人體徵不明顯，部分病人肺部可聞少許乾濕羅音。多數病人白血球不升高，少數白血球降低或/和血小板降低。該病症可能通過飛沫、分泌物和接觸呼吸道而感染。

其他案例：

　　2020 年 2 月 16 日，Elton John 因非典型肺炎而失聲，縮短在紐西蘭奧克蘭 Mt Smart 運動場的第一場演唱會。他所患的非典型肺炎，也是遊走性肺炎，與武漢肺炎無關。翌日，因為不是連晚演出，醫生讓他完成餘下兩場演唱會，但第二場順延至 2 月 19 日。28.2.2020

➤ 什麼是 Drug resistance 耐藥性

　　耐藥性 drug resistance 又稱抗藥性，抗藥性一詞等於藥物劑量失敗或藥物抵抗。抗藥性多指由病原體引起的疾病，因病人長期服藥，造成相同劑量卻不如當初有效的情況。

　　抗藥性產生亦可能是抗生素的濫用，或未按處方服藥。

　　耐藥性 drug resistance 所指的藥物，例如抗微生物藥 antimicrobial 或抗腫瘤藥 antineoplastic，在治療疾病或病症方面的有效性降低。此術語用於病原體 pathogens，微生物（如細菌、真菌、病毒和寄生蟲等）在遇到抗微生物藥物（如抗生素、抗真菌藥、抗病毒藥、抗瘧藥和驅蟲藥）時發生改變，便會出現微生物對藥物的耐藥性。產生微生物抗藥物。

菌藥物酶使抗菌藥物失活是耐藥性產生的最重要機制之一，使抗菌藥物作用於細菌之前，結合蛋白的量，同時降低青霉素結合與抗生素的親和力，形成多重耐藥機制。

在治療癌症的腫瘤細胞對於化療的療效阻滯藥物進入、癌症已"獲得"的耐藥性的背景下，即耐藥性已經發展，改變靶結構或改變原有代謝過程，都是病原體產生耐藥性的機制。

當一種生物體對一種以上的藥物具有抗藥性時，就稱其為多藥抗藥性。

抗菌素耐藥性和抗腫瘤藥耐藥性對臨床護理是一個大的挑戰，同時推動在這方面積極的研究。

抗生素耐藥性的發展尤其源於僅針對特定細菌分子，幾乎總是蛋白質的藥物。由於此藥物具有很高的特異性，因此這些細菌分子中的任何突變，都會干擾或破壞其作用，從而導致抗生素耐藥性。

記得我剛到德國沒有多久，那是 1967 年，就聽到鄰居在讚美他們的家庭醫生多好，一有疾病就開昂貴的抗生素來抵抗，它如一個"萬靈丹"，一服用，藥到病除，而只要醫生肯開昂貴的藥方，公家保險給付，所以病人很高興醫生肯開這樣的藥方。可是後來這種抗生素，專利已過，不少藥廠只要仿製，就大量生產，不但是用在人身上，連牲畜養殖中也濫用抗生素，僅在歐盟，這種濫用曾就佔分配給人類的三倍，這導致超抗性細菌的發展。結果，藥物失去效果，體內的感染持續不斷，進而加劇傳染他人的風險。

　　抗生素曾在醫界濫用，是導致細菌分子中突變的一個重要原因。

　　在三十多年前，就聽說，某人服食特多的特效藥，又得新病，沒有特效藥可治，在等待新的特效藥。這就是病菌的耐藥性一種現象。

　　耐藥性指藥物的治療疾病或改善病人徵狀的效力降低。當投入藥物濃度不足，不能殺死或抑制病原時，殘留的細菌可能具有抵抗此種藥物的能力。例如細菌可能因抗生素產生的活性氧誘發 DNA 突變而造成耐藥性。這種現象稱為超突變性（hypermutability）。

　　醫學醫藥的進步，來對抗細菌，而細菌在繼續生存的原則下，開始改變它們適應新環境的能力，改變抗生素靶向的酶，而且能夠利用酶改變抗生素本身，從而中和它。改變靶標的病原體的例子是金黃色葡萄球菌 Staphylococcus aureus，耐萬古黴素的腸球菌和大環內酯類的鏈球菌，而更改抗生素的微生物的例子是銅綠假單胞菌 Pseudomonas aeruginosa 和耐氨基糖苷 aminoglycoside-resistant 的鮑曼不動桿菌 Acinetobacter baumannii。

　　三十年來，新興傳染病越來越多，醫學對它們對產生，難以應付。

　　這次今年 2020 年的武漢病毒，蔓延到世界各地。而沒有預防針，沒有新藥物可以治療，只有靠自體的免疫系統來對抗。

　　昨天德國新聞報導，德國冠性病也在蔓延，一位幼稚園的老師，受到冠性病毒感染，整個幼稚園關閉。電視中，醫生告知大眾，若是可能感染上此病毒，不可去看醫生，以免在候診室又散播，要打電話，有專門醫生，登門拜訪，若是得了此病，即送進醫院，隔離治療。

　　微生物固有的抗藥性已超過新藥開發的速度發展，這表明長期的抗微生物療法的現有策略最終注定要失敗。如果沒有其他策略，病原微生物對藥物的耐藥性可能會成為 21 世紀人類面臨的最重大的公共衛生威脅之一。27.2.2020

➤ 中國在 2011 年 1 月抗鼠疫專家伍連德博士

伍連德（1879 年 3 月 10 日－1960 年 1 月 21 日），祖籍廣東新寧（今台山），出生於英屬馬來亞檳榔嶼，他是中國著名醫學家、公共衛生學家，是中國檢疫與防疫事業的先驅，為中國的現代醫學建設與醫學教育、公共衛生和傳染病學作出了開創性貢獻。

他 17 歲考取英國女王獎學金，留學英國劍橋大學，是此校第一位華人學生。1899 年 6 月畢業後考取聖瑪麗醫院獎學金，成為此院的第一位華人實習生。博士期間主攻破傷風菌研究，1903 年被劍橋大學授予醫學博士學位，是首位獲得此學位的華人。

1910 年 10 月一場突如其來的瘟疫，將清帝國面臨一個考驗。

事發 10 月 25 日，是個冬天。在中俄邊境的小城滿洲里，兩名從俄羅斯歸國的勞工，在旅店一夜暴亡，屍體呈紫黑色，死狀可怖。

十二天之後，同樣是兩名勞工死在哈爾濱旅店，並將胸疼、咯血、呼吸困難的症狀傳給同住旅店的四位房客。

清帝國政府收到第一份疫情報告。

其實，此前瘟疫在俄國已萌芽。

侵佔我國大片領土的沙俄，因人力不足，當時招募大量闖關東的中國勞工，很多勞工是在西伯利亞的曠野捕獵旱獺。旱獺是珍貴的毛皮動物，卻也是鼠疫桿菌的重要宿主。於是，中國勞工的聚集地，陸續有人出現鼠疫症狀。

很快，瘟疫在勞工聚集的哈爾濱道外傅家甸地區大規模爆發。不少全家死亡，屍體隨處可見，連前來處理的警察也紛紛倒下。

數年之前，以哈爾濱為中心、貫穿全東北的 T 字形鐵路網剛剛通車。此次此刻卻成了瘟疫傳播的幫手。瘟疫順鐵道一路蔓延，長春、瀋陽關內的河北、山東也爆出疫情。

越來越多的人倒下，人們對瘟疫的原因一無所知。

眼看就是帝國子民的滅頂之災。

伍連德的第一個任務，是要鎖定瘟疫的病原。

最直接的辦法，是解剖屍體做病理分析。這是與傳統相悖的。權衡再三，伍連德選擇一位死於瘟疫的日籍女子，在一處簡陋的民居秘密進行。顯微鏡下，鼠疫桿菌暴露無遺。這也是中國第一例有記載的病理解剖。

雖然在明末到中國來的德國耶穌會士 Schreck 解剖死亡的傳教士，發現肺癌，是第一位對肺癌報導的醫生。

1911 年的瘟疫是一場恐怖的鼠疫。

伍博士帶著疑問，冒著生命危險反復深入疫區中心傅家甸。他發現很多家庭都是室內一人染病，很快感染全家，而室內捕獲的家鼠身上並無鼠疫桿菌。

於是，伍連德提出一個前所未聞的大膽理論——這一次的鼠疫，存在人傳人的情況。而且從呼吸道感染症狀嚴重的情況判斷，極有可能是通過飛沫，在人與人之間進行呼吸傳播。這就是日後醫學界熟知的「肺鼠疫」。

同樣對他表示信任的，還有身陷滅城之災的哈爾濱全城，以及整個清帝國政府。

他採取三項措施：

第一是管理傳染源，士兵挨家挨戶搜尋感染者，一旦發現馬上送到醫院，按重症、輕症、疑似進行分級處理，避免交叉管理。病人房屋用生硫磺和石炭酸消毒。第二是切斷傳播路徑。

肺鼠疫可以人傳人，就必須採取斷然措施，對人員流動進行必要管制。政府從長春調集 1160 名士兵，對哈爾濱疫區進行嚴格的封鎖和交通管制，疫區被分成紅黃藍白四個區域，每個區的居民佩戴同色證章，只能在本區活動。伍連德提出的「疑似」概念，以及疑似患者每天測量體溫、檢查症狀，連續七日正常方可解除隔離的處置原則，一直沿用至今。

可能為傳播載體的疑似者，被伍連德安置在由 120 節火車車廂改建的隔離營中，營中設置醫護人員和巡警，嚴防交叉感染。由此，中國開始建立起最初的現代防疫管理體系。

同時，為了避免疫情持續擴散，從 1911 年 1 月開始，東北境內鐵路陸續停駛。1 月 13 日，清帝國在山海關設立檢驗所，凡經過旅客，均需停留五天觀察。1 月 15 日，陸軍部加派軍隊，阻止入關客貨。1 月 21 日，又下令斷絕京津交通。

這封的不是一座城，而是整個東北。

第三是保護易感人群，伍連德認為，易感人群包括疫區附近居民，特別是其中抵抗力低下的老幼居民，也包括在一線與病患頻繁接觸的醫護人員和警察。

他要求醫護與軍警嚴格佩戴口罩。當時工業基礎孱弱，口罩庫存很快告罄。他因地制宜，發明一種紗布口罩，雙層棉紗夾一塊吸水藥棉，稱為「伍氏口罩」。

這種口罩成本低廉，防護性能雖不如現代產品，但相比暴露面部畢竟是巨大進步。

這些方案再先進，沒有當局落實也只能是一紙空文。所幸，東三省地方政府和帝國高層，竟然迸發出超乎尋常的行政效率，迅速調集資源，付諸實施。

疫情最嚴重的時候，每日報送的死亡人數超過 200，傅家甸居民死者超過四分之一。但在三管齊下的策略之下，形勢開始逆轉。

1 月 31 日，傅家甸疫區死亡人數掉頭向下。2 月 20 日，所有採取防疫措施的疫區，死亡人數均開始下降。

3 月 1 日，哈爾濱首先實現了零死亡。到四月，鼠疫終於徹底撲滅。

事後統計，這次鼠疫死亡人數超過六萬，相當於東北 1400 萬人的 0.4%左右。不可謂不慘痛。但相比，肇事之初，人們的估測，包括外國學界與媒體的估測，又是個巨大的成就。

當時外媒認為，如控制不當，這很可能又是一次世界性災難。

經此一役，伍連德博士和他開創的現代防疫體系功不可沒，他這一代的中國醫者，深入死地，義不惜身，總結實踐的諸多寶貴經驗，至今仍在福澤後人。

　　這裡看出醫生，醫護人員和警察，政府的合作，才能抑制這場人傳人的疫病。

　　要向當時清帝國政府的辦事嚴謹，效率高超，以及奮勇的醫務人員等致敬。31.1.2020

➤ 一位敢作敢當對消滅瘟疫功不可滅的錫良

　　錫良（1853 年－1917 年），字清弼，拜岳特氏（巴岳特氏），蒙古鑲藍旗人。晚清政治人物。

　　同治十三年（1874 年）甲戌科進士。

　　光緒二十七年（1901 年）12 月，署理河南巡撫兼管河工事務。開辦豫南公司，開採河南南部礦產。在開封創建河南大學堂。

　　光緒三十四年（1908 年），孫文革命黨人在雲南河口發動起事，錫良親自督師，前往鎮壓。

　　宣統元年（1909 年）2 月，授欽差大臣，總督奉天、吉林、黑龍江等東三省，兼任熱河都統。

　　宣統二年（1910 年）10 月，與瑞澂（1863 年－1915 年）領銜，聯名內地十八省督撫致電軍機處，要求明年即開國會，組織責任內閣，推動君主立憲運動。

　　清亡後引退，1917 年病逝。

　　當 1911 年 1 月鼠疫爆發在哈爾濱時，當時的東三省總督為錫良。

　　東三省總督這個職位，約相當於黑吉遼三省的省委書記兼省長，位高權重。時任總督錫良，蒙古鑲藍旗人，屬於晚清政界的開明人士，素有能吏之名。

在歲月塵封的歷史檔案之中，錫良在瘟疫中的表現可敬可佩。

他反復向朝廷上書，奏報疫情。

檔案中能看到，他發電中東鐵路各州縣，要求把每天鼠疫在各地的流行情況及時用電報進行彙報，並且關於防疫電報一律免費。

他對伍連德充分信任，伍連德所有的專業建議，要變成切實有效的措施，都不可缺少錫良治下東北行政系統的高效支持。

當伍連德提出焚屍動議，各界反對紛紛，幾乎無法推進的時候，錫良力排眾議，支持他上書陳情，最終獲得攝政王載灃支持，求得一道「奉旨焚屍」的寶貴聖旨。

在伍連德倡導下，錫良在吉林等地組建防疫總局，形成了中國最早的衛生防疫行政體制。

防疫措施耗資巨大，清帝國財政緊張接濟不上，錫良的辦法不是向國民募捐，而是事急從權，向銀行借款。

對於在瘟疫中衝在前方的防疫人員，錫良上奏朝廷，為防疫人員「照軍營異常勞績褒獎。其病故者，依陣亡例優恤」，當時定下的標準，醫生殉職可以得到撫卹銀 1 萬兩。清代一品大員年俸僅 180 兩，對比之下可知分量。

防疫是戰場，醫生是戰士。這位大清總督用實打實的真金白銀，讓這句口號沒有流於空文。

同時，另一方面，錫良對防疫中庸碌無為、推諉拖延的官員，毫不

留情，吉林西北路道於馹興、吉林西南路道李澍恩都因「防疫不力」被
革職。

　　錫良甚至做到了，在列強環伺的東北，成功擊退了俄、日以協助防
疫為名，對中國主權的進一步染指。

　　帝國在執行東北全域封鎖、山海關五天隔離政策時絕不容情。朝廷
頭品大員，太子太傅、欽差大臣鄭孝胥從東北公務返回，老老實實在山
海關隔離觀察五天。在東北鼠疫被撲滅的 1911 年 4 月，在朝廷和總督
的支持下，萬國鼠疫研究會在瀋陽成立。這是中國本土舉辦的第一次現
代學術會議。伍連德當選為主席，為積貧積弱的帝國，贏得了最初也是
最後的國際學術聲譽。1.2.2020

➢ 冠狀病毒中醫能夠治癒？

　　武漢的冠狀病毒蔓延開來，不只是中國，連美國，德國，法國都發
現此疾病的感染。

　　這種病既然西醫沒法治療，那麼何不用中醫試試？

　　在 1 月 24 日我就給堂妹寫信，提到"雖然歐美這邊說，還沒藥物能
夠治療，不過中醫是另外一個治病系統，希望病者在中國傳統醫學的醫
生照顧下，能夠度過這段難關。"

　　今天收到她的回信，"北京市教委已經下發通知告知大學、中學、小
學都延遲開學，具體開學時間等通知。我們老師如期 2 月 27 日開學…
您說的中醫醫治病毒的事，我看有人說到這件事，是從中醫的角度來解
決病毒的問題。中醫是寶藏，應該充分的利用。"

中醫是中國文化特別珍貴的寶藏，若是能夠在治療冠狀病毒上取得療效，將能拯救很多的病人。30.1.2020

➢ 從山珍海味到武漢的傳染病

2020 年一月 21 日香港媒體報導：

香港著名傳染病學家袁國勇今天表示，中國大陸武漢肺炎已進入第三波個案，即在家庭和醫院散播；當務之急是在"未完全"進入第三波時採取預防措施，阻止疫情散播。

該報導：香港大學李嘉誠醫學院微生物學系傳染病學講座教授袁國勇、衛生署衛生防護中心總監黃加慶和醫院管理局質素及安全總監鍾健禮下午會晤記者，回答武漢肺炎問題。

該報說，2003 年曾協助港府防治嚴重急性呼吸道癥候群的袁國勇說，武漢新型冠狀病毒首先經由動物傳入人類體內，引起散發性病例，這首先在武漢華南海鮮城發生，是第一波傳染。病毒的第二波爆發，是由海鮮城傳播至附近居民；第三波爆發是在一些家庭和醫院傳播。

據他說，如果病毒在社區爆發，大量沒有去過武漢的人感染病毒，情況就相當嚴重，會出現當年 SARS 的情況，這是當前首要阻止的事。袁國勇說，希望在武漢新型冠狀病毒未完全進入第三波之際採取預防措施，阻止疫情散播。

據袁國勇說，香港當局對武漢肺炎採取的預防措施，已較其他地方嚴厲，因為香港有過 SARS 的慘痛教訓；當局已把防疫情況提升至中等的嚴重級別，這種級別的防疫高於其他地方，但也引起一些市民批評，認為過於嚴厲。但他說，2003 年香港爆發 SARS，導致約 300 人死亡，汲取這次教訓，香港當局因此採取較為嚴厲的預防措施。

中央社指袁國勇早前曾前往武漢視察當地疫情，他說，不覺得當地或中國大陸方面有意隱瞞疫情。他說，有人質疑武漢突然大量新增新型冠狀病毒確診病例，因此質疑大陸方面隱瞞疫情，但這是因為陸方有了快速測試劑，讓原先感染的人很快得知結果。

袁國勇並說，武漢已成疫區，市民不該前往。

該報說，另外，鍾健禮說，目前香港已有 117 起涉及武漢的病例，但所有病人對測試劑都呈現陰性反應，即他們沒有感染武漢新型冠狀病毒。"

今天 1 月 23 日紐約報社發佈的消息 The New York Times

The authorities enacted strict travel bans for the central Chinese cities of Huanggang, Ezhou and Wuhan, collectively home to nearly 20 million people. At least 17 people have died and more than 570 have been sickened by a mysterious illness.

By The New York Times

RIGHT NOWIn addition to canceling flights and trains, the authorities also shuttered movie theaters, cafes and other public spaces.

The New York Times 報導中國封鎖三個城市，將近 2 千萬居民，來防止此病的蔓延。

德國媒體報導，總理 Merkel 電習近平，讚美中國的防止此新型冠狀病毒的蔓延。

可見中國並沒有隱瞞不報導此事，反而採取嚴厲的封鎖，以便抑制此新型冠狀病毒的散播。23.1.2020

➤ 今天接到 Paul 的一文 "山珍海味"

這篇文中，從吃，We Chinese are a nation o "food". Food comes first and "heaven" to us is a full meal. To the richer folks, "heaven" is a full delicious food. We go after the taste and flavor and we eat worms, grasshoppers, rattlesnakes, monkeys and donkeys, cats and dogs and anything beyond a westerner's imagination. Is there anything wrong with that? I would say "no"!

Paul 文章中，寫到一次他在 1980's to 1990's traveled to Dungkwan（東莞），在廣東的一家中國飯店的經驗，"Right in front of the restaurant there was a donkey tied to a pole. Then there were metal boxes with different kinds of small animals. I could not name them and the factory owner said that he did not blame me for the animals had been caught recently in the mountains. The donkey and the animals would be dressed in the restaurant for their "noble" customers, most of whom were Taiwanese factory owners. One famous Cantonese slang：

"Let us eat it first！"（That is before you ask what it is.）

Paul 描述的這件事，使我想到有次在慕尼黑的一位飯店老闆請客，請我們和一位德國部長晚餐。那天老闆特意燒了一盤中國的海參。海參德文叫 Seegurke。我就翻譯給我先生和這位部長，字面上是海黃瓜，他們以為是海上的黃瓜，為植物。後來我先生得知，原來是一種動物，它吃起來沒有骨頭，如大的 Worm 蠕蟲。我先生說，即使現在想起，他吃的海參，如一個大蠕蟲，還有嘔吐感。

****

然後 Paul 談到"Then came the Coronavirus from Wuhan. The virus came from a seafood market that also sold mountain animals which carried the virus and passed over to humans. And it is becoming epidemic with nearly 500 cases spreading all over the nation. "

這次在武漢發現的新型冠狀病毒，就是在海鮮市場，它販賣山上的動物，以致把病毒傳到人的身上。

最後 Paul 問 Is it time to re-examine this eating habit?

是否這是要重新檢討吃的習慣的時候？

****

是的，儘管每一個國家有其吃的內容和習慣，這是無可厚非，Paul 也在事先說明"Is there anything wrong with that? I would say "no"!。但是我們也需要考慮中國的山珍海味的市場，連一些飯店外面，還有可以吃的小動物，是否這樣的混雜，有考量的必要。

記得我剛到台灣沒有多久，那時我還沒有 6 歲，有次跟母親南下，在車站上有人賣一串東西，母親買來，我們細看是一種昆蟲，就不敢吃。這是我第一次和最後一次遇到在台灣販賣昆蟲的事。

我的教授 Heilfurth 夫婦去非洲做研究調查時，一位酋長請他們吃飯，菜餚中有昆蟲，這是那裡的佳餚美食，這無可厚非，可是在飯桌上，狗站在桌上，也一塊來吃。這點令他們很難接受。

　　J. Paul Getty（1892-1976）在 1953 年，他成立一個 Trust，它是世界上最富裕的藝術機構；Guinness Book of Records 1966，稱他為當代世界最富有的人。

　　Getty 有次在沙地阿拉談石油生意，國王請他吃飯，其中有一道"名菜"是羊的眼睛，他從來沒有吃過，可是盛情難卻，只好硬著頭皮將它吞下肚。

　　到異鄉和異國會遇到另外一種飲食習慣和水土的不同，因此會有"水土不服"的情況發生。

　　中國的海鮮市場，傳出來"賣山上的動物，以致把病毒傳到人的身上。"，這樣看來，中國的"山珍海味"，尤其販賣的市場和飯店外面的陳設，混在一起，加上"Let us eat it first！"的習俗，似乎有重新考量這樣各種珍品同時出現，和飲食的習俗，是否有必要。

　　吃，固然是一種文化。好客，是一種熱情，但是一次請上混合的山珍海味，非常的豐富，是否有此必要？站在健康的立場上來看，這種太豐富的飲食，是三高的一個原因，並不健康。那麼我們似乎應重新考量，這樣各種珍品同時出現，加上"Let us eat it first！"的口號，這是一種習俗，也是一種浪費，更是不健康的飲食現象，是否有必要？13.2.2020

➢ 中國的武漢病毒

　　中國的武漢病毒，使中國全民上下警覺，大小城市為了防禦傳染，大街小巷都陷入沉靜中，如 Daniel 寄來作者：石梁的文：靜靜的中國，其中談到"人類終於低下了那顆驕傲的頭顱開始靜靜地思考：我們還是地球之王嗎？人類終於又一次深切地感受到了大自然的威力。貪婪的心正在被病毒淨化，愛吃的嘴也正在被病毒懲罰，一天到晚泡在燈紅酒綠場所的人已被病毒趕回家，流連忘返在牌桌上、酒桌上和賭場里的人也主動回了家。

　　街上的人越來越少，路上的車看不到幾輛，空氣開始變得清新，霧霾也不見了蹤影，天空越來越藍，太陽越來越亮，家庭變得越來越溫馨和睦，人們的心也變得越來越安靜、淡定。

　　這正是 Paul 所談及的從山珍海味到武漢病毒。

　　人們遇到未有的災難，正是靜心思考的時候。

　　當愛滋病流行時，也使得一家人團結一致，男人不到處沾花惹草，女子不紅杏出牆，夫妻安心的照顧一家。

　　這正是災害帶給我們的靜思，對待周圍人士的尊重愛護。

　　這也正是易經帶給我們的處事態度。卦沒有好壞，只要我們持守正義，不離正道，待人以誠，終能由剝至復。

　　國成的來信談到"在瘟疫中停擺的中國"中所談到，"未曾遇到过这样的情形，整个城市静悄悄的，路上偶有汽车，整个中国都安静下来，只有那些医务人员还冲在前面。"有類似的情況。他是一位積極的藝人，正利用這段時間，鍥而不捨的作畫，畫出為救治感染上此疾病的人們努力不懈的精神。畫的動機是對這些人的致敬。13.2.2020

321

➤ 對中國疫情的反應面面觀

這次中國武漢冠性病毒，舉世矚目。這種病毒感染，傳播迅速，時常在數日之間能致人於死地，中醫以疫病，瘟疫來稱呼它。

不管古今中外，都曾發生，危害人們生命的疫病。人類的歷史一直在對抗天災人禍，無妄之災，它們是不速之客，是對我們的考驗，挑戰，但是我相信我們一定能夠克服它。

對抗這種病毒，有很多種方法能夠防止它的擴延，而它不是細菌感染，抗生素無效。預防針，新藥物，都需要時間來發展製造。在這段時間，醫生只有照顧病人，防止併發症，這是一場病毒和自身免疫力競賽的過程，能夠得到好的照顧，激發免疫力，就能戰勝病毒。

在這段時間，中外人士對待它的態度，看出人們的心態。是幸災樂禍？趁火打劫，蓄意中傷，還是具有愛心同情心來表示關懷和協助？

我跟朋友們也都在談論這件事。國成藝術家，講述他的經歷。他在關在家的 16 天內，不停的用他的藝術之手，畫出對照顧病人的醫生和醫務人員畫像，對他們表示敬意和感激。看到他的心意，畫面中的取題，取景，看出他的關懷之情。

我在正編輯的"身心靈的自然醫學"中加入"疫病章"。

這種病毒，使我們看出，對中國疫情抹黑煽動种族敵意的文章是充滿狠毒，負面情緒，這些人正暴露他們的黑內心和負面情緒。

相反的對遭受這場災害襲擊的人們關切，伸出援手，或表示站在一條線上的人們，也是不少。這些中外善心的人士。是不會被人忘懷的，這正是，這個世界有希望的象徵。

我相信，這場武漢病毒一定會被控制，制服。

這種疫病通常都有季節性，在寒冷的天氣下，會流行，當氣候轉暖時，就不易傳染，加上國內動員，它已經受到控制，並有不少病癒出院的例子。

今天接到柏芳寄來一個網路連線：
https://3w.huanqiu.com/a/e7a25e/3wzYBN2pohj?agt=20&tt_from=weixin&tt_group_id=6792169150685905421&utm_campaign=client_share&wxshare_count=1&timestamp=1581493328&app=news_article&utm_source=weixin&utm_medium=toutiao_android&req_id=202002121542080100120651600E4B06F6&group_id=6792169150685905421&from=groupmessage&isappinstalled=0

下面錄下幾段報導：

2 月 3 日《華爾街日報》曾以《中國是亞洲真正病夫》為題發表了一篇文章，利用新冠病毒疫情對中國進行種族主義色彩的攻擊。文中，作者米德借新冠肺炎疫情大肆唱衰中國經濟及前景，而對本國的人權現狀和導致萬人死亡的流感肆虐不置一詞，這種嚴重的雙標和極具侮辱性的文章讓中國人憤怒了。

華春瑩曾在中國外交部網上例行記者會，對此進行點名批評："這位叫作 Walter Russell Mead 的作者，你應該為自己的言論、你的傲慢、偏見和無知感到羞愧。"

這種大量發出侮辱中國人的文章，已經受到華人的抗議。要求《華爾街日報》撤稿並正式道歉，請願已經收集到超過 10 萬個簽名。此外，越來越多美國學界人士也在譴責這種煽動種族敵意的文章。

其實,《華爾街日報》的文章只是這次疫情中,西方反華勢力抹黑中國,辱華歧視行徑中"滄海之一粟"。雖然我們都知道,不是所有武漢人、中國人都是感染者,但西方反華勢力可並不想讓大家這麼認為,他們刻意的抹黑、煽動恐懼,有的甚至幸災樂禍。下面,讓我們來看看他們的醜陋"表演"吧。

2月10日,外交部發言人耿爽表示,《華爾街日報》刊登的這篇文章詆毀中國政府和中國人民抗擊疫情的努力,報社編輯還為該文章加上帶有種族歧視色彩的聳人聽聞的標題,既違背客觀事實又違反職業道德,傷害了中國人民的感情,引起廣大中國民眾的憤慨和譴責。"中方敦促《華爾街日報》正視中方關切,嚴肅回應中方的要求。中方保留對該報進一步採取措施的權利。"而更早之前,丹麥《日德蘭郵報》關於中國疫情的一篇報導中,直接刊登了用冠狀病毒取代中國國旗裡五顆星的漫畫。

與美國自由民主協會往來密切的"RFA",也是抓住機會上躥下跳。其連續撰文攻擊武漢封城變成了一個不見天日的"黑暗之地",所有醫療物資和日用品都跟不上,市民瘋搶等。而實際情況卻是,全國齊心支援武漢,各類生活必需品及時供應,群眾封城後的生活得到了保障,社會也保持著穩定。

輿論的惡意帶來的是認知和行為上的惡意,這樣的報導勢必引發了外國人對疫情的誤讀。

這些零零星星惡意事件彙集起來,就形成了一種社會趨向。"疫情見人心",而人心往往會被輿論所引導,那麼是誰在製造這種集體對中國人惡意的輿論氣氛?

上合組織發表聲明支援中方抗擊疫情　耿爽：安危與共、守望相助

王毅：

　　病毒無國界，需要國際共同應對，另外一方面，UNDP向中國捐贈50萬美元醫療物資：關鍵時刻，我們堅定地同中國政府和人民站在一起。

➤ 來自遠方的祝福——哥斯大黎加兒童為中國加油

　　加拿大衛生部長更是明確表示：加拿大不會跟隨美國限制中國人以及去過中國的外國人入境，我們認為禁止入境的做法沒有依據，也不合理。

　　加拿大多倫多市中心還出現了巨幅看板："加油中國！以愛之名！我們挺你！"

　　溫暖！烏茲別克斯坦留學生心系中國疫情從家鄉採購萬余口罩捐贈廣州

　　無住生心——《金剛經》系列導讀之四十三

　　歐洲版·02-13 15：55

　　鑽石公主號郵輪上的香港同胞給中國駐日本大使館發來感謝信

　　俄外交部發言人用中文鼓勵中國抗擊疫情：艱難時刻，俄中同在

　　環球網·02-13 15：37

　　世衛組織：希望各國勿因新冠肺炎拒絕郵輪進港

　　中國新聞網·02-13 15：28

　　13日0時至12時山東省新型冠狀病毒肺炎新增確診病例3例，累

計確診病例 509 例

健康山東·02-13 15：07

韓國連續兩天無新增病例，累計確診 28 例，治癒出院 7 例

環球網·02-13 15：07

俄發言人批西方媒體和有些國家：利用疫情破壞中國形象，損害中國信譽

環球網·02-13 15：05

世衛組織總幹事：中國防控行動避免疫情在其他地區蔓延

新華網·02-13 14：37

日本大阪繁華街道掛中日雙語條幅為中國抗"疫"加油

中新網·02-13 14：31

來自遠方的祝福——墨西哥兒童為中國加油

NBA 眾球星齊聲為中國抗"疫"打氣：武漢加油！武漢挺住！

伊朗捐贈第二批醫療物資今晨送達，伊朗駐華使館：湖北勝則中國勝，中國勝則世界勝！

在荷蘭，一份近 5 萬人請願書譴責因新冠病毒歧視華人：玩笑及侮辱性言論該停止了！

澳大利亞鐵礦石巨頭發聲支援中國抗"疫"

中國新聞網·02-13 11：35

韓國確診 28 例中治癒 7 例

韓媒：韓教育部長官呼籲不要因疫情排斥中國留學生

　　UNDP 向中國捐贈 50 萬美元醫療物資：關鍵時刻，我們堅定地同中國政府和人民站在一起

　　德國青田會抗擊"新型冠狀病毒感染肺炎"捐贈款物 5 萬歐元

　　歐洲版·02-13 07：33

　　德國文成會募集善款用於購買醫療保護用品

　　歐洲版·02-13 07：32

　　德國浙江總商會"抗擊疫情"工作線上

　　歐洲版·02-13 07：31

　　虞和芳註明：德國總理 Merkel 派遣軍機到武漢，贈送一萬套，醫務人員全身防衛衣裝，保護醫療人員不受到感染。

➢ 世界期待中國走出疫情陰影，合力尋找應對病毒之策

　　越南兩例新冠肺炎確診患者康復出院

　　中國加油！法國前總理拉法蘭錄視頻支援中國抗"疫"

　　聲援中國！以色列特拉維夫市政廳大樓亮起"中國紅"

　　俄羅斯新冠肺炎確診患者均康復出院

　　央視新聞用戶端·02-12 15:48

　　總理誦經、議長捐款，斯里蘭卡全島為中國祈福

　　外交部：新冠肺炎疫情防控將是王毅同德領導人交流的重要議題

　　外交部：防疫無國界感謝國際社會對中國抗疫的支持

　　外交部：讚賞加拿大對待中國疫情的科學理性態度

　　歐盟協調成員國行動應對新冠肺炎外交部：注意到歐盟強調團結合作應對疫情

　　防疫無國境！首爾市長見中國大使：中國的困難就是我們的困難，中國的安危關乎我們的安危

****

　　綜觀以上新聞報導，不但疫情受到控制，新感染降低，不少得病人士痊癒返家。不少海內外的中外人士，表示關懷，關注，協助。

　　從這場武漢病毒看出，哪些是友人，哪些不懷好意。這場病毒，如一個照妖鏡，把那些群魔妖怪，存心不良，幸災樂禍，煽動種族歧視的人們，現出他們的原形，我們要警惕。

　　我確信，不久病毒將會消蹤隱跡，中國能夠戰勝這場瘟疫的害。

　　嚴冬過後，就是春天，祝福大家

　　愉快康健

虞和芳

14.2.2020.

➤ 武漢病毒德國報導的情況

　　今天德國媒體報導武漢病毒的情況統計：

　　中國－得病：37200 人；死亡：811

　　歐洲－得病：270

　　德國－得病：14

法國－死亡：1

在巴黎的醫院，為來自中國的觀光客，年紀 80 歲以上。

雖然此病蔓延開來，但是它經過中國的控制，和世界衛生組織的重視，在控制之內。

Bill Gates 發言，擔心非洲若是蔓延開來，情況會嚴重，因為非洲醫療設備和組織沒有中國那樣的有效敏捷迅速。

雖然此病還沒有終止，不過看情況它已經受到控制。感謝中國政府的即時採取措施，中國醫療人員的盡心盡力對抗此疫病，它受到抑制。希望不久它能消聲匿跡。15.2.2020

➢ 養肺自己能夠做的事

最近跟友朋們談論冠性病的危害。

今天接到 jenny 寄來的一篇微信檔案

全民養肺，刻不容緩，最全的養肺方法送給你 https://mp.weixin.qq.com/s/DWSJZfKHnxhBLbH49k8fiQ 看讀之後，覺得這幾種養肺的方法，不但很合中醫的養生方法理論，而且簡單易行，值得每人儘量去實行。

健康在於自己。

感謝有些人，收集這種說明清楚，人人可行的方法。25.2.2020

➢ 牙痛針灸

讀到中國感染上冠性病的人數，以及又有 150 位死亡，同時還有三位醫生死亡。得病時，醫生是最重要的了，盡職的醫生，有時會被有傳染性的疾病感染到，而犧牲，這種醫生令人感激致敬。生病，不管什麼病，都是得病人的痛苦，盼望有醫生能夠解決問題，更覺得醫務人員的重要。看到 10 年前的一篇牙痛記載，痛症自己能夠解決，耳鳴花了不知多少功夫，看多多少醫生，到現在還是沒有治好。不過想到耳鳴雖然擾人，但是比起得了重症，疫病，它實在是微不足道。我更應該把精力放到幫助別人的痛苦上，忘掉自己的小毛病。25.2.2020

****

昨天牙痛的很不舒服，一直在痛，連午飯都不能夠吃。下午散步回家，在電腦前工作，痛得很難受，而且人被這種疼痛弄得很累和衰弱，我就針灸，將針留針在耳中和臉上，我繼續在電腦前工作，在留針三個小時後，牙痛才完全停止，而且精神比針灸前要好。由此可見，針灸的療效，要假以時刻，留針的時間不夠長的話，療效不高。那麼我的耳鳴治療更需要長久時間的針灸和留針才行。想起左手背在美國的瑜珈 TTC 課程時，被人踩到，腫脹處兩年多沒消。後來我積極的治療，甚至晚上留針在手背上睡覺，經過一年多的治療後，它才消除。耳鳴有五年多了，不是一個短的時間，不能期待針灸個十次百次就能痊癒，也許需要好幾百次，或是上千次的不斷治療和留針，才能夠治癒耳鳴，它沒有治療不好的道理的！原文 15.4.10。25.2.2020 補說明。

> ### ➢ 對美國流感和中國的武漢病毒討論的一點思考

　　最近接到不少同學們的辯論，有關武漢病毒和美國的流感。感謝也轉寄給我來分享。讀了這些中國人的發表意見，每人都有他們的立場和報導，認為對方講的是 fake news。一些反應對我來說感到特別有意思的，錄於下：人生遇九災！方可度餘年！淡漠 LD 02-15 13：33 1 健康最重要 360U3182806037 02-15 11：00 10 希望我們國家在全民全力抗擊"新冠"的同時努力做好其它病毒的防治工作。中國必勝！加油！胡素珍 123 02-15 10：40 4 災難面前，舉國一心才能必勝，希望美國人也能做到我們大中國這樣，否則很難說。過往下客 02-15 01：45 19 凡是對遭受病毒危害的民眾表現出幸災樂禍的人，其心裡陰影和道德低劣行徑幾與病毒無異老怪物 578 02-15 01：07 7 美國只喜歡用西醫，這下美國栽了 bh_764 02-14 22：02 5 需要全球動員吧。360U2842235143 02-14 19：44 5 這就叫禍從口生，一天到晚說人家的不是！

****

　　真正的中國晶片巨頭：市值高達 2.1 萬億，拿下全球 90%晶片訂單，有一位元的反應晶片 360U3171863456 49 分鐘前 0 關你屁事

****

　　這個關你屁事的評論，讓我看後笑了好一大陣子。這是最絕的評論。

****

　　每一位參與的人，都是值得讚揚，雖然意見不一樣，相左，這正是討論的意義。關於美國流感的事，在德國並沒有什麼人來談，令我感到很奇怪。難道德國人漠視此事？不見得。德國人對時事，對各種發生的

事情都是非常的關切。當日發生的事，一般新聞發出後，都很快有人，回應，發表意見。當日或次日公立電視台，或是很多基金會組織研討會來談論，都發佈到 youtube 上。為什麼美國的流感，那麼多人得病，德國卻是不那麼的重視。德國最大的報紙：FAZ，2009 和 2010 美國豬流感流行，統計美國有 59 Millionen 感染。250.000 人在醫院接受治療，其中有 12000 人死亡。Der Erregerstamm H1N1 hatte in den Vereinigten Staaten in den Jahren 2009 und 2010 die sogenannte Schweinegrippe-Pandemie ausgelöst. Damals infizierten sich fast 59 Millionen Amerikaner mit dem Virus. Mehr als 250.000 Amerikaner wurden in Krankenhäusern behandelt, etwa 12 000 Patienten starben。在 2018 年報導當時的流感 Mehr als 180.000 Amerikaner haben sich schon infiziert. Betroffen sind vor allem die geburtenstarken Jahrgänge。十八萬人得病。請參考原文：https://www.faz.net/aktuell/gesellschaft/gesundheit/grippe-welle-fast-90-tote-in-den-usa-15461028.html 對 2019-2020 的流感，一位小兒科醫生在 1 月 31 日發佈：2019-2020 到一月的流感，跟 2017-2018，的流感沒有什麼相關，到一月 18 日的統計，這次流感，特別是小孩受到感染。到 2020 年一月 18 日的統計中，54 位死亡中，37 位得的是 Influenza-B-Viren. https://www.kinderaerzte-im-netz.de/news-archiv/meldung/article/usa-influ-enza-b-trifft-kinder-und-junge-erwachsene-besonders-stark/ 她的資料來自 Quelle: MedpageTopday, Morbidity and Mortality Weekly, FluView, Weekly U.S. Influenza Surveillance Report 這個資料我提出來，是希望我們能夠思索一下，為什麼德國人對美國流感的事，是另外一個報導數字。16.2.2020

➢ Joe 談到馬爾他神父在做彌撒時的祈禱

　　因為抽水馬桶漏水，Joe 上午儘量的再來修理。他是知其不可而為之。既然他願意修理，我就任他去處理。頂樓浴室的廁所，有兩個缺陷：一個是抽水蓄水的自動桶子不能運作，請人修理，每隔沖水數次後，它就會不斷的流水，不去留意的話，會流個好幾小時。非常浪費水。於是好幾次將它關閉，不去使用自動沖水。另外一個毛病，使用後，沖水進入連接在下水道的出口處漏水，它流出在地上，以致地上濕濕的，鞋子踩在上面，浴室髒兮兮的。J 看到水這樣的流出，說：馬爾他今年冬天缺水。週日他去做彌撒的時候，神父在教堂內禱告祈求給雨。這句話，使我很感覺奇怪。祈雨是古時候的一種帝王的一種向天求雨的儀式，自從人們知道雨的來源時，認為這是一種迷信。可是為什麼進化到 21 世紀的馬爾他，還有神父祈禱求雨的事？人們在自己能力無法做到的事，就會祈求神的幫忙。呼天搶地，呼天不應是形容，人們的哀痛。人在痛苦中，能夠向天，向神求援助，這是說明人的期望，向天發誓，說明人的心願，別人不管聽得到，聽不到，都不要緊，只要有冥冥的神存在，能夠聽到，心也就安了。以這種心情，人們祈禱，人們算命，醫學上，人們相信占星術。子不語怪力亂神，可是卻說：祭神如神在。能有這般的心態，就不是迷信，冥冥中，會有一股力量，可說是神力來幫助我們。這是信仰的力量。宇宙的奧妙中，正是顯出神力存在，人體的奧妙，也顯示出神的運作。這是我對待 mystisch 神秘學的態度。20.2.2020

➢ 今天德國 FAZ 報導冠性病毒的最新情況

　　今天一大早，7 點左右，看到 FAZ 有關冠性病毒的報導。冠性病毒蔓延到歐洲，受害最高的是義大利。今天上午 Joe9 點來工作時，很悲傷的說，義大利的一位足球隊員，不幸染上冠性病毒喪生。義大利的足球賽停止舉行。他是一位足球迷，對這件事很關注。問他，馬爾他是否有人染上冠性病，他說沒有。義大利取消狂歡節的節目。馬爾他雖然沒有取消，但是一天下來，蕭條得很，不像往年在首都 Valletta 的花車遊行，音樂跳舞不斷，熱鬧非凡。今天下午，四點多的時候，首都傳來一陣慶祝音樂，但是大約只有半個小時，就銷聲匿跡。下面翻譯今早接到的 FAZ 對冠心病最新的報導為中文，作為對此病進展的一個歐洲報導參考。FAZ 24.02.2020 – Aktualisiert: 24.02.2020, 06:54 Uhr https://www.faz.net/-ivn-9wual Coronavirus FAZ 法蘭克福日報 2020 年 2 月 24 日-更新：2020 年 2 月 24 日，上午 06：54 冠狀病毒中國死亡人數急劇上升。北京周一宣布 150 例新死亡，在一天內死亡人數，從沒有這麼高過。韓國和義大利的情況也在惡化。在中國，冠狀病毒死亡人數激增。衛生委員會周一在北京報告另外新的 150 例 Covid-19-死亡病例，在一天之內死亡的數字，從來沒有這麼多。同樣在正在爆發大流行病的南韓，據報導有 2 例新的此肺病死亡病例，和 161 例新發現的感染病例。在南韓，已經有 763 例感染和 7 例死亡。在中國以外沒有其他國家/地區報告有 12 月份爆發 Sars CoV-2 病毒更多感染的報導。在歐洲，義大利是受感染最嚴重的地區，有 150 多人受到感染。週日晚上的一次誤報，使義大利和奧地利之間的火車通行癱瘓好幾個小時。奧地利當局在布倫納（Brenner）阻止從威尼斯到慕尼黑的兩輛歐洲城市火車的通行 Zwei Eurocitys。其中一列火車上載有兩名德國婦女，她們發燒和嚴重咳嗽。但是，根據奧地利內政部的說法，她們在 Verone 中的測試結果為陰性。然後，這 500 名乘客可以繼續前往慕尼黑。在義大利北部的許多地區，公共生活實際上處於停滯狀態。在倫巴第 Lombardei，洛迪省 Lodi 的十個自治市被宣佈為禁區。他們靠近義大利第二大城市米蘭的金融中心。沃區 Vo 的威尼托 Venetien 被封鎖。學校，大學和博物館仍然關閉。原定於週二舉行的威尼斯狂歡節也提前結束。到目前為止，義大利有 3 名感染者死於該病。據報導，中國大陸以外的大約 30 個國家和地區有 2200 多例感染和 27 例死亡。在南韓，疫情集中在東南部的大邱市 Daegu 及周邊地區。基督教教區耶穌新天地教堂 Shincheonji-Kirche Jesu 的成員中，就有 129 例新感染。該教派的追隨者佔該國所有案件的一半以上，可能是通過"超級傳播者""Superverbreiter"傳染的。政府對傳染病設定最高警報。在中國，受感染人數到星期一再增加 409 人，至 77150 人。加上 150 例新死亡，有 2592 例死亡。據報導，絕大部分的死亡和感染來自中國中部嚴重受災的湖北省。週末，世界衛生組織（世衛組織）的一個團隊與中國同事一起參觀省會武漢。據官方媒體報導，許多醫生和護士也被感染-超過 3000 名，週末又有 3 名醫生死亡，其中 2 名在湖北。武漢市省會協和江北醫院的夏思思 Xia Sisi 醫生去世，享年 29 歲。孝感市 Xiaogan 中心醫院肺科主任醫師黃文軍 Huang Wenjun，也死於這種肺病。中國南部也有報導說，海南省海口市人民醫院 55 歲的醫生杜憲生 Du Xiansheng 死亡。中國國家元首和黨魁習近平在前一天就談到，這是自 1949 年國家成立以來的"最大的健康危機"。他呼籲採取強有力的措施，控制這一流行病。根據第二家官方媒體，在第二大經濟體的經濟生活大幅放緩，甚至在某些地方陷入停頓之後，總統週一還呼籲根據當地健康風險評估，緩慢恢復工作和生產。在風險"相對較低"的地區，與病毒的鬥爭應著重於防止傳染，而生產和公共生活應重新開始。具有"中等風險"的地區，應根據流行病的發生地點重新開始工作和生產，而具有"風險"的地區應繼續充分關注控制和預防。由於強烈的經濟影響，習近平宣布更積極的預算政策和稅收減免等措施，特別是對中小型企業。總統還暗示要放鬆貨幣政策。許多公司都停滯。此外，由於農曆新年後許多游動農民工尚未從村里返回，因此想要重新開始生產的公司缺少員工。越來越多的公司在支付工資方面也遇到問題。資料來源：dpa FAZ 24.02.2020 – Aktualisiert: 24.02.2020, 06:54 Uhr

➤ 林藝術家國成繪製武漢病毒的六幅新作

這位年輕的林藝術家，曾來馬爾他中國文化中心畫展，他贈送星雲大師一幅畫，從巴黎的展覽室，轉至巴黎佛光山的道場。他的繪畫，在美國，在歐洲各大城市都開過畫展。當他在香港開畫展時，正逢上，香港的學生週末遊行示威，他心中非常的沈重。他一直想以中國文化的繪畫，來對兩岸三地以共同文化為認同，達到和平共處的目的來努力。他遇到今年中國武漢病毒爆發後，就對醫護人員的救治辛苦而畫他們的努力不懈，他為自身也染上此疾病的醫生痛心，自此後，在家不斷的作畫，表達他對醫護人員的敬佩。這是他對此疾病所做的最大貢獻。下面是最近收到的他的大作，給他的回信。國成：感謝您寄來六幅大作分享。信中您說："好消息是中國很多地方的資料已經穩定且有好轉了。開始有復工的現象！""此次中國是舉國之力，飽和式救援加全國停擺的代價，還是防守得很辛苦！"的確，這次冠性病肺炎，中國是盡舉國之力，對中國人

致敬！歐洲在討論，它可能影響到其它各方面的進展，諸如全球的經濟
會可能動盪不安。只有一步步的盡力。人類會克服這場災難的。您的作
畫，是一件您的特殊成就。每幅畫都展示中國醫務人員的辛勞，都看出
您的心境。那幅好幾個工作人員各自隔開作息的圖；那位戴口罩騎機車，
載滿一大堆的包裹寄送的人；每幅都是多麼不容易的將他們以畫圖的藝
術家手法來描述，來一筆一畫的勾出表達，出自您藝術家的手下，對他
們辛勞工作的情況，加上您的特殊藝術手法，把武漢病毒的情況，氣氛，
栩栩如生的襯托出來，您的用心良苦，真是令人敬佩。Stefan 說，您的
作品可以跟西班牙的畫家 Francisco José de Goya y Lucientes 的作品比美。
您是一位藝術大家，這麼勤奮的作畫，這是藝術家能夠做到的最大貢獻。
您對祖國同胞的熱愛，對受苦犧牲醫務人員的惋惜同情，對您藝術的涵
養，眼光遠大，胸懷曠闊，耕耘不懈的精神，致以敬意。祝福　平安康健
虞和芳 24.2.2020。

➢ 《新興傳染病》之一：Marburg-Virus 馬爾堡──馬堡病毒

最令我震驚的是 Marburg-Virus 馬爾堡--馬堡病毒。

我在那裡修博士，1968-1972 年，而這疾病是在此城。

它是費氏病毒科和馬爾堡病毒屬的單(-)鏈 RNA 病毒(ss(-)RNA)，
是馬爾堡熱的病原體。

馬堡病毒是馬堡出血熱的致病源。其與伊波拉病毒相近，為人畜共
患傳染病。罹患此病的人會出現發高燒、腹瀉、嘔吐及出血的現象。病
毒來源不明。馬堡病毒可以透過體液（包括血液及唾液）、排泄物及嘔吐
物傳播，並曾造成間歇性的爆發。目前沒有任何疫苗或醫治的方法。

馬堡出血熱最先有記載的爆發是在 1967 年的德國馬堡，31 人獲病，病症亦因此而以該地命名，之後在法蘭克福及貝爾格勒亦有病例。31 人中，25 是直接感染，當中七人死亡。直接染病的人多是因為接觸當地實驗室內染有馬堡病的猴子而致病。另外六人是二次感染，當中包括兩名醫生，一名護士，一名解剖助理，及一名獸醫的妻子。他們都是與直接感染的病人，有緊密接觸。兩名醫生是在抽血時不慎接觸病者血液染病。這次爆發的來源經調查後，發現是來自非洲烏干達一種品種為 Cercopithecus aethiops 的猴子。德國的一家公司進口了該批染有病毒的猴子，原意是用來研製小兒麻痹症的疫苗。26.2.2020

➢ 蝙蝠病毒為何如此致命？

在我寫馬堡病毒時，在 1967 年代，當時研究馬堡病毒的專家，就看出有一種蝙蝠起到對此病毒的傳染"馬爾堡病毒／馬堡病毒病（MVD）的人類感染，最初是由於長時間接觸 Rousettus 蝙蝠群體所居住的地礦或洞穴所致。馬堡病毒專家們，一直在研究此病。2009 年，據報導成功地從洞穴中捕獲的 Rousettus aegyptiacus 分離出了傳染性 MARV 和 RAVV。這種隔離強烈表明，蝙蝠參與馬爾堡病毒，而拜訪有蝙蝠的洞穴是感染馬爾堡病毒的危險因素。有必要進行進一步的研究以確定 Rousettus aegyptiacus 是 MARV 和 RAVV 的真正宿主，還是它們通過與另一隻動物接觸而感染，因此僅作為中間宿主。另一個危險因素是與非人類靈長類動物的接觸，儘管只有一次 MVD 暴發 1967 年，是由於與被感染的猴子接觸。"

昨天讀到亞洲健康互聯海外中心刊登出一篇"蝙蝠病毒為何如此致

命"。

裡面談到，"蝙蝠可能是此次新型冠狀病毒（2019-nCoV）的原始宿主。"

覺得這篇文章，很有值得一讀的價值，因此將全篇文錄於下，以供參考。來源：亞洲健康互聯海外中心。

一月底《柳葉刀》雜誌上的分析表明，蝙蝠可能是此次新型冠狀病毒（2019-nCoV）的原始宿主。而先前的 SARS、MERS、伊波拉病毒、馬爾堡病毒，均起源於蝙蝠，不禁讓科學家思考，蝙蝠病毒為何如此致命？

加州大學伯克萊分校的一項新研究發現，蝙蝠對病毒的激烈免疫反應，可能會促使病毒更快地複製，因此，當牠們接觸到具有一般免疫系統的哺乳動物（如人類）時，這些病毒會造成致命的破壞。

這項「蝙蝠細胞系中加速的病毒動力學，對人畜共患病的出現有影響」的新研究，於 2 月 3 日發表在 eLife 雜誌上。

一些蝙蝠-包括那些被認為是人類最初感染源的蝙蝠-已被證明具有永久免疫的免疫系統，可以增強對病毒的防禦能力。這些蝙蝠中的病毒感染導致迅速的反應，使病毒脫離了細胞。儘管這可以保護蝙蝠免於感染高病毒量，但會鼓勵這些病毒，在可以進行防禦的宿主內更快地繁殖。

這使得蝙蝠成為快速繁殖和高傳播性病毒的獨特來源。儘管蝙蝠可以忍受此類病毒，但是當這些蝙蝠病毒移入缺乏快速反應免疫系統的動物時，這些病毒會很快淹沒它們的新宿主，導致高死亡率。

該研究的第一作者，加州大學伯克萊分校博士後卡拉·布魯克說：「有些蝙蝠能夠產生這種強大的抗病毒反應，而且還能使其與抗炎反應相平衡。如果嘗試同樣的抗病毒策略，我們的免疫系統將產生廣泛的炎症。但是，蝙蝠似乎特別適合避免免疫病理學的威脅。」

研究人員指出，破壞蝙蝠的棲息地似乎會給動物造成壓力，並使它們的唾液、尿液和糞便中釋放出更多的病毒，從而可能感染其他動物。

正在由美國國防高級研究計劃局（DARPA）資助的蝙蝠監測計劃中工作的布魯克說：「對蝙蝠的環境威脅加劇，可能會增加人畜共患病的威脅。」該計劃目前在馬達加斯加、孟加拉國、加納和澳洲進行。"Bat One Health"計畫探索蝙蝠棲息地的喪失，與蝙蝠病毒向其他動物和人類擴散之間的關聯性。

疾病生態學家，加州大學伯克萊分校整合生物學教授麥克·布茨說：「最重要的是，蝙蝠在攜帶病毒方面可能是特殊的。這些病毒很多都是來自蝙蝠，這並不是隨機的。蝙蝠與我們之間的聯繫甚至不那麼緊密，因此我們不希望牠們攜帶許多人類病毒。但是這項工作證明了，蝙蝠免疫系統如何驅動克服這一問題的毒力。」

作為唯一的飛行哺乳動物，蝙蝠將飛行中的新陳代謝速率，提高到運行時大小相似的嚙齒動物的兩倍。

通常，由於主要是自由基反應性分子的積累，劇烈的活動和高代謝率導致更高的組織損傷。但是為了飛行，蝙蝠似乎已經開發出生理機制，來有效清除這些破壞性分子。

這具有有效清除任何原因的炎症所產生的破壞性分子的副作用，這可以解釋蝙蝠獨特的長壽命。與具有較慢心跳和較慢新陳代謝的較大動物相比，具有較快心率和較快新陳代謝的較小動物的壽命通常較短，這大概是因為較高的新陳代謝，會導致更具破壞性的自由基。但是蝙蝠的獨特之處在於，其壽命比同等大小的其他哺乳動物更長：某些蝙蝠可以活 40 年，而同等大小的囓齒動物則只能活 2 年。

快速減輕炎症也可能帶來另一個好處：減輕與抗病毒免疫反應有關的炎症。許多蝙蝠免疫系統的一個關鍵技巧，是觸發一種稱為干擾素-α 的信號分子的觸發式釋放，該信號分子告訴其他細胞在病毒入侵之前「操縱戰場」。

布魯克很好奇蝙蝠的快速免疫反應如何影響牠們攜帶的病毒進化，因此布魯克對兩隻蝙蝠的培養細胞進行了實驗。埃及果蝠（Rousettus aegyptiacus），是 Marburg 病毒的天然宿主，在轉錄其干擾素-α 基因以使體內充滿干擾素之前，需要直接進行病毒攻擊。該技術比澳洲黑狐蝠（Pteropus alecto）的速度稍慢，後者是亨德拉病毒的來源，它會與轉錄的 α-干擾素 RNA 對抗病毒感染，並準備轉變為蛋白質。非洲綠猴（Vero）細胞系完全不產生干擾素。

當受到模仿伊波拉病毒和馬爾堡病毒的攻擊時，這些細胞系的不同反應引人注目。儘管綠猴細胞系迅速被病毒所淹沒並殺死，但由於干擾素的早期預警，部分輪狀蝙蝠細胞成功地使自己擺脫了病毒感染。

在澳洲黑狐蝠細胞中，免疫反應更為成功，病毒感染的速度大大超過了輪盤狀細胞系。此外，這些蝙蝠干擾素的反應，似乎可以使感染持續更長時間。

布魯克說，倖存的細胞群落可以繁殖，為該病毒提供新的靶標，並建立一種在整個蝙蝠生命中，持續存在的陰燃性感染。

研究人員創建了蝙蝠免疫系統的簡單模型，以便在電腦中重新創建實驗。

布魯克說：「這表明擁有真正強大的干擾素系統，將有助於這些病毒在宿主體內持久存在。當人體具有更高的免疫反應時，將獲得保護免受感染的這些細胞，因此該病毒實際上可以提高其複製速度而不會損害其宿主。但是當它擴散到類似人的體內時，我們不會具有相同類型的抗病毒機制，我們可能會經歷很多病理。」

研究人員指出，許多蝙蝠病毒是透過動物媒介傳播給人類的。SARS 透過果子狸；MERS 透過駱駝；伊波拉病毒透過大猩猩和黑猩猩；馬爾堡（Marburg）透過非洲綠猴；亨德拉病毒（Hendra virus，HeV）透過馬匹。儘管如此，這些病毒在最終進入人類後，仍然具有極強的毒性和致命性。

研究團隊正在設計蝙蝠內疾病發展的更正式模型，以更好地了解病毒向其他動物和人類的傳播外溢。

布魯克說：「了解感染的軌跡，以便能夠預測出，傳播和感染，這一點非常重要。」2.3.2020

➢ 幾家歡樂幾家愁

今天一大早，接到德國商報的消息，報導因為武漢病毒的緣故，股票市場動盪不安的情況。股票下滑有 15%。

可是有一些公司，卻大賺其錢，如出產消毒藥水，口罩，全身封閉式衣裝的公司，供不應求，大賺其錢，這是這些公司沒有料想到的發展。許多炒股票的人們，大驚失色，大部分的人都賠錢。

這是疫病區外的人們憂愁，真是幾家歡樂幾家愁。3.3.2020

> ## 法國 Louvre 羅浮宮博物館關門

羅浮宮是法國最有名的一座博物館。羅浮宮為 12 世紀尾（1190 年）開始起，由法王腓力二世（Philip II of France）下令建築，起初做監獄同防禦城堡。有一陣子羅浮宮堡為法國君主住，擺放王室財寶同埋武器。後開闢為博物館。裡面三寶之一為 Mona Lisa 像。

今天看到出現通知：

今天看到消息，法國 Louvre 羅浮宮關門，因為武漢病毒的感染緣故。S 說，裡面的 Mona Lisa 像，每天有擁擠不堪的觀眾，只因為它有名。這種現象也可稱之為 Mona Lisa 像的疫病，因為它的遠傳，導致世界各地都感染上，前來觀看。因此擁擠的水泄不通。它正是疫病流行時的互相感染之地，但是肯定武漢病毒一定會被撲滅，而 Mona Lisa 像的疫病，等博物館再開後，還會持續下去不絕。

於是他突然想到，說了一個諷刺笑話：

A：好可惜法國羅浮宮因為武漢病毒關門。

B：那有什麼關係，反正我也會繪畫，我的畫，不比 Mona Lisa 的那幅畫差，也能夠跟博物院的畫像展覽比美，我根本不必去參觀這個博物館。3.3.2020

> ## RKI 說明為什麼 COVID-19 病毒會預測感染傳播到 60% 的居民

德國 RKI 在發佈，"不少德國人說，才 1000 多德國人得病，根本沒有什麼重要，何至於大驚小怪。"他們的回答：這就是它廣傳的原因，因為感染此病的人，並不一定要在疾病爆發有現象後，才傳染。德國 RKI 一再呼籲，現在就要做嚴密謹慎的控制，以防將廣傳的速度跟時間賽跑，來減少它快速爆發時，醫院沒法照顧那麼多的病人，而增加死亡的比例。今天接到綸言寄來的一篇有關得到此病的人，親身經驗，他才三十多歲，卻感染此病，他能夠不住醫院，而能復原，雖然也受了苦痛。這是一篇在西雅圖感染新冠性肺炎病毒的美國人。I had COVID-19 and here is my story. I made this post public out of several requests from my friends who asked me to share. I hope it gives you some good information and peace of mind! 我感染了新冠病毒（武漢肺炎），由於不少我身邊朋友的請托，希望我可以跟大家分享我的情況，所以我決定把我的染病的經驗公開，讓大家可以有更多的了解。First how easily you can get it. I believe I caught it when attending a small house party at which no one was coughing, sneezing or otherwise displaying any symptoms of illness. It appears that 40% of the attendees of this party ended up sick. The media tells you to wash your hands and avoid anyone with symptoms. I did. There is no way to avoid catching this except avoiding all other humans. 40% of folks were all sick within 3 days of attending the party all with the same/similar symptoms including fever. 首先對於新冠病毒，它比你想像的更容易被感染。我確信我是在參加一個小型家庭聚會時被感染的。當時參加的客人沒有人咳嗽、打噴嚏，或者顯現出任何生病的症狀。結果呢？約 40%參加聚會的人都被感染了！媒體上所說的要勤洗手避免跟有症狀的人接觸，我都照做了。我覺得沒有任何方式可以避免被感染，除非你完全避免跟人群接觸。40%被感染者都是在參加聚會後三天之內就發病，他們都有著相同的症狀，包含發燒。Second, the symptoms appear to be different depending on your constitution and/or age. Most of my friends who got it were in their late 40s to early 50s. I'm in my mid 30s. For us it was headache, fever（for first 3 days consistently and then on and off after 3 days）, severe body aches and joint pain, and severe fatigue. I had a fever that spiked the first night to 103 degrees and eventually came down to 100 and then low grade 99.5. Some folks had diarrhea. 其次，這些症狀因人而異，因每個人的身體狀況及年齡而有所不同。大部分受感染的朋友年齡層約在 40 到 50 歲左右，而我是 30 幾歲。對我們來說染病的初始症狀是頭痛，發燒（最初三天是持續高燒而後三天是間歇性高燒），身體的劇烈疼痛以及關節疼痛，而且有強烈的四肢無力與倦怠感。在我感染的第一個晚上高燒到 103 度，隨後下降到 100 度、99.5 度。有些朋友則有腹瀉的症狀。I felt nauseous one day. Once the fever is gone some were left with nasal congestion, sore throat. Only a very few of us had a mild itchy cough. Very few had chest tightness or other respiratory symptoms. Total duration of illness was 10-16 days. 有一天我覺得想嘔吐。當發燒症狀消退後，鼻塞、喉嚨痛的症狀則持續，僅僅極少數的人感到輕微的喉頭搔癢的乾咳。只有幾個人感到胸口鬱悶感及其他的呼吸道感染徵狀。整個發病期約持續 10-16 天。The main issue is that without reporting a cough or trouble breathing many of us were refused testing. I got tested through the Seattle Flu Study. This is a RESEARCH study here in Seattle and they have been testing volunteers for strains of the flu to study transmission within the community. A few weeks ago, they started to test a random subset of samples for COVID-19 infection. They sent my sample to the King County Public Health Department for confirmation;

however, I was told that all of the samples that have tested positive in the research study have been confirmed by Public Health. 問題的癥結點在於很多人在沒有咳嗽或呼吸困難的症狀時，都傾向於不需要（或不認為必須）接受武漢肺炎測試。我是透過一個叫做西雅圖流感研究的機構所做的測試。這是一個位於西雅圖的研究機構，它們透過對志願者的檢測，來研究流感病毒類型與社區傳播。幾週前這個機構開始對志願者提供新冠肺炎病毒做隨機抽樣檢測。它們把我的初測到的陽性樣本送到國王郡的公共衛生部門去做感染病毒的確認。隨後我被通知連同我在內所有陽性反應的檢測人，都被確認是感染了新冠肺炎的病毒。As of Monday March 9th, it has been 13 days since my symptoms started and more than 72 hours since my fever subsided. The King County Public Health Department is recommending you stay isolated for 7 days after the start of symptoms or 72 hours after your fever subsides. I have surpassed both deadlines so I am no longer isolating myself however I am avoiding strenuous activity and large crowds and I obviously will not come near you if I see you in public. I was not hospitalized. Not every country is hospitalizing everyone with a COVID-19 infection and in my case, and in many other cases, I didn't even go to the doctor because I was recovering on my own and felt it was just a nasty flu strain different from the ones I have been protected from with this season's flu vaccine. 從最初感到症狀到昨天 3/9 為止，已經過了 13 天，發燒症狀消退已經過了 72 小時（3 天）。國王郡的公衛部門建議感染者在有感染的症狀出現後，做至少 7 天的自我的居家隔離。在發燒症狀消退後的 72 小時內，也應居家隔離，避免接觸公眾。目前我已經度過了這兩個期限，所以我不再自我居家隔離，於此同時，我還是避免過度參與公眾活

動與接觸大批人群。我並沒有住院，也不是所有感染新冠肺炎病毒的人都住進郡立醫院。很多跟我一樣的感染者，並沒有去看醫生，就自我痊癒了。對我們來說，這感覺就像一個比以往流行型感冒稍微嚴重一點的新型流感，與我所接受的疫苗而受到保護的流感，略為不同。I also truly believe the lack of testing is leading to folks believing that they just have a cold or something else going out into public and spreading it. And worse folks with no symptoms are also spreading it as in the case of a person attending a party or social gathering who has no symptoms. 我確信缺乏對新冠病毒檢測的機制是造成多數人相信他們只是感染風寒或一般正在傳播的季節性流感而已。最糟的情況是，很多人在沒有顯現任何症狀的情況下，仍舊正常參加集會活動或正常社交聚會，而將病毒傳播出去。I know some folks are thinking that this can't/won't impact them. I hope it doesn't but I believe that the overall lack of early and pervasive testing damaged the public's ability to avoid the illness here in Seattle. All I know is that Seattle has been severely impacted and although I'm better now I would not wish this very uncomfortable illness on anyone. 我知道很多人認為這款病毒不會傳染給他們。我真心希望真的是如此，但是我仍舊相信整體上缺乏早期的發現與預防性檢測，將會嚴重影響到西雅圖地區公眾對新冠肺炎的抵抗能力。目前已知的情況是西雅圖地區已經有嚴重的疫情，雖然我已經痊癒，但是我真的不希望這樣的病情發生在其他更多人身上。One thing that I believe may have saved me from getting worse respiratory symptoms is the fact that I consistently took Sudafed, used Afrin nasal spray （3 sprays in each nostril, 3 days at a time and then 3 days off）, and used a Neti pot （with purified water）. This could have kept my sinuses clear and prevented the symptoms from spreading to my lungs. This is not medical advice: I'm simply sharing what I did and correlating it with the fact that I had no respiratory symptoms. The two could be entirely unrelated based on the viral strain and viral load that I received. 我想我做了一件正確的選擇,讓我呼吸系統感染的症狀不致於變得更嚴重,就是我按時服用 Sudafed(一種藥方販售,不需處方的感冒退燒藥),Afrin 鼻腔噴劑以及使用清鼻腔咽喉分泌物的 Neti Pot。這些措施保持我的鼻腔咽喉乾淨,從而防堵病毒向下蔓延到我的肺部。我不是在這裡提供醫療建議,只是單純的分享我個人的經驗,因為我並沒有肺部的感染。也許我所做的跟肺部感染並無相關性。而是跟我所感染的病毒特性與病毒感染量有關。I hope this information helps someone avoid getting sick and/or push to get tested sooner rather than later so you know to isolate before it gets worse or to get medical care if you have respiratory distress. Hand washing doesn't guarantee you won't get sick, especially when folks without symptoms are contagious and could be standing right next to you in any given social situation. You more likely than not will not die, but do you want to risk spreading it to a loved one over 60 or someone with an immunity issue? Stay healthy folks! 我希望我所分享的資訊,能幫助大家避免受到感染,或者推動整個公眾檢測系統能更快啟動讓感染者能早期自我隔離,而有呼吸道症候群感染疑慮者,能早期接受治療。洗手並無法完全避免受到感染。尤其那些沒有任何徵兆的帶原傳播者,可能正是你身邊普通社交場合出現的人們。感染病毒後不一定會致死。但是你也不會想不小心傳播病毒給你身邊所關心的年長者,或者有免疫系統功能失調的親友們。大家保重。12.3.2020

➤ 對抗冠性病毒的最新藥物——德國發展出抗 Coronavirus 的 Remdesivir 藥物

好消息，新藥物 Remdesivir，它具有抗 Ebola 病毒的 Remdesivir，已經試用對抗冠性病毒有效。下面是今天 BR 巴伐利亞公立電視台，每日發佈的新信件 Der neue BR24-Newsletter informiert 新 BR24-新信件消息。Coronavirus: Kommt neues Medikament in Weilheim zum Einsatz？冠狀病毒：Weilheim 的醫院是否正在使用新藥？Das Medikament gegen Corona ist noch nicht zugelassen, dank einer Sondergenehmigung wird es aber vielleicht am Klinikum Weilheim bundesweit das erste Mal bei einem Infizierten eingesetzt. Das antivirale Medikament war gegen Ebola entwickelt worden. 此抗冠性病藥物，尚未獲得批准，但由於獲得了特殊許可，此藥可在 Weilheim 醫院和全德國的感染者中首次使用。此藥物是開發抵抗 Ebola 埃博拉病毒病的新藥。Bei der Regierung von Oberbayern wurde eine Sondergenehmigung für ein in Deutschland noch nicht zugelassenes Corona-Medikament erteilt. Es handelt sich nach BR-Informationen um ein antivirales Medikament mit dem Wirkstoff Remdesivir. 上巴伐利亞行政區政府已授予一種尚未在德國獲得批准的 Corona-藥特別許可。根據 BR 的信息，它是一種抗病毒藥物，具有有效成分 Remdesivir. Medikament wirkt auch gegen SARS und Ebola 此藥還可以對抗 SARS 和 Ebola 病毒 Das neue Medikament war eigentlich gegen Ebola entwickelt worden. Der Virenhemmstoff zeigt aber auch gegen SARS und andere Viren Wirkung. Bei ersten Verabreichungen nach Sondergenehmigungen in Amerika und China sollen sich die Symptome bereits einen Tag danach auch bei Corona-Patienten verbessert haben. Jedoch hat der Wirkstoff in Deutschland keine Zulassung, darum musste die Klinikleitung in Weilheim eine Sondergenehmigung von der Regierung von Oberbayern bekommen, um den Patienten damit behandeln zu können. 新藥實際上是為 Ebola 病毒研發的。此病毒抑製劑還具有抗 SARS 和其他病毒的作用。經過美國和中國的特別批准後的第一批給藥，甚至一天后冠性病者的症狀也有所改善。但是，此藥物的 Wirkstoff 成分作用／活性作用，在德國尚未獲得批准，這就是為什麼 Weilheim 的醫院管理層必須獲得上巴伐利亞行政區政府的特別許可才能對病人進行治療。80-jähriger Patient in kritischem Zustand Behandelt werden soll damit ein 80-jähriger Patient, der seit Ende letzter Woche auf der Intensivstation in Weilheim liegt. Sein Zustand sei kritisch, aber stabil. Der Mann war mit grippe-ähnlichen Symptomen ins Krankenhaus gekommen - wenig später wurde er positiv auf das Coronavirus getestet. Laut Klinikleitung hatte sich sein Zustand so sehr verschlechtert, dass ihm seit Donnerstag in Weilheim ein Medikament gegeben wurde, das eigentlich für die Behandlung von HIV zugelassen ist. Seitdem gehe es ihm ein wenig besser. Zusätzlich wurde das neue Medikament mit dem Wirkstoff Remdesivir angefordert, das dem Patienten verabreicht werden kann. Ob der Patient das Medikament tatsächlich bekommt, ist noch offen. Wenn er weiterhin stabil bleibt, könne er herkömmlich behandelt werden, er wird künstlich beatmet und bekommt Sauerstoff. Die Klinik berät sich ärztliche mit den Medizinern das Schwabinger Krankenhauses, wo die ersten deutschen Corona-Patienten betreut wurden. Auch mit dem Uniklinikum Düsseldorf gibt es einen engen Kontakt, so Andreas Knez vom Klinikum Weilheim. 80 歲危重病人此藥物

旨在治療自上週末以來一直在 Weilheim 重症監護病房的一名 80 歲患者。他的病情很危重，但很穩定。該男子患有流感樣症狀來到醫院-不久後，他被檢測出冠狀病毒呈陽性。根據醫院管理人員的說法，他的病情惡化得非常嚴重，以至於他於週四在 Weilheim 獲得一種藥物，該藥物實際上已被批准用於治療 HIV 愛滋病。從那時起，他就感覺好一些。此外，還要求使用具有活性成分 Remdesivir 的新藥，該新藥可以對患者給藥。尚不清楚患者是否會真正接受藥物治療。如果保持穩定，則可以採用人工呼吸和氧氣進行常規處理。此醫院會與 Schwabinger 醫院的醫務人員進行諮詢，該醫院首先照顧德國的冠性病患者。Weilheim 醫院的 Andreas Knez 說，Düsseldorf 大學醫院也與大學保持密切聯繫。Wie wirkt das Medikament Remdesivir? Remdesivir 藥物的作用如何？Der Wirkstoff des Mittels ähnelt den RNA-Bausteinen, die RNA-Viren wie SARS und Mers-CoV zur Vervielfältigung ihres Erbgutes benötigen. Wird von den viralen Oberflächen-Enzymen Remdesivir in die Viren-RNA, dem Träger der Erbinformation, eingebaut, kann sich das Virus nicht mehr vermehren. So beschreibt Matthias Gotte von der University of Alberta in Kanada die Wirkungsweise von Remdesivir im Journal of Biological Chemistry vom 24. Februar 2020. 此試劑的活性成分類似於 RNA 病毒，如 SARS 和 Mers-CoV 之類的 RNA 病毒需要重現其基因組成。如果通過病毒表面酶將 Remdesivir 摻入病毒 RNA（遺傳信息的載體）中，病毒將不再繁殖。加拿大 University of Alberta 大學的 Matthias Gotte 在 2020 年 2 月 24 日的《生物化學雜誌》中描述 Remdesivir 的作用方式。病毒將不再繁殖。加拿大 University of Alberta 阿爾伯塔大學的 Matthias Gotte 於 2020 年 2 月 24 日在《生物化學雜誌》上描述 Remdesivir 的工作方式。Schnelle

351

Verbesserung des Zustands 病情迅速好轉 In den USA erhielt ein Covid-19-Patient den Wirkstoff am siebten Tag seiner Erkrankung und schon am nächsten Tag waren seine Symptome deutlich zurückgegangen, wie Mediziner im New England Journal of Medicine am 31. Januar 2020 berichteten. "Obwohl Remdesivir bereits einigen Patienten mit Covid-19 verabreicht worden ist, haben wir bisher nicht genügend verlässliche Daten, um zu wissen, ob es wirklich den Verlauf beeinflusst." Anthony Fauci, Direktor des National Institute of Allergy and Infectious Diseases（NIAID）根據 New England Journal of Medicine《新英格蘭醫學雜誌》的醫生在 2020 年 1 月 31 日的報導，在美國，一名 Covid-19 患者在其病情的第七天接受了此藥，而第二天症狀已明顯減輕。美國國家過敏和傳染病研究所（NIAID）主任 Anthony Fauci "儘管已經向某些 Covid-19 病人使用了 Remdesivir，但我們沒有足夠的可靠數據來知道它是否真的影響了病程。" Neues Medikament in Phase-3-Studie in USA und China 美國和中國的 3 期新藥試驗 Nun laufen weitere klinische Phase-3-Studien mit Remdesivir an. Im Medical Center der University of Nebraska in Omaha werden zurzeit Covid-19-Patienten mit Lungenentzündung in einer randomisierten klinischen Studie mit dem Wirkstoff behandelt. Sie erhalten dafür am ersten Tag der Behandlung 200 Milligramm Remdesivir intravenös, an den Folgetagen jeweils 100 Milligramm, wie das NIAID mitteilte. "Eine randomisierte Placebo-kontrollierte Studie ist der 'Goldstandard' um herauszufinden, ob eine experimentelle Therapie den Patienten hilft." Anthony Fauci, Direktor des National Institute of Allergy and Infectious Diseases（NIAID）Klinische Phase-3-Studien sind die Vorläufer für die endgültige behördliche Zulassung einer Behandlung. Sie sollen bestätigen, dass ein Arzneimittel sowohl sicher als auch wirksam ist, indem sie seine Reichweite auf einen größeren Pool von Patienten ausweiten. Remdesivir 的進一步臨床 3 期研究正在進行中。在 University of Nebraska in Omaha 大學醫學中心，目前正在一項隨機臨床試驗中使用此藥物治療 Covid-19 肺炎患者。根據 NIAID 的宣布，"一項隨機安慰劑對照試驗是確定實驗療法是否對患者有幫助的'黃金標準'。"美國國家過敏和傳染病研究所（NIAID）主任 Anthony Fauci 3 期臨床試驗是治療最終監管批准的前提。他們旨在通過將藥物的覆蓋範圍擴大到更大的患者群來確認該藥物既安全又有效。將在治療的第一天靜脈內註射 200 毫克 Remdesivir，第二天就分別獲得 100 毫克。Behandlung von Patienten mit schwerem und mäßigem Verlauf 重度和中度病程的患者治療 In Asien starten zeitgleich zwei weitere Studien mit insgesamt 1.000 Covid-19-Patienten, bei denen das Mittel in ähnlicher Dosierung wie in den USA intravenös verabreicht wird. In diesen Tests soll ermittelt werden, ob der Wirkstoff sowohl bei schweren als auch mittelschweren Verläufen der Krankheit wirkt und ob die Behandlung fünf oder zehn Tage lang anhalten muss. Eine Gruppe von 400 Patienten mit schwereren Formen der Krankheit erhält das antivirale Mittel entweder fünf oder zehn Tage lang intravenös. Die Zeitdauer wird zufällig festgelegt. Eine andere Gruppe von 600 Personen mit gemäßigteren Formen von Covid-19 wird entweder fünf oder zehn Tage lang behandelt oder erhält Behandlungen, die bereits auf dem Markt sind und für andere Coronavirus-Stämme verwendet werden. Die Trennung soll beurteilen, ob die Behandlung mit Remdesivir eine deutliche Verbesserung gegenüber den derzeit bei Patienten mit einer milderen Form der Krankheit verabreichten Anti-Viren-Mitteln（Virostatika）darstellt oder nicht. 在亞洲開始了另外兩項針對總共 1，000 名 Covid-19 患者的研究，其中以與美國相似的劑量靜脈內施用此藥物。這些測試的目的是確定 Wirkstoff 有效成分/活性成分在疾病的重度和中度病程中是否都有效，以及治療是否必須持續五天或十天。一組 400 例病情更為嚴重的患者接受抗病毒藥物靜脈注射，持續 5 天或 10 天。時間段是以隨機設置。另一組 600 名中度 Covid-19 型患者將接受 5 天或 10 天的治療，或者接受已經在市場上用於其他冠狀病毒株 Virostatika 的治療。分離的目的是評估 Remdesivir 與目前對患有輕度疾病的患者施用的抗病毒藥物相比，治療是否有顯著改善。"Diese ergänzenden Studien helfen uns, in kurzer Zeit eine breitere, globale Datenbasis zur Wirksamkeit des Mittels zu erhalten." Merdad Parsey, medizinischer Forschungsleiter bei Gilead Sollte sich Remdesivir gegen SARS-CoV-2 bewähren, würde dies zwar nicht die Ausbreitung des Coronavirus stoppen. Es hilft aber dabei, Todesfälle durch Covid-19 zu verhindern. "這些額外的研究幫助我們，在短時間內獲得了更廣泛的有關該藥有效性的全球數據庫。"Merdad Parsey, medizinischer Forschungsleiter bei Gilead，吉利德醫學研究總監 Merdad Parsey 說。如果 Remdesivir 證明抗 SARS-CoV-2，雖然不會阻止冠狀病毒的傳播。但這有助於防止 Covid-19 造成的死亡。12.3.2020

➢ 對新冠性病不同的看法

這次冠性病毒，中國成為世界各地不住談話的話題。這種病毒，是全球性的，德國的總理 Merkel 在武漢病毒發生，沒有飛機飛往武漢後，派遣一架德國飛機帶一萬件醫療安全設備到武漢支援中國醫醫務人員，並將德國在武漢要返回德國的人，載運回德國。此舉看出德國關切中國，同時也對自己同胞的關切，在武漢封鎖後，將要返回德國的同胞，伸出回歸祖國的援手，給他們回國闢出可能性。這是一種很仁慈的做法。而德國看到中國人戴口罩，戴口罩之風變成世界各地的每人為了自衛，都自願的戴一個面罩，有人就諷刺，說，中國人的戴口罩，是吸引此新病毒的魔力。對中國和善的人說：中國戴口罩的習慣，成為全世界的一種時尚。他們拿這種戴口罩，把好幾國的總統在鈔票上都戴起口罩，作為一種幽默。德國逐漸開始討論到冠性病毒，可能導致的經濟後果。德國商報設計一個 2020 年的經濟發展圖片，此年度的兩個零 0，中間是武漢病毒。有幽默感的人，苦中作樂，是挺可愛，比到處抱怨的人要聰慧得多。13.3.2020

➢ 德國媒體特別談到台灣

　　德國昨天的媒體，幾乎都是報導冠性病毒的消息。v Bredow 教授，在一個星期前，就寄來一篇報導 https://www.tagesspiegel.de/wissen/coronavirus-erfolgreich-bekaempft-wie-taiwan-den-covid-19-ausbruch-verhinderte-und-die-who-davon-nichts-wissen-will/25613942.html 標題：台灣如何預防 Covid 19 爆發-世衛組織不願知道。言下之意，世衛組織認為台灣的報導不實。不過其內容還很公道：Aufgrund der Erfahrungen mit dem Sars-Virus, von dem Taiwan 2003 trotz damals noch viel geringerer Verflechtungen mit China schwer betroffen war, sei dort unmittelbar danach eine für solche Fälle bestimmte Institution gegründet worden, so die Autoren des Artikels. 根據 2003 年嚴重影響台灣的 Sars 病毒的經驗，儘管那時它與中國之間的聯繫很少，但此後立即建立了一個針對此類病例的機構，這是此文的作者所說。

德國的 RKI 昨天發言，說台灣學校上課，沒有隔絕人與人之間的接觸，是很不慎重的措施，擔心 Covid 19 會在台灣因為學校上課，導致嚴重的感傳後果。言下之意，很難相信台灣所說的這個感染數目，不相信台灣才只有 50 人得病的數據。因為根據一般這種疫病的傳染速度，台灣應該會有更多的病例。台灣在 3 月 6 日，有 46 例病例，一週後，按照病毒專家的估計，應該有 92 例，但在 3 月 13 日只有 50 例，跟一般的感染速度比較來說，少了許多。這是一個值得高興的現象。可是為什麼？我心中很疑惑，因為按照科學研究此病毒感染速度，與台灣申報的數目不一樣，其中一定有原因，到底是怎麼一回事？我覺得奇怪，我不認為台灣會隱瞞染病者的數目。頂多一些得病者，沒有到醫院登記。但是我相信，病毒專家的認識病毒的感傳速度，不會誇張，有其知識科學的根據，從其它國家的廣傳速度來看，都是相差不遠，或是更快，可是台灣並不是如此。為什麼？按照這種疫病每隔一週會增加一倍感染的人來看，台灣的感染者是跟疫病的蔓延速度，有顯著的區別，是什麼原因？這件事，我要找出其中互相不符合，和矛盾之處。我要找出一個答案。今天起床後，就找尋這方面的資料，找到從 3 月 12 日開始發佈的可以信賴的網路：【不斷更新】武漢肺炎大事記：從全球到台灣，疫情如何發展…www.twreporter.org › 2019-ncov-epidemic 台灣到今天 3 月 14 日，歐洲上午 10 點半的報導：新冠肺炎（武漢肺炎）疫情及相關措施，今 2020/3/14 最新情況：台灣今天新增 3 例確診，都是境外移入個案，累計

53 例。其中案 51 為 30 多歲荷蘭籍機師，案 52、53 為北部 30 多歲男性，均有歐洲旅遊史。(看更多) 我看這篇報導，一一的往回閱讀，從這個報導的周詳來看，看出台灣不但是沒有假報，而且是防疫最好的一個國家。這是台灣強於其它的國家，這也是台灣的此病毒所以受到控制，減低蔓延速度的原因。台灣是一個島國，可以封閉，可以很徹底的追查，台灣做到這一點。這是很可喜的現象，這也就是，為什麼台灣傳染此疫病的人數少於預測的人數。可是誠如 RKI 的一位教授 Schaade 所說，Nature ist unberechenbar 大自然是無法預測的，它有它的軌道，它也會有突變的情況，這就是此病毒的產生。它一旦產生後，有它的發展規律可循，要有 60-70% 的人，受到感染，產生抗體，才會停止。但是他們的得病情況不同，其中只有 5% 會很嚴重。歐洲義大利，起初並不重視此疫病，但是沒有想到，它廣傳的迅速，以致醫院措手不及，死亡人數劇增。德國法國嚴加管制，它不能夠制止疫病，但是可以使它傳播不那麼的快，以便醫院不致於一下佔滿，沒有足夠的設備，不能夠照顧病者，會增加死亡的數目。這是一場時間跟病毒的交戰，以便人類在這期間，本身的免疫系統增進，來對抗這個病毒。預防疫苗，是徹底的阻止此病。但是它最快到今年年底或明年才能夠大量製造。德國的一種藥物 Remdesivir 對治療此病毒有效，能夠防止病毒的繁殖。但是它只有在特殊情況下，才准許使用。冠性病毒在台灣和馬爾他可以受到控制。它們是島國的地理優勢，可以防止它的擴散，比其它地方的邊界容易封鎖預防，而且台灣做的很徹底，防範的很徹底，才能有這樣的成果。病毒沒有國界，防不勝防，寧可多小心一點沒錯。Schaade 教授的擔心，不是沒有道理。希望台灣精益求精，能夠防範 Covid-19，不致因為目前的成果，而大意了。歐洲疫病大爆發後，這個疾病再捲土重來，又再轉回到到台灣，就

不好應付。希望那時有預防針的大量製造問世，人類就徹底戰勝此病毒，就不必這麼的談虎變色，令人擔心了。14.3.2020

➤ 今天德國媒體出現讚美台灣防疫完美的消息

　　歐洲尤其義大利 COVID-19 傳染的厲害。馬爾他前幾天才 3 例，昨天 9 例，今天一下就累積到 18 例，這是今天讀到怡婷的來信說明馬爾他居然到了 18 例。昨天中午這邊的小超市 Stev 送食品來時，說馬爾他有 9 人感染，馬爾他政府嚴厲禁止義大利飛機降落馬爾他，而且凡是從國外來的人，都要在 Quarantain 檢疫隔離封鎖兩個星期。這種措施是必要。根據 RKI 的發言，這種 COVID-19 有它傳染的自然發展的軌道，每隔一週感染人增加一倍，直到 60%-70%的人受到感傳後，才會停止。當然不是每位感染上的人，都會得病，這正是它的可怕傳染。只有感染的 5%的人，是嚴重案例，要在醫院治療，其餘的，也許以為是感冒，或許根本沒有症狀，但是卻會感染到別人。這是義大利，起初不以為意，而忽略了，等病重的人入院，醫院沒法一時容納那些重症的人，以致義大利才會有那麼多的死亡案例。台灣所以能夠控制得少於每週增加一倍的這種數目，引起歐美人士驚奇，以為台灣發佈受染的人數是假報的數字。我卻不這麼認為，昨天起身後，找尋台灣有關 COVID-19 的官方網站，讀了它後，我確信，台灣防疫措施成功，歐美人士小看台灣。

　　昨天我在 blog 上 www.Yuhefang.blogspot.com 發佈一文：德國媒體特別談到台灣記載此事。歐美小看台灣，所以我不得不說明，台灣防治 COVID-19 非常的最完善成功。我將台灣的這個官方網站寄給 v Bredow 教授，也給 Milada 教授一個副本。他們曾經來南華大學當過客座教授。

Milada 教授昨晚給寄來一信 Milada Polisenska3 月 14 日週六下午 9：08
（17 小時前）Dear Hofang, thank you for forwarding me this article. Just
now, the Czech on-line news published an article by an excellent and famous
Czech writer Radka Denemarkova（she received four times - absolutely
unique - the highest Czech award for literature: Magnesia Litera）. She is now
in Taiwan and wrote the same -that Taiwan was well prepared and reacted
very well, the best of all countries, on this Corona Virus, and that she is
shocked how Europe is unprepared to face such situations）. Wishing you all
the best, Milada 我給她在晚上回覆一信：Hefang Yu 2020 年 3 月 14 日下
午 10：48（15 小時前）Dear Milada: Thank you very much for informing
me "an excellent and famous Czech writer Radka Denemarkova（she received
four times - absolutely unique - the highest Czech award for literature:
Magnesia Litera）. She is now in Taiwan and wrote the same -that Taiwan
was well prepared and reacted very well, the best of all countries, on this
Corona Virus, and that she is shocked how Europe is unprepared to face such
situations. " Yesterday evening as I heard the statement, it could not be true,
that Taiwan has only 50 persons infected by Corona Virus, for this virus
doubles its victims in one week. I was very confused. I did not believe, Taiwan
delivered wrong data, but on the other hand, the expert saying was based on
the natural rule of such virus. I have to clear the fact. So I found today morning
the Internet site【不斷更新】武漢肺炎大事記：從全球到台灣，疫情如何
發展…www.twreporter.org › 2019-ncov-epidemic The report is very clear
and exact. It can not be wrong, it will actualize every day. You were as visiting
professor in Nanhua Uni. you are always friendly to the students, so is

Professor von Bredow. I am so glad and grateful to get your letter and this good news to justify"Taiwan was well prepared and reacted very well, the best of all countries, on this Corona Virus." I will say, at least one of the best countries. Dear Milada, Thank you very much. Please take care of yourself。Best regards Yu Ho-fang14.3.2020 此英文信，並給幾位台灣和德國的學者教授寄去一個副本。今天很可喜的就讀到德國媒體讚美台灣的消息。心中十分高興。台灣有很多特別值得讚揚之處。我在台灣求學時，台灣的郵政是世界上最好的郵政。可是這種 COVID-19 防不勝防，昨天台灣是 53 人感染。台灣新增 3 名確診案例。案 51（30 多歲的荷蘭籍男性副機師）、案 52（北部 30 多歲男性）與案 53（北部 30 多歲男性），分別從荷蘭、瑞士與法國、德國慕尼黑紐倫堡來台、返國，研判都屬境外移入個案。這種境外移入案，是很可怕，台灣一定要嚴加管制。不可因此又受到此病毒的回傳再次感傳。15.3.2020

➢ 歐洲鄰國各自紛紛封閉疆界

這次 Corona Virus，導致德國與歐盟國家相通的邊境，以及瑞士各自封鎖邊境。好容易德國跟鄰國透過歐盟，邊境大通，彼此往來無阻，但是這次卻因為 Corona Virus，互相各自為了自保，封疆界。這個 Corona Virus 真是可怕。這種 Corona Virus 是四通八達，沒有人能夠阻止，它不認邊界，感染世界各地，它微小至極，人們對它是莫可奈何，阻擋不了它。歐洲在 Corona Virus 各地傳染後，唯一能夠阻止的是，來往的人們。現在封疆界，固然已經遲了，不過遲勝於無。波蘭封鎖德國與波蘭的交界 Frankfurt an der Oder 的橋樑。丹麥封鎖通往德國的邊境。德國今天封鎖通往法國，瑞士，奧地利的通道。只剩下盧森堡，荷蘭，比利時，捷克還沒有封疆界，至少還沒有得到正式封疆界的消息。15.3.2020

➤ 今天媒體 german.china.org.cn 以德文報導馬雲捐贈口罩的消息

　　讀到馬雲基金會捐贈一百八十萬保護呼吸的口罩給歐洲，令人非常的感動。下面是此德國中國的媒體德文報導，虞和芳翻譯成為中文，跟大家分享。馬雲基金會和阿里巴巴基金會將向歐洲捐贈 180 萬個口罩和 100,000 種測試試劑。馬雲週三在中國領先的社交媒體平臺微博上宣佈這一消息。馬雲基金會向歐洲捐贈 180 萬護呼吸口罩。這位企業家表示，應將捐款捐贈給義大利，西班牙和其他一些國家，在這些國家，新型冠狀病毒病（COVID-19）的病例越來越多。很幸運，我們在列日機場的 eWTP 樞紐在這個困難時期仍然運轉良好。他說，這一生命線將使更多的醫療產品到達人們最需要的地方。eWTP 是由阿里巴巴牽頭的一項計劃，旨在幫助中小企業開展全球業務。比利時與阿里巴巴之間協議的一項關鍵內容是該計劃的一部分，即在比利時瓦隆地區列日 Lüttich 機場的智慧物流中心進行投資。新的智慧物流中心將成為 eWTP 基礎設施領域合作的基石，阿里巴巴將在促進貿易，尤其是進入中國市場的貿易中發揮關鍵作用。阿里巴巴的物流部門菜鳥網絡 Cainiao Network 將運營該物流中心，以幫助歐洲更多的零售商向中國和世界其他地區銷售產品。為此，應通過創新技術和降低成本來改善物流。資料來源：german.china.org.cn 關鍵詞：eWTP ｜阿里巴巴｜馬雲｜口罩｜測試試劑以下是中方的報導馬雲援歐口罩快速運達，歐洲媒體發現 eWTP 起到了大作用中國日報網 7 小時前馬雲帶來的不只是救援物資。北京時間 3 月 14 日淩晨，馬雲公益基金會、阿里巴巴公益基金會首批援歐口罩運抵比利時列日機場，在歐洲媒體及社交媒體上引來熱議。人們發現，救援物資快速到達的背後，馬雲四年前宣導的 eWTP 起到了大作用。英國《每日郵報》等多家歐洲主流媒體刊發報導多家歐洲主流媒體在第一時間報導了兩家基金會援助歐洲 200 萬個口罩和其他醫療物資的消息。歐洲網友紛紛通過社交媒體表達感謝，有網友說這些口罩和檢測試劑"真是及時雨"，還有網友稱這是"來自中國聖誕老人的禮物"。英國每日郵報、米蘭財經週刊、自由比利時報等媒體還注意到，在跨境物流最近遇到困難的情況下，eWTP（世界電子貿易平臺）列日機場樞紐發揮出獨特價值。比利時航空新聞網站 Aviation24 更是詳細分析，這個位於瓦隆大區的智慧物流樞紐，在中國和歐洲之間及時運送救援物資上發揮了關鍵作用。Aviation24 分析列日樞紐在中歐救援物資運輸方面的關鍵作用比利時瓦隆大區投資促進署海外首席運營官康蓬年（Michel Kempeneers）也在社交媒體發帖稱："由阿里巴巴和比利時共建的列日機場 eWTP 歐洲樞紐，已經成為一條可保障緊急物資快速、及時物流的空中橋樑。"15.3.2020

➤ 今天德國經濟商報的重要一篇文

德國經濟商業報，是德國舉足輕重的報紙，報導公正實惠，我們訂購付款的此商業報的 online，每天可收到最新最重要的經濟消息。今天讀到的一篇是 Hans-Werner Sinn 教授的評論。Hans-Werner Sinn（1948 年 3 月 7 日出生）是德國經濟學家。他是慕尼黑 LMU 的名譽教授，從 1999 年至 2016 年擔任 Ifo 經濟研究所所長。他的科學工作領域：致力於一個不確定性情況下的決策理論，跨時期總體均衡理論，德國統一，系統競爭，歐元，氣候變化和經濟政策決策，對這些方面，他都做出很大的貢獻，此文相當值得一讀。虞和芳翻譯成中文跟大家分享。賓客評論受到 Corona virus 影響的經濟是什麼樣的一種情況中央銀行應對 Corona-virus 正在破裂的泡沫負責。現在該是拯救公司和銀行免於破產。與 Corona-virus 病毒的鬥爭是一場戰爭。中國似乎贏得一場戰鬥。香港，台灣，新加坡和日本取得明顯的成功。歐洲和美國剛剛開始從無懈可擊的夢想中醒來，因為這種流行病現在也在那裡肆虐。西方世界受災最嚴重的國家是義大利，其北部工業區與中國的交流特別活躍。義大利北部是第二個武漢。因此，義大利政府把整個國家視為疫區隔離。人們應該待在家裡。諸如租金和利息支付之類的私人和公共支付義務被暫停。人們試圖放慢經濟發展的速度，以使病毒死亡。15.3.2020

➢ 冠性病毒危機席捲航空公司

對待控制冠性病毒的擴散，這是必要的措施，但是正是因為如此，導致各國航空往來受到限制和阻止，這裏舉出只是從 Trump 下令歐盟國家人們一個月內不准許進入美國邊境，造成的航空公司的損失和一些破產，連運作最好，財政穩定的德國 LH 航空公司，也接受德國政府的流動現金協助。下面將 Travel Book 網站的報導翻譯為中文，作為參考。

****

AKTUELLE LAGETRAVEL BOOK 徽標 Coronakrise trifft Airlines mit voller Wucht 冠性病毒危機席捲航空公司 Von TRAVELBOOK |，13。März 2020，17:10 Uhr 3 月 13 日下午 17:10 分當前位置通過

TRAVELBOOK | 2020 年 3 月 13 日，下午 5:10 一架飛機在機場停滯不前：與美國有聯繫的歐洲航空公司目前必須待在地面上，(照片：省略)。美國總統特朗普由於冠性病毒危機對歐洲人實施的入境禁令，對許多航空公司造成了極為沈重的打擊。TRAVELBOOK 概述了哪些航空公司受到的打擊特別嚴重。不僅自 Thomas Cook 托馬斯·庫克破產以來，航空業一直在日益陷入危機。隨著冠性病毒大流行的爆發，一些航空公司受到生存威脅。由於一些國家已經實施禁止入境，因此全球範圍內越來越多的航班被取消。美國總統唐納德·特朗普（Donald Trump）決定的措施，令航空行業受到嚴重打擊：他對所有想從歐洲申根地區進入美國的人實施入境禁令。最初應 30 天。該規定將從星期五（3 月 13 日）到星期六（3 月 14 日）生效。在旅行之前的過去 14 天內，留在 26 個國家所屬的申根地區的所有人口都受到影響。不受此限其中之一：英國。美國人只要在 Corona 上進行測試，就可以返回美國 Mehr als 3 Millionen Fluggäste in die USA – pro Monat 每月有超過 300 萬人次前往美國對於許多航空公司而言，美國入境禁令是沉重的打擊，因為他們從穿越北大西洋的航線中賺了很多錢。要使它的情況更清楚：此決定影響大約 3500 每週的航班中轉，和大約 80 萬人次。一個月內將有超過三百萬的乘客無法飛往美國。該禁令比取消許多飛往中國的航空公司的影響更大。同樣有趣的是：由於冠性病毒導致"幽靈飛行"-歐盟採取行動 Lufthansa will Hilfe vom Staat beantragen 漢莎航空要向國家申請援助。根據最新報導，漢莎航空公司正在考慮向國家尋求幫助。正如"Handelsblatt 商業"報導的那樣，這主要是關於流動性現款的支持。該公司發言人證實了這一點。不尋常的：漢莎航空迄今為止一直保持著良好的財政上的經營。迄今為止，此航空公司一直主張自由競爭，並嚴格拒絕政府對航空公司的援助。

但是，由於冠性病毒危機和美國的加入凍結，沒有人能預測這筆錢還能持續多久。如果危機持續幾個月，儘管航班時刻表大量縮減，人員工作時間短，但資金可能很快就會耗盡。然而，漢莎航空目前暫時希望在各國維持一項特殊計劃。通過加拿大，墨西哥，愛爾蘭和英國的中轉航班，乘客目前仍可以嘗試到達美國。漢莎航空集團還包括瑞士航空公司，布魯塞爾航空公司，奧地利航空公司和歐洲之翼航空公司。根據分析公司"Bernstein Research"的說法，該集團在申根歐洲和美國之間的航班上的市場份額為 21%。但是，美國航空公司也受到美國停飛的影響：Delta Airlines 航空的市場份額為 17%，American Airlines 美國航空的市場份額為 7%。而法航荷航則受到 12%的市場份額的影響。而假日飛行員不太可能受到入境禁令的傷害。還有趣的是：冠狀病毒－旅行者應該注意的地方，波蘭 LOT 計劃收購德國航空公司 Condor 的計劃陷入混亂。根據 Condor 的說法，到目前為止，由於冠性病毒，該航空公司尚未取消任何航班。然而，人們懷疑收購交易是否會如期進行－還是將被完全取消。Marode Alitalia kaum zu retten 患病的義大利航空公司，難以挽救，財務狀況已經很差的公司運作，更無法想，冠性病毒危機，所造成更大的財政損失。現在，這家義大利航空公司即將結束。政府和航空公司仍在努力爭取買家，但是冠性病毒阻礙了報價。迄今為止，義大利政府一直以現金注入來維持義大利航空的發展，而這種現金注入將不再被允許。可能搗毀該航空公司的計劃。到目前為止，德國 Lufthansa 航空公司一直被認為是熱門的收購候選人。在目前的動盪時期是否仍然如此－值得懷疑。Delta Air Lines 航空，法航和荷航之間的聯盟是這家陷入困境的航空公司的另一競標者。但是，這個群體還必須為冠性病毒危機的後果而掙扎。因為冠狀病毒！英國航空公司 Flybe 破產。此航空公司週四在其

365

網站上宣布。航空以經濟模式飛行由於冠性病毒危機，歐洲最大的低成本 Ryanair 航空公司目前僅在其航線上飛行約 75%。義大利現已完全從計劃中刪除，大約 460 個航班受到影響。這將導致愛爾蘭航空公司的銷售大幅下降。由於冠性病毒，英國航空公司 Flybe 破產。澳洲航空公司，只有兩架 Airbus 在飛行。澳大利亞航空公司 Qantas 主要為亞洲領空提供服務，但也正面臨著冠性病毒危機的困擾。十架 Superjumbos Airbus A380 空中客車中有八架在地面上，另外兩架正在維護中，計劃停止半年。兩架空中客車 A380 仍在空中。在 3 月 10 日的消息中，該公司還包括低成本航空公司 Jetstar 捷星航空，表示將減少航班頻率並使用更小的機器。這就是為避免完全放棄這段旅程的方式。已經陷入財務困境的低成本航空公司挪威航空，將強烈感受到特朗普政府的決定。該航空公司依賴於北大西洋的超遠程航班，價格非常低廉。迄今為止，挪威航空公司已被視為飛往紐約和美國其他目的地的最大外國航空公司之一。對於航空公司而言，美國是最重要的市場，市場份額約為 20%。但也是大大的受到打擊。18.3.2020

➢ 世界最大的德國再保險公司因為冠性病毒遇到困難

這是很難想像的一件事，世界最大的德國再保險公司，因為冠性病毒遇到困惱。這個保險公司叫 Münchener Rück，慕尼黑再保險公司。本人在慕尼黑開診所的這段時間，曾跟這個大保險公司打過交道，它的員工來治病，我學生的自然醫學診所和住家，租用它的房子，他妻子在此公司任職。我們住在慕尼黑時，時常經過此保險公司總部，它擁有慕尼黑很多棟非常雄偉壯觀的房地產。今天讀到德國商報刊登一紙它的消息。

下面將它翻譯成中文，這是冠性病對經濟影響的參考。

****

　　HANDELSBLATT18.03.2020 - 13：15 Uhr 商業報，18.03.13:15 發佈 VERSICHERER 保險公司 Münchener Rück macht sich mehr Sorgen um Kapitalanlagen 慕尼黑再保險更擔心冠性病毒危機的影響。在最壞的情況下，它的損失將達到 14 億歐元。（BILD 照片小編省略）在冠性病毒危機中，保險公司面臨高昂的費用。慕尼黑再保險公司因冠性病毒大流行。而對其資本投資感到擔憂。這家全球最大的再保險公司在周三的年度報告中表示，當前股市下降的趨勢對其影響有限，因為此公司已對其進行了套期保值。2019 年底，它以市場價格在金融市場上投資超過 2，470 億歐元，目標是在 2020 年實現 3% 的回報率。報告說，如果資本市場發生更嚴重的動盪，那麼結果將帶來更大的後果。但是此再保險公司，不認為該病毒的爆發將導致全球衰退。年度報告說，該集團在實際再保險業務方面的風險也有所增加：「病毒浪潮傳播的越多，慕尼黑再保險可能受到的影響就越大。」在財產和傷亡部門，存在三位數到三百 Million 的中等之高的損失風險，最重要的是，因為慕尼黑再保險公司已為可能發生故障的重大事件提供了保險。到目前為止，僅談論中等三位數百萬風險。僅在東京奧運會上，由於大流感流行而推遲了數週的討論，他們就打著三位數的百萬數字損失。但是，在大多數業務中斷政策中，公司沒有針對大流行病的後果進行保險。在人壽和健康保險方面，正如慕尼黑再保險公司重申的那樣，這一大流行病可能造成世界再保險市場領導者最壞的損失 14 億歐元。董事會成員 Torsten Jeworrek 最近表示，這筆款項是對全球數十萬人死亡。迄今為止，全球已有將近 8000 人死於該

病毒。18.3.2020

➢ 世界紛紛開始封疆界

　　幾天來，馬爾他禁止遊艇，觀光客的拜訪。馬爾他人不准進入公共場合。連街上也不准許走動。Joe 週一來工作時，就被阻止，這週還允許他來工作，下週可能也會被禁止。這週聽不到建築工人們，在鄰居工作。大海港遭受到船隻遊艇的封鎖，一片靜寂，街道上沒有行人汽車通過。感覺到活動的生力逐漸疏遠，怪不得不少人得了憂鬱症。感謝今天看到 Daniel 寄來舊金山封城第一天的短影片。街道上蕭條的情況，真是難以想像。我們去美國舊金山遊覽的時候，繁華富麗。車水馬龍不絕，這麼一座大城市，幾乎空無一人，看出美國舊金山封城的徹底。這跟中國發現冠性病毒來自武漢城市，發現它的感染厲害情況立即封城，以防感傳，以及在過陰曆年為控制冠性病毒的廣傳，將北京等大城市，幾乎全國上下，禁止過年過節的頻繁火車人們來往，控制的很徹底情況，那時從北京友人處來函形容的情況類似。中國經過嚴厲的控制疫情，才能夠在國內抑制住武漢病毒的狂炎發展，減少疫病導致的大災難。此疫病傳到義大利，義大利忽視它，導致極大的居民在短期生病，醫院難以應付，死亡人數劇增，這樣歐盟國家才開始封禁各國的通往鄰國的管道。美國總統下令，最初 30 天，從星期五（3 月 13 日）到星期六（3 月 14 日）生效，先是 30 天對歐盟國家實行入境控制。舊金山封城第一天，看出舊金山封城的情況，中國城和舊金山的大街道，只偶爾出現一兩個人，和車輛。這樣餐館店鋪如何能夠繼續往日的收入？這些對經濟上的打擊損失難以想像。不只是股票市場中了冠性病毒，成為"Corona crash"，連航空公司都受到莫大損失。Daniel 寄來的這個檔案有音樂，有照片，這種新型的影片，不但吸引人，還有歷史上的紀錄價值。感謝 Daniel 還 Fwd:[Fun] Virtual tours of museums https://www.travelandleisure.com/-attractions/museums-galleries/ museums-with-virtual-tours 這正是人們在家中分享博物館的好時機，感謝即時寄送，這是給被關在家中的人們最好的文化餐飲享受。請分享。19.3.2020

➢ 新冠性病的情況和它對經濟方面的影響

　　我們談到，新冠性病的情況和它對經濟方面的影響。世界各地大的股票市場直線型往下下降，是呈 L 形狀，但是 L 形狀不可能長期維持，會演變成為 U 的形狀。現在很明顯的是 L，何時能夠上漲，會受到時間和新冠性病毒發展的影響。新冠性病會影響經濟，這是一個意外事件，不是經濟市場本身如 2008 年的金融海嘯，次級房貸引起的本身危機，這次的股票市場下滑如一個直線的情況，是冠性病毒疾病的擴散和各國採取不同控制措施引起的經濟影響。一般人的投資，通常只有兩種情況：股票和債卷。股票是擁有一個公司／企業的一小小的股份。債卷是借給公司／企業的款，公司除了給利息外，還要到固定或不固定時間還本。若是此企業破產，股票擁有者，就不但得不回投資進去全部款，還可能會受到債權人來繼續索他私人的款，這要看，這個企業是什麼樣的規定和協定。可是這次因為冠性病的影響，股票市場一下這麼快下滑的情況，在歷史上還不曾有過。它的進展會如何，見仁見智，誰都不能夠說明。疫病專家們，只能夠說疾病的發展，控制，至於它對政治經濟的影響，不能夠回答，因為這不是他們的本行。拿航空公司來說，LH 取消一半以上的班機，但是，它還要付那些不飛行飛機的飛行員和空中小姐的薪水，按時還回欠債，可是收入減少一半。而飛機上訂的飲食份量減少，有些小航空公司，甚至就宣告破產。更有不少的零售商會關門，連鎖店 Pizza Hut 也在考慮申報破產關門 Pizza Hut's largest US franchisee is reportedly weighing options, including bankruptcy.

接到正雄從台灣來的信函，"疫情波及全球及台灣經濟，許多人減少外食。前天逛彰化八卦山曬太陽，賴和是日據彰化名醫抗日常被捕，他寫了不少詩文，現有他的詩牆我留影。孔廟旁本有一家大成幼稚園，少子時代已改為餐廳，花園美觀可免費停車，去了只有我們兩人，老闆唏噓！

錄下網路的一些報導連鎖店，零售商受到冠性病毒影響的情況。These companies are closing locations in 2020 | Finance 101 www.finance101.com › bankruptcy These 20 Retailers May Go Bankrupt in 2020 - The Motley Fool www.Fool.com › slideshow › these-20-retailers-m… Bankruptcy – CNBC.com www.cnbc.com › bankruptcy These Retailers Are Most at Risk of Bankruptcy in 2020 moneywise.com › Credit Cards › Credit Card Basics 19.3.2020

➢ 轉發一帖治療和預防新冠狀肺炎病毒的食療

感謝瑞明轉寄他朋友的一帖現身說法，抵禦新冠狀肺炎病毒的食療：紅糖，生薑，大蔥白，大蒜（多放），熬水喝，疫情解除之前，每天喝，感染病毒的概率幾乎為零！大家一起分享轉發！附上此食療現身說法的老方子和原信件：最近新冠狀肺炎病毒漫及世界各地，請多加小心，保重！附上一個方子，供您參考使用。這是老方子，對預防、治療感冒發燒有一定作用，據說疫情鬧得很厲害時，不少北京人都使用這個方子，結果他們都平安無事。這是一個南陽中醫的親身經歷，根據錄音整理如下：現在，大家一提起武漢心情就很沉重，但是，我的親身經歷會給您很大的安慰。我是臘月二十二從武漢回到南陽的，到家第二天，就有了發燒的症狀，我就用了西藥和抗病毒的藥，效果不太明顯，只能控制，不能痊癒。到第八天晚上，突然加重，發燒厲害，伴有咳嗽，痰中帶有鐵色血絲。我知道這回嚴重了，情急之下，我想起了我的老師曾經說過的一個方子。便找來八頭大蒜，將其拍碎，放入 7 紙杯水，在鍋裡煮。水開兩分鐘後，我喝了連渣帶水的兩紙杯。然後就入睡了。第二天早上醒來，不發燒了，咳嗽也減輕了，吐的痰也變成了正常的白色。現在，我一天喝兩次大蒜水，全家都喝，我已經恢復了正常，和以前一樣。我只喝了一次就好了，簡直很神奇。現在，我家的左鄰右舍都喝大蒜水。我把這個方子推薦給了武漢的朋友，他們又推薦給了新疆的朋友，普遍反映效果非常好。補充：為什麼我的藥茶要與蔥薑蒜一起煮，就是這個道理，相得益彰，急重症切大蒜片、含服，比速效救心丸還見效，我們老百姓有老百姓自救的方法。中醫藥本身是服務于老百姓的，小小秤砣壓千斤，區區草藥治大病。天佑中華有中醫，共克時艱戰疫情！20.3.2020

➤ 新冠性病毒正是對我們的考驗

　　我們生存在一個繁忙，競爭，壓力，時間倉促的時代，父母忙著養家賺錢，子女忙著上課，考試，升學，新的科技技術，電腦日新月異，手機人手一個，在火車上，公車上，飛機場的候機室中，在名勝古蹟中，

371

每人手中一個萬能手機，自己拍照，在 Facebook 中，寄送給朋友…每人
都有自己關切的事，要做的事，無暇照顧到的事。家庭中，三餐幾乎各
管各地，父母假日要休息，小孩可能會帶給他們額外的打擾。不少人不
願意結婚，即使結婚的人，並不見得願意生小孩，台灣面臨少子的危機。
股票市場，房地產高漲，大城市的年輕人要購買一棟公寓式的房子，憑
著工作的薪水，難以勝任，夫妻兩人都要做事賺錢養家，假日也懶得自
己燒菜，到餐館小吃，家庭中的成員各自奔自己的方向，家庭的離心力
增強，和心力減少…而這場冠性病毒突然降臨，全世界遭殃。中國首當
其衝，關閉疫病區，禁止春節的返家團聚，封鎖各大城市的相互感傳，
工廠停工，學校延長寒假，到三月份，前幾天才解嚴。冠性病毒傳到歐
洲，義大利首當其衝，死亡人數，每日大增。歐盟國家受到影響，紛紛
關閉通往鄰國關口；美國禁止歐盟國家入境。義大利所有的學校，餐館，
公眾場合關閉。歐洲學校也有不少關閉。股票市場大跌。美國幾個大城，
紐約，舊金山封閉。這是一個大浩劫，有如人類遇到一場大戰。它一方
面使全球連在一起，共同抵禦，另外一方面，美國封鎖邊境時，稱其它
國家為外國人，稱冠性病毒，為中國病毒，中國解除戒嚴後，稱新感染
個案，來自外國。歐洲各國管各國的居民，歐盟國家的邊境互相封鎖。
管自己國民遭受封閉的經濟損失。這個浩劫，使得人人自危，不少小型
企業破產，航空公司破產，德國最大的 LH 德國航空公司，由減少 50%
的航班，變成減少到只有 5%的航班飛行，受到莫大的損失。美國的波
音飛機製造廠，蒙受到很大的損失。這個橫掃世界各地的冠性病毒，不
管國界，橫行無阻，它是肉眼看不見的敵人，卻是所向無敵的正在攻擊
人類。它的極端鋒尖頂多到四月中，就會逐漸的減少。它的摧殘力量，
固然很大，但是由於它的出現，使家庭成員，小孩不上課，留在家，父

母不上班，也留在家，這正是一個考驗我們的時候。我們有時間思考深想，這個病毒能夠帶給我們什麼教訓，我們能夠學習改善甚麼⋯今天接到 Paul 轉來一封英文建議信，裡面翻譯成為中文有幾句對家庭很重要的話："在接下來的幾周中，您將會看到孩子的行為問題有所增加。無論是焦慮，憤怒還是抗議他們無法正常做事-都會發生。在接下來的幾週內，您將看到更多的崩潰，發脾氣和反對行為。這是正常現象，在這種情況下，是可以預期的。孩子們現在需要的是感到被安慰和被愛。感覺一切都會好的。這可能意味著您需要完善自己的日程安排，並更加愛孩子。在外面玩，然後去散步。烘烤餅乾和油漆圖片。玩棋盤遊戲和看電影。一起做科學實驗，或找到動物園的虛擬實地考察。讀一本書，作為家庭一起閱讀。溫馨的依偎，在溫暖的毯子下，什麼也不做。不用擔心他們退學。每個孩子都在這條船上，他們都會沒事的⋯如果我能給您留下一件事，那就是：在這一切的最後，您孩子的心理健康將比他們的學習技能更為重要。在這四個星期的記憶已經消失了很長時間之後，他們在這段時間內的感覺就會與他們在一起。因此，每天都要記住這一點。"

****

是的，這場冠性病毒會使我們學習到，溫暖和愛的重要。冠性病毒，能夠使我們深思，能夠清淨我們的身心，使我們學習緩慢步調，增進家庭的親和性。這個冠性病毒是不可能毀滅我們的人類。它會澄清病態的經濟發展。它能使我們體會到世界息息相關，但是家庭是社會的溫床，讓我們珍惜家裡的每一位身邊人。每一個人的作為，影響整個世界，在戒嚴的時期，乖乖待在家，彼此學習相愛，跟朋友們，透過網路，天涯若比鄰。人類一定會戰勝這場瘟疫。這場瘟疫，人人自危，人人自衛，卻也人人與他人相關。互相責備攻擊別人是罪首，根本沒有用處，病毒是全球性的。只有共同努力，從自己做起，從家庭的溫床做起，發揚我們的正面力量，我們的愛心，同情心。人人盡責盡力，曙光很快就會再度來到人間。21.3.2020

➤ 去訂購食品

　　昨天晚上遲遲睡不著，想著許多事情，其中一項就是要去 Scott 訂購食品，家中所缺的是新鮮水果蔬菜，它是很重要。昨天就開始想，要訂購些什麼。想到，得到的一個預防武漢病毒的食譜：紅糖，洋蔥，大蒜，生薑一起煮來吃，不但可以預防，還可以治療武漢病毒。於是我想，武漢病毒無論如何我們要預防。可是紅糖的英文是什麼？德國只有 braun 棕色的糖，它是否為紅糖？我得要去查看，它的英文名稱。今天早上，談到他給銀行的信件，我說寫的很好。Schweckhausen 的鄉長來電話後，我們談到那裡橋樑的事。上午就開始繼續寫訂購食品的單子，查到紅糖的英文，是 dark brown sugar，將它再加上一些堅果，加入到 Scott 的訂單上，10 點多寄出去。11 點一刻，我弄午飯，烤上馬爾他香腸和洋山芋後，就打電話給 Scott，它一直佔線。到 11 點三刻，打通了，那經理 Jesmond 說，收到了訂貨單，但是這週到週末才能送貨。問能不能安排早一點送貨。回答，因為訂貨的人太多，他會儘量安排。我問，那麼是哪一天，他說明天不能，後天週四會送來。我說那麼我就打著週四送貨，他回答好。我要他多保重，希望他跟冠性病毒遠離，祝福他安好。S 說德國限制每人購物太多，才不致把別人所需要的食品也都買走。在冠性病毒的蔓延期間，唯一不缺顧客的，就是食品商店，但是顧客很

少光顧，許多改為訂貨，請送貨，才會發生這種情況。24.3.2020

➢ 德國醫院救助 Covid-19 義大利等國的重病者

　　德國的社會醫療醫院健康制度，似乎在歐洲要比其它國家好。這次德國感染上了疫病，也是在擴散，不過因為有關單位一再的在媒體，電視中，告訴民眾，它廣傳的可怕，最重要的就是在於控制它不斷蔓延的速度，以便醫院能夠應付，照顧到，感染此病的嚴重案例。果然，德國的醫院立即開始準備，汽車大公司，改為生產呼吸，心肺衰竭的病人急救儀器。德國看到義大利等地，醫院設備不全，就把病重的病人，以直升機送到德國救護醫院，來治療他們。這種仁愛的作風，是應該的。下面是德國 Tagesspiegel Mobil 的一些報導。德國的 Covid-19 病毒"從今天的角度來看，不可能有過早的清晰認識"。今天下午 4:33 Markus Söder 將 Covid-19 病毒危機中退出解嚴戰略的時機視為"關鍵"。必須避免新一波的感染。他對 Der Spiegel 說："每天感染的風險會增加，這可能會危及生命。" Söder：走出 Covid-19 危機策略的時機，至關重要+德國接納 127 名重症監護患者+ Boris Johnson 測試呈陽性+新聞博客。由於德國仍然有免費的重症監護病床，因此將接納來自法國和義大利的 Covid-19 危機 127 位患者。聯邦州的提議，現在為來自義大利的重病患者和來自法國的 50 個重病患者增加了 73 個名額。兩國都受到 Covid-19 危機的嚴重影響，以致在其本國，醫院應接不暇，人滿為患。德國受到感染和死亡的數字：Johns Hopkins-Universität（JHU）大學於週五早上報告稱有 43938 名德國感染者-239 人死亡。根據各縣的所有數據對每日水平進行單獨計數，到今天 27.3.2020，星期五上午，有 47,000 多人受到感染。

Das Robert-Koch-Institut（RKI）報告，週五德國的已知感染數為 42,288，比前一天增加 5780。死亡人數增加 55 至 253。互動地圖關於 Coronavirus 病毒的背景：因 Coronavirus 冠性病毒將停止工作運作多久：經濟學家，政治家和病毒學家爭論停頓能持續多久。病毒學家 Drosten："也許我們必須假設我們將處於緊急狀態一年。"戴著防冠性病毒的口罩？什麼真正可以防止細菌傳播？在單獨的實時博客中，關注柏林的冠性病毒事件。柏林自然歷史博物館館長 Johannes Vogel：這種病毒也是我們剝削自然的代價。社論最新第一最早 2020 年 3 月 27 日下午 3：03 Gloria Geyer Söder 不想發出清晰的信號。巴伐利亞州州長 Markus Söder，CSU 將終止冠性病毒危機中戰略的時機視為"關鍵"。他在與"Spiegel 鏡子"媒體的談話中，對此進行了解釋。必須避免新一波的感染。目前，唯一重要的是"為醫療系統盡可能地做好準備"。Söder 說："與許多其他國家相比，我們在德國的情況更好。"但是，防護口罩和呼吸裝置不足。人們希望每天都能得到聯邦政府的運送。當被問及為何對其他聯邦州施加壓力時，Söder 說："每一天都意味著感染的風險增加，這可能導致生命損失。"他收到了"來自公民的無數電子郵件"，要求他"請限制出口"。批評巴伐利亞州州長 Markus Söder 批評冠性病毒危機中，歐盟內部的"解鞏固"。Söder 的舉動是積極的。德國的政治"與其他位置更好的國家形成對比"。然而，對歐盟的批評是："實際上，這場危機現在將是歐洲的時刻，也是歐盟委員會的時刻。但是，在布魯塞爾，卻是奇怪的安靜。" Söder 告訴《明鏡》。一個人目前正在歐盟經歷"解體化"。到義大利和西班牙的援助運輸必須在歐洲範圍內進行。關於歐洲的經濟狀況，重要的是要確保歐洲不成為"Übernahmekandidat 接管候選國"。重要的公司應受到保護，避免被外國投資者接管。Söder 排除 2021 年可能擔任總理候選人的可能性。他說：我會繼續留在巴伐利亞。那些在這場危機中猜測自己的職業的人在道德上會喪失資格。巴伐利亞州州長 Markus Söder 在《Spiegel》中談論解嚴策略 2020 年 3 月 27 日下午 2：08 Christopher Stolz：德國接受法國和義大利人。德國希望，為來自法國和義大利的 127 名 Corona 重症監護患者提供護理。這就解釋了聯邦外交部的發言人。聯邦各州同時提供來自義大利的重病患者和來自法國的 50 個重病患者總數的 73 個名額。27.3.2020

➢ 世界還是有希望

讀到南華大學前社科院長兼歐研所所長的來函，雖然我們都很為目前的局勢擔憂，但是我深信世界還是有希望。下面是給他的回信。郭老師：讀到您長長委婉動人的來函，謝謝。"人類過去的 200 年，商業化工業化到現在，沒有好好和自然大地和諧相處，愛惜地球，現在大自然開始反撲，人類也付出巨大的代價，以舊金山為例，這美麗的城市，現在出現了許多無家可歸的流浪漢，犯罪率直線上升，我常看見年輕人，公然到連鎖店，拿了東西就沒付錢出門，行為介於，偷和搶之間，讓人懷疑這個社會怎麼生病了。"是的，美國一方面是文明富裕的國家，另外一方面，又是自由無人管的社會。人們有自由，不去找工作，不務正業，以偷和搶為生。連美國總統，只看到 deal，以利潤為上的環境中，喪失道德觀念，它的極端就是"齊人搶金"，在光天化日之下，眼睛看到的只是金，那麼怎能夠發揮良知良能？您所看所見，真是嚇人。在眾目睽睽之下，來半偷半搶，連鎖店可以雇用警察來防衛，而這些無業遊民，闖入住宅區去搶，誰來保護？何況舊金山是疫病流行區，您們侷儷在 20 日已經抵達台灣，真是一件當機立斷，採取行動的智舉。台灣是一處防止 Covid-19 非常徹底之處。德國媒體卻說台灣所報的染病和患者不屬實。我不相信，去查詢，在 3 月 14 日，我發佈德國媒體特別談到台灣。3 月 15 日寫：今天德國媒體出現讚美台灣防疫完美的消息。文中提到您邀請來南華大學歐研所的兩位教授，v Bredow 和 Milada。他們都好，他們都非常關心台灣的情況。您為南華大學歐研所和台灣做了好多文宣工作。您提到"我擔心 2020 年將會是，二戰後到現在，全球，權力重分配的分水嶺的一年…站在舊金山都會聽到舊金山海風吹來的哭泣聲希望上帝能垂憐這塊大地，讓疫情和所有，困難衝突早日落幕，人類能夠和平相處，人與大地之間也能夠和睦共處"。您先天下之憂而憂的擔心不是沒有原因。世界的發展如何，都是未知數。昨天德國播出教宗在梵蒂岡獨自一人做彌撒，Urbi et Orbi in Corona-Krise: Besonderer Segen in schwerer Zeit www.tagesschau.de › inland › corona-papst-107 對空曠的梵蒂岡廣場，教宗特地交代不准信徒出席。這部影片非常的動人。我相信世界還是有希望。台灣開學，人們進進出出，又有境外感傳。您們還是要小心。請多保重。敬祝 安康 虞和芳上 28.3.2020

➤ 為什麼德國疫病教授來自獸醫？

德國目前研究疫病 RKI 研究機構的最高權威是 Lothar Heinz Wieler 教授（1961 年 2 月 8 日出生於德國 Königswinter）。Wieler 專業致力於獸醫學和微生物學。自 2015 年 3 月以來，他一直擔任德國聯邦的 RCI 所長 Präsident des Robert Koch-Instituts。獸醫其實也是醫生，在動物中，疫病時常流行，農家養育的牛馬豬雞等動物，最怕疫病，動物一受到疫病感染病毒侵襲，傳染迅速，損失慘重。Wieler 醫生，同時也是微生物學家。因此他對疫病特別的熟悉。他對人畜共患病菌的研究，在於闡明有助於細菌病原體成功感染不同宿主的機制。冠性病毒正是疫病，透過媒介傳入到人體，引起人傳人，演變成 pandemie 全球性迅速感染的疾病。Wieler 在這方面的成就，這是家學淵源有自。Wieler 在一個有兩個兄弟姐妹的家庭中長大，父親是獸醫，母親是農民。這正是最適合學獸醫的淵源。在 1980 年至 1985 年 Wieler 從 Königswinter 的高中畢業後，在 University of Berlin 柏林自由大學和慕尼黑 Ludwig-Maximilians-Universität München 大學學獸醫。從 1986 年到 1987 年，他在聯邦國防軍服役。然後，他於 1987 年至 1990 年在 University of Ulm 擔任病理學研究助理。1988 年，他獲得慕尼黑 LMU 大學博士學位。從 1990 年到 1998 年，他在 Gießen 的 Justus Liebig 大學動物衛生與傳染病研究所擔任科學助理，Wieler 於 1996 年在那攻讀傳染病與動物衛生科。自 1997 年以來，他一直也是微生物學專家。從 1998 年開始，他擔任柏林自由大學獸醫學系微生物學和動物流行病學教授，並擔任微生物學和動物流行病研究所常務董事。自 2015 年 3 月以來，他一直擔任 Robert Koch-Institut 研究所所長。Wieler 的工作領域 Lothar Wieler 研究分子發病機理和多重耐藥細菌病原體的功能分子流行病學。Wieler 尤其對人畜共患病菌，包括大腸埃希菌，金黃色葡萄球菌和偽中間葡萄球菌（Escherichia coli, Staphylococcus aureus und Staphylococcus pseudintermedius）的發病機理和功能分子流行病學進行研究。重點在於闡明有助於細菌病原體成功感染不同宿主的機制。這裡的重點是區分分子分型方法的開發和應用，通過該方法可以在細菌物種的第一步中定義人畜共患病。Wieler 教授研究天然宿主（雞，豬）中的 DNA 序列分析，體外方法和相關的動物感染模型確定了介導各個宿主成功感染的細菌因子（黏附素，入侵素，毒素，調節素）。該研究的目的是製定預防性干預策略。這正是現在 RKI 研究機構每天定時發布冠性病毒感染的情況，並預告可能的發展趨勢。因為德國政府設法協調 RKI 研究機構的建議，德國即時防禦控制 Covid-19，使得德國的預防，感染和死亡的數字不那麼的厲害。目前還有餘力來協助法國義大利嚴重的病症。兩天來，德國軍機和軍用直升機飛往法國和義大利，將重病者免費運到德國大醫院治療。法國的一座養老院，有 50%的人們感染此病，無處投醫，德國就頻繁往來載運這些病重者到德國大城市醫院救助。昨天在媒體上看到德國軍機的醫務人員大批出動的來協助。每位服務人員，都身著全身防禦安全服裝在履行他們的救助任務。這是人性互助的仁愛之心，也是 RKI，疫病專家的功勞。30.3.2020

➤ 今天接到有關疫病的電話和郵電

靜靜馬爾他的海邊，聽到播放出宗教的樂聲，不時傳來教堂的敲鐘的聲音，這是馬爾他在疫病流行時期，令人心曠神怡宗教的悅耳聲音。這給人一種安寧，雖然疫病流行，但是神在陪伴我們，我們沒有被遺棄。早上 8 點，接到 Schweckhausen 建築師 Beltz 的電話。我很高興，聽到他在電話中的聲音，因為四月 2 日，星期四，他來信寄來照片並寫，很短時間內，他會來電話。上週五，接到他寄來的照片，沒有他的電話，照片可能是他的兒子寄來的，這是他們父子共同經營的建築公司。昨天週一沒有收到照片，也沒有收到建築師的電話。我們擔心他生病了。今早接到他的電話，聽到他的聲音，忙問他是否一切都好，他說好，問我們是否好，彼此擔心對方染上了冠性病毒。我祝福他們全家好，就把電話交給 S 了。他照樣問我們如何，S 要他跟別人接觸保持距離，他說每個週末都有好多的人來看 Schweckhausen 古堡新建橋樑，不過他們彼此都保持距離，因為在距離 20 公里的 Höxter 城，每兩天染上此疫病的人增加一倍，大家都很擔心和小心。上午接到 Joe 打來的電話，問我們是否都好。他們也好。他說每天看電視發佈的消息，是否准許出門，但是還是不准。他說馬爾他在一天之內，就增加了 52 例新病毒，對馬爾他來說是一個大數字。今天接到正雄的來函，說"疫情在台灣因有 17 年前慘痛經驗，醫療也比我在醫院擔任秘書、主任階段進步，目前防範尚可，但清明連假太多人至風景區，是否有後遺狀況？有待觀察。"他起初是從事文藝，後來在醫院工作，怪不得他的好友，有醫院知名的醫生。看到他寄來種植六株新品種的茶花，大小不一，生意盎然，他對自然極為喜好，出版一本《樹》詩集。其中一首詩是樹，作者憐惜那些無緣無故被砍掉的洋紫荊。花開花落，掌聲不斷，千禧年，土刨，樹倒，樹，無言，哭泣，新鋪水泥僅存的小方塊，矗立一根根木棍小樹，殘喘，心痛，只有樹知道，這是人世間的變化，無緣無故的把美麗的樹砍掉，無辜的洋紫荊遭殃。樹也是有靈，讀了他的詩，想起我曾寫過一篇"植物有靈"的小文，那是在 2010 年出版的《無限思戀》中的一篇文。於是將它找出，發佈在 blog 上，以回饋正雄來信中，提到他昨天種植友人贈送的六株新品種的茶花，和他贈送的那本《樹》詩集。7.4.2020

➤ 對 Covid-19 影響的預測 Hinten wie höher als vorne wie oben

這次 Covid 19 是一個新興病毒，我們遇到這個 pandemie，即使專家也不能夠完全理解，沒法確定，何時能夠製造出預防針，如何杜絕後患。它對人類，對經濟的影響是什麼。這次的 Covid 19 影響很大，東西方人人都受到影響。學校停課，工廠關門，在全部戒嚴的地方，人們不准許出門，餐館，娛樂場所，滑雪勝地全部強制不准許營業，大部分的飛機禁止飛行。德航，只允許 10%以下的飛機飛行，股票市場大跌，有些跌到 50%以下。在德國的經濟商業界每天發佈股票市場的消息。而它卻是並非如專家們所預料。美國的 Trump 起初稱這是中國疫病，引起美國的華人受到一些種族歧視的人，對中國人的侮辱。Trump 的經濟援助起初對 Covid 19 受到打擊的經濟，有些效果，之後就沒有什麼大作用。疫病蔓延歐美初期，股票直線大跌，而在疫病在義大利，法國，西班牙繼續蔓延，死亡的人，每日增加，股票市場卻是幾乎無動於衷，反而上漲。上下波動很大。今天專家甚至稱，這次的 Covid 19，和政府的措施，對經濟的威脅，是二次世界大戰以來最大的經濟蕭條的威脅。方才聽到德國商報，跟駐美國紐記者的對話，下面是記者 Markus Koch 說：besten Fall, wird einer Seitwärts-Bewegung kommen, wobei die Risiken nach unten grösser sein werden als die Chancen nach oben.”充其量，這將是一個橫向移動，其下行風險大於上行機會。”S 每天都專心聽 RKI 德國疫病專家對 Covid 19 的發展報導，和經濟家對這次 Covid 19 和政府干涉對經濟的發展報導，以及觀察股票市場的現實狀況。如諺語“Nichts geneaues weiß man nicht nicht.”，這種語言上的否定又否定，後的意思是“什麼都不知道。”這是對專家們的預測，可能他們不知道，卻是會佯裝知道，而大言不慚。尤其看到經濟家對這次預言，說經濟蕭條的情況比二次大戰還要更厲害。這句話，令人難以相信。於是 S 說了一句：Hinten wie höher als vorne wie oben 後面的高，跟前面，同樣的上面一樣。我說：我不懂

你的意思。他回答：它是預言，後面，前面，上下都提到了，可是沒有
絲毫意義，這就是對不知發展結果的專家預測。歷史在當時上演經歷的
人，頂多只能夠看到發展的可能性和趨勢。可是當它定局了，人人都成
為專家，分析解說它的發展。這跟經濟的圖片類似，只有事後才能畫出
它的進展和結果，而一目了然。有些誠實的經濟家說：我不知道，若是
我知道的話，我就變成富豪。這也是多少人求神問卜，希望知道未來，
可是未來如何，沒有人能夠下斷言。它取決於人類的作為，但是還有很
多未知數，如目前的 Covid-19. 9.4.2020"

➤ 疫病是古今中外對抗疾病的棘手問題

　　什麼是疫病？疫病是"流行病"Epidemic。它是指某個地區特定人群
中的疾病病例大量發生。它們大多數是傳染病。受流行病影響的人數取
決於多種因素，例如病原體的類型，與之接觸的人數以及發生的時間或
地點。當傳染原發生重大變化或首先從動物傳播給人類時，就會出現流
行病。流行是暫時的和局部的。如果某種疾病的致病因素，跨越國界傳
播到許多其他國家和大洲，那麼就以"大流行"pandemic 來代表，指大型、
具有傳染力、可導致大量死亡的流行病。簡而言之：大流行是全球的流
行病。疫病中醫稱為瘟疫，它包括流行病和現代全球化的大流行病
pandemic。流行病如何發展？那是要看一國的醫療基礎設施（例如，醫
療機構的數量和設備或員工的培訓水平），營養狀況，信息文化和地區
／國家的基礎設施。時間因素對於預防或至少控制流行病具有決定性的
作用：及早發現受感染者，發現危險感染，一貫使用預防措施（如檢疫
和衛生），正確診斷或評估情況以及正確信息人口可以幫助在早期控制

流行病。如何應對流行病？採取一系列協調措施是與即將到來的流行病作鬥爭的最佳方法。如果在結構薄弱的國家中發生流行病，則與世界衛生組織（WHO）請求協助，派遣預防流行病小組會有所幫助。現在正是世界大流行的 Covid-19，對待它的預防和措施看出各個國家受害的不同程度。Covid-19：是新病原體感染後出現症狀的人患有呼吸道疾病，由 WHO 統一定名為 Covid-19。名稱取自"冠狀病毒病"。首次出現的年份為 2019 年。這些疫病是古今中外醫生們最棘手的疾病。它的發病快，傳染快，常在短時間內，病人死亡，醫生本身也會受到感染。有些疫病現在醫學界，還未能探求它的原因，如流行英國的 English Schweiss，熱汗病。現代醫學發達，但是對抗 Covid-19，既然沒有預防針，也沒有治療的藥物。只有輔助療法。可是每一個國家的醫療設備有限，而 Covid-19 發展蔓延迅速，德國深怕醫院病房不夠，急救 Covid-19 病重的人們心肺衰竭的儀器不夠，就定下不准出門，餐館各種公眾遊樂場關門，來設法阻止此病的蔓延速度，這樣蔓延開來的速度減慢，醫院還有空床，可以急救義大利和法國 Covid-19 病重的病人，減少死亡率。下面是今天 17.04.2020 11:23 Uhr 最新的報導：Die weltweite Corona-Situation Seite 1 von 13 *Tägliche Neuinfektionen, gemittelt über die vergangene Woche. Letzte Aktualisierung: 17.04.2020 11:23 Uhr Quelle: Johns-Hopkins-Universität CSSE/Landesbehörden/SZ Rohdaten herunterladen 這裡看出此疫病各國每天得病人的數目，和死亡數字。美國從昨天到今天新感染的個案，29481，死亡至今已有 33286 人。德國的嚴禁措施延長到 5 月 4 日，為的是此 Covid-19 感傳速度減慢。由此可見新興病毒 Covid-19 的可怕，和各國對待它，仍然還不能夠禁止的情況。17.4.2020

➢ 至今還未完全了解的熱汗病

汗熱病 Sweating sickness，又稱「English sweate」拉丁文：pestis sudorosa 或 sudor anglicus，是一種傳染性很強的疫病。它在 1485 年首次在英格蘭出現，是一種致命病毒性傳染病，這種病在夏季一直持續到冬季，隨著冬季的臨近而消失。這種感染病在 1508、1517 年亨利八世時出現、1528 年、1551 年及 1578 年先後流行，它具有高度傳染性。症狀劇烈和出汗，在發生幾個小時後，突然死亡。

病因不明，主要發生在 15 和 16 世紀的幾個流行病浪中。攻擊對象為 15 至 45 歲之間的男性。潛伏期非常短。急性呼吸系統疾病和大量出汗的症狀具有特徵性，因此被稱為"英國出汗病"。在英格蘭出現後，然後顯然又消失。此病的特點是潛伏期短，死亡率高。從最初症狀的出現到死亡發作僅在幾個小時之間。它的典型症狀是急性呼吸系統疾病和大量出汗具有特徵性，因此被稱為"英國出汗病"。大量出汗，這成為此疾病的命名。

它從來沒有像瘟疫和流感這樣的殺手流行大聯盟，但是它在社區中的即時殺傷力使它在恐怖方面具有特殊的排名。

正如我們今天所了解的，尚不清楚此疾病是什麼。在病毒感染的情況下，可以考慮有關汗水原因的推測，範圍從流感到漢坦病毒，細菌性鉤端螺旋體病（威爾氏病）以及肺炭疽。直到 1994 年將其與漢坦病毒性肺綜合徵 Hantavirus pulmonary syndrome（HPS）進行比較，得出結論，儘管兩者非常相似，但 HPS 與英國出汗病完全不匹配，因此尚未確定可能的囓齒動物載體。這種疾病的感染原因仍然是個謎。18.4.2020

➢ Roeck 教授在 Covid-19 蔓延後寫的一文 "東方敵人" 的刻板印象

這是一篇非常傑出分析西方對東方偏見的文。原文為德文，虞和芳將它翻譯成中文。

Bernd Roeck 教授在 2020 年 3 月 30 日，星期一在瑞士"Neue Zürcher Zeitung 新蘇黎世報"上的"意見與討論"欄寫的一篇文《Das Stereotyp vom orientalischen Feind 東方敵人的刻板印象》Das rassistische Klischee von der《gelben Gefahr》kann im Westen leicht wieder mobilisiert werden, wie die Corona-Krise zeigt. Es ist noch nicht so alt. Gastkommentar von Bernd Roeck 正如 Corona-Krise 冠性病毒危機所顯示的那樣，"黃色危機"的種族主義很容易在西方掀動起來。它並不算怎麼長久。來賓 Bernd Roeck 的評論數週前，當冠狀病毒從武漢傳播到中國，然後傳播到韓國和日本時，對亞洲血統人們的偏見開始席捲全球。有人在紐約地鐵上向一名亞洲年輕人噴灑消毒劑。在澳大利亞和英國，德國和義大利對亞洲人的虐待和暴力行為都有報導，瑞士也經歷了此類事件。刻板印象引起共鳴 Stereotyp Resonanz 它提到了現實情況。因為在中世紀"東方"，經常是疫病流行的溫床。1232 年，據說瘟疫在中國肆虐，僅開封就有 100 萬人喪生。黑死病，1347/48 年的瘟疫大流行，也來自中亞，在遠東的特大城市中也越來越恐怖。Florentiner 的編年 Chronist 編年史家 Matteo Villani 當時指出，根據"上帝的絕對意志"《absoluten Willen Gottes》，"瘟疫"已經在中國，印度北部和大洋沿岸的其他地區蔓延。在短短一年內，此流行病已蔓延到亞洲的三分之一。在歐洲，它首先到達西西里島和義大利的港口城市，然後遍及整個國家，它繼續轉移到德國，法國和西班牙。據估計，當時歐洲三分之一的人口淪為受害者，各地的死亡率都不一樣。在所有地方的義大利，目前是 Corona-Pandemie 大流行的重點之一。米蘭是受害人數相對較少的城市。原因是市政府嚴格的施行檢疫措施，封鎖那些感染者監禁區域的房屋和門窗。Drei Jahre unterwegs 路上歷經三年，時間天氣似乎對 Pestbakteriums 疫病細菌的傳播至關重要。病原體曾經在有利的氣候下大量繁殖；溫度一下降，就變得很危險。在瘟疫爆發之前，中國遭受到極端寒冷，颱風，冰雹和洪水的襲擊。蚱蜢侵襲稻田成光禿禿之地。由於作為細菌宿主的囓齒動物的食物減少並大量死亡，牠們的跳蚤也失去了宿主動物。因此，它們尋找新的受害者。他們跳上駱駝和人類，用叮咬感染他們。Oslo 大學的研究員和聯邦森林，雪地和景觀研究中心的研究人員最近認為，Pestbakterium 疫病細菌從未真正在歐洲找到它的家鄉。相反，它必須一次又一次從亞洲進口。對 14 世紀至 19 世紀瘟疫暴發的調查表明，亞洲惡劣天氣時期與隨後的歐洲瘟疫暴發之間存在明顯的相關性。跳蚤作為乘船的老鼠和被感染的駱駝在絲綢之路和西邊的海洋中旅行。到達歐洲大陸花費相應的時間，大約三年。眾所周知，在 Coronavirus 首次出現後的幾週內完成了相同的距離。駱駝比飛機更休閒。一些流行病以懷疑其起源的國家命名：梅毒，可能是美國征服者的紀念品，在 1494 年法國查理八世的義大利火車上爆發後被稱為"法國病"。自 15 世紀末以來，神秘的《Englische Schweiss 英國汗熱病》就一直困擾不列顛島，而它的起源鮮為人知。在 16 世紀，非洲大陸的城市也遭受到數次侵襲潮流。對其它流行病的起源了解更多。例如，天花在史前時期就侵襲非洲。它們轉移到印度和中國。大概是羅馬軍隊從中東乘馬車到歐洲旅行，然後歐洲人又將病毒運送到 Karibik 加勒比克和美洲大陸，數百萬人因此喪生。霍亂再次起源於亞洲。在印度，基督教時代之前就曾遇到過這種疾病，但是直到 19 世紀，新的流行病才開始流行。首先，它前往東非和中國，另一波浪潮於 1831 年將它帶到歐洲，再從那裡帶到美國。歐洲殖民大國擴散此疫病。第一次鴉片戰爭開始時，英軍將病原體從 Bengalen 孟加拉運到中國。最近一次霍亂大流行是暫時發生的，這是 1961 年。它繼續並在非洲，也門和海地生存。霍亂和其他流行病的蔓延已經並且正在人口聚集和惡劣的衛生條件得到擴散。有人懷疑這些聯繫早在中世紀。顯示出嚴格的隔離措施和消除難聞氣味的努力，畢竟人們相信它帶有這種疾病的病菌。因此，早期的現代杜松樹枝在街道上被燒毀，它們的氣味不僅消除了"鼠疫氣息"，還消除了老鼠的氣味，因此這項措施實際上有所幫助。Jemand muss schuld sein，必須有人是有罪。此外，還發明了肇事者。在黑死病時期，猶太人為《Christusmörder 基督的謀殺者》和基督教的敵人毒害了井。在 16 世紀中葉左右，小冰河時期的氣候低谷，寒冷多雨的夏天和漫長的冬天變得明顯時，女巫和巫師被認定為"有罪"。他們應該對惡劣的天氣及其後果負責-歉收，通貨膨脹，飢餓和"瘟疫"。據保守估計，在 16 至 18 世紀之間，大約有 60,000 人被處決。所有災難的真正原因是人民的罪惡。瘟疫是上帝的懲罰。因此，悔改和祈禱是避免疫病的最佳手段。替罪羔羊保持有用的功能。一如既往，他們解除社區的罪惡感。他們為具體行動開闢了機會。對抗小冰河世紀無能為力，對抗瘟疫也無能為力。另一方面，猶太人可能被驅逐出境或被謀殺，女巫和巫師被燒死，斬首或絞死。直到 19 世紀，中國人和其他亞洲人才被判有罪。隨著第二次霍亂大流行，情況發生了變化。現在人們看到了"東方敵人"並稱其為《einen Tod, den Indien sendet》。"印度派遣的死亡"。西方的黑暗"文明"和優於"悶熱的東方"滋長偏見。Ferdinand Robert 在 1832 年出版的

《Cholerabuch 霍亂書》中描述 “東方主義者和中國人”，他們通過過度喝茶和咖啡來“削弱和放鬆”自己和消化器官，因此很容易成為該疾病的獵物。直到 19 世紀下半葉，在“西方”地區幾乎找不到亞洲人。現在，隨著越來越多的移民湧入，中國人和後來的日本人也變得越來越成為西方的敵對者。首先，最主要的是擔心廉價勞動力和大宗商品的競爭對“白人勞動力”的威脅。自 1860 年代以來，種族主義語氣也被用於反華集會中。正如歷史學家 Heinz Gollwitz 所寫，移民的居住被毀謗為“塵土和腐爛的地方，是惡習和傳染病的滋生地，在衛生上和道德上是對這些國的瘟疫”。這種偏見加深了到本世紀末出現的“黃色危機”的口號，喚起匈奴入侵和蒙古風暴的舊印象。在霍亂時期的猶太人刻板印象在 19 世紀重新出現。陰謀論者也懷疑到醫生為疫病的罪人。最重要的是，生活在貧民窟中的飢餓的窮人應該構成感染的風險。無論如何，“好公民”對他們沒有好印象，那是他們會搞革命。此外，我們今天所熟悉的醫療方案的建立：接種疫苗，基於經驗研究的療法以及自 1850 年左右以來不斷增長的歐洲和美國發展出的衛生運動。隨著世界宗教模式解體，神給人們的處分，人們逐漸意識到流行病是人為災難，因此據文化科學家 Olaf Briese 稱，既然是人為的災難，也是人能夠來解除此災難。Der Preis der Globalisierung 全球化的代價正如愚蠢的人們對中國人和其他亞洲人的表現一樣，替罪羔羊的思想並未消失。流行病的發生和蔓延的真正責任，包括當今迫在眉睫的流行病，是許多人都有責任。它與那些未能戰勝貧困並在郊區不曾建立下水道的政客有關。不能及時採取行動，減少或掩蓋流行病風險的政府有責。這跟那些國家元首，沒有做任何控制疫病的措施，卻大言不慚的說，一切都在他們的控制之下有關。每個無視隔離規則的人都應該受到指責。最後但仍然很重要的一點是，流行病是現代性升級和密集全球化的副作用。諸如廉價機票或打折遊輪為疫病病毒傳遞擴散。當從任何地方到任何地方旅行時，Covid-19 也是一個偷渡者。因此，流行病隨處可見。我們為開放社會的自由和通透邊界的舒適度付出了代價。我們從 Schiller 和 Beethoven，那裡了解到，與此同時，所有人實際上已經成為兄弟姐妹。Bernd Roeck 為 University of Zurich 蘇黎世大學的近代和瑞士近代史的名譽教授。17.4.2020

➢ Covid-19 疫病的另外一面

Covid-19 橫掃世界，改變不少人們的生活作息。

自古以來，人們就一直在跟疾病為伍，對抗疾病。

"好漢就怕病來磨"，可看出不管多有本領抱負的人，疾病一來，就很難招架。在我診所內，時常看到這種現象，如一位四十多歲的工程師，得了多發性關節炎，走動都有問題。他說他一生的抱負，就被疾病消磨掉。

更遑論，疾病使大多數人，魂歸天國。

比我們姐妹，年輕六、七年的幺妹虞和芸，台大動物系畢業，在 2016 年八月一日在美過世，次日舅舅在台灣過世，我悲傷過度，生病，躺在床上，難以忘情。這時忽然想，只有唯一能夠做到的事，是為他們寫一本紀念書籍，這是《魂夢遙》一書的問世。

這些不招而至的疾病，一直是人們必須對抗的對象，才會有醫學的誕生，幫忙我們對付疾病

而這次 Covid-19 疫病的來臨，感染全球，每人每家都遭受其害。

　　可是人們的反應不同。有些怨聲載道，有些責怪他人，發洩他們的攻擊性，而有些卻是在幫助別人。

　　在我有來往的圈子中，如宇平發起募捐活動，購買口罩，贈送需要的人。國成作畫，畫出醫生為拯救病人的辛苦犧牲。

　　昨天接到姊姊和健寄來她在田園工作的成果，和她寫的五言詩。她在家照顧生病的丈夫，拿下他園圃的工作。

　　姊姊是我們四兄妹中，最會唸書的一位，她在學校時常拿第一名，在台大，也是拿書卷獎第一名的學生。到美國拿到化學博士。一直在美國 Schering 藥廠工作，直到退休。

　　不只是如此，她很會作畫，那是我在大學時就知道，她不時畫電影明星的像掛在牆上。而她作詩，還是我一、二年來才知道的。她又去學攝影，會照出很優美別緻的風景照片。

　　這一陣子，疫病流行，我寫信問候，得到她寄來的五言詩，敘述她這幾年來的情況，讓我學文的人，都望塵莫及。將它錄下，願與有緣人共同分享。

《疫中田園情懷》虞和健

　笨手如吾者，未牽菜園情；

　庭園蜓點水，見夫急走避；

　夫包庭外工，吾顧廚內烘；

　徐君身矯健，院庭景觀現；

　春風沐浴晚，享樂閒少管。

未幾風雲變，老夫違和遍；

得恙久居宅，棄耕花莆台；

後中庭院莆，早已未忍睹；

待吾前往觀，哀哉景何堪；

懶者如老太，靜極思動態。

老妻代夫征，手腳忙亂伸；

幸有好朋助，指點迷津路；

欲学簡工先，剪枝施肥兼；

照花前後院，玖香風拂面；

前庭花枝茂，舞風展迎笑。

未朴今年春，疫情居宅蹲；

購物超市懼，呎尺天涯遙；

纲上曬農耕，各家奇招登；

留苗水耕作，倒瓶自灌滴；

蠢蠢心欲動，幾回探手碰。

終決效友朋，留籽每回逢；

盼籽出芽待，忙煞虞老太；

每日必親躬，灑水土壤中；

奈何明月夜，未見苗出界；

耐心未忍等，查看籽詳情。

多數籽破裂，昆蟲晚歹借；

天憐眾物生，萬物皆競爭；

適者留青山，敗者歸西担；

新冠死亡增，老者病率登；

全球三百萬，美役全世冠。

疫情未能控，苦哉美民眾；

生靈染役亡，逝者越六萬；

醫護捨命多，勇者當頌歌；

朝暮新聞播，何忍聽其说；

日夜宅中困，無語蒼天問。

今見二秧苗，未知歸屬何；

待到三周後，方能辨其源；

生命誠可貴，願君福壽配；

暫捨自由身，眾人方能生；

祈願天憐見，疫情消失現。

6.5.2020

➤ 日本公佈 "新生活模式" 呼籲與冠狀病毒長時間和平相處

　　今天是 6 月 30 日，今年已過了一半，冠狀病毒在世界蔓延有四個月的時間。而在解禁後，看出冠狀病毒又在繼續的擴散開來。日本政府很實在，發展出與冠狀病毒長時間和平相處，那麼我們最好也得要有跟它共存的方式。

今天接到德航將今年 9 月 13 日從法蘭克福，到香港的飛機班次取消，這樣我只好取消今年 9 月的赴台計畫，可見得這些國家看出冠狀病毒還需要長時間，才能夠有預防針和藥品對抗的出現。那麼我們得要設法按照這種新生活來安排我們的生活和計畫。

感謝 Daniel 寄來這則消息，錄於下，請分享。

日本決定與新冠病毒共存！公佈"新生活模式"，呼籲今後長時間裡，遵循這個模式來生活與工作。

仔細看這些新生活模式，可以看出日本政府是用理性，科學和風險評估為原則來建立這些模式的。

很實用，以評估風險做原則，我們才能繼續走下去。

****

基本要點有三：1. 人與人之間保持距離、2. 戴口罩、3. 勤洗手。

具體要求：1. 人與人保持 2 米距離、2. 遊玩盡可能選在室外、3. 說話時盡量避免正面、4. 回家立即洗手臉換衣服、5. 碰觸別人手要盡快清洗、6. 盡量網購及電子結算、7. 超市購物最好 1 個人，要選擇人少時間、8. 盡量不觸摸商品樣品、9. 搭乘公共交通不要說話、10. 騎自行車或徒步上班、11. 最好用電子名片、12. 開會時盡量視頻會議、13. 開會要控制人數並戴口罩，開窗通風、14. 在家工作或錯峰上下班、15. 不去病毒流行地區，不從病毒流行地區去外地、16. 盡量不回老家探親和旅遊，控制出差、17. 出現症狀時，認真記得去了哪裡與誰見過面等、

18. 吃飯不面對面，最好並排、19. 不使用大碗大盆，實行分餐製、20. 吃飯少聊天，多吃菜、21. 盡量不要多人數聚餐、22. 迴避"密閉空間、密集人流、親密接觸"、23. 每天早上自測體溫，加強健康管理、24. 沖洗廁所時把蓋子蓋上、25. 狹窄空間不要呆太長、26. 散步跑步時人數要少，與對方相遇，錯開距離。

日本政府委員會會長尾身茂說，疫苗完全開發並正式投入使用，至少需要 1 年半，既然做不到徹底消滅敵人，就要學會與病毒共存。遵守生活新規則，我們才能與冠狀病毒長時間和平相處。30.6.2020.

➢ 美國免疫學家 Anthony Stephen Fauci 談論 COVID-19 等病毒傳染病

Anthony Stephen Fauci（1940 年 12 月 24 日出生），是美國免疫學家，現任美國國家過敏和傳染病研究所主任。他在對愛滋病和 H1N1 甲型流感以及 COVID-19 等傳染病的研究中作出重大貢獻。他是白宮冠狀病毒工作組成員。他被公認為是世界領先的傳染病專家之一。作為美國國家衛生院（NIH）的醫生，Fauci 曾以各種身份為美國公共衛生服務 50 多年，自雷根總統以來，他一直是每位美國總統的顧問。Fauci 為科學家和 NIH NIAID 的負責人，他為 HIV/AIDS 研究和其他免疫缺陷研究做出重大的貢獻。Fauci 是美國科學界的代表人物。在美國電視上播出解釋有關愛滋病、生物恐怖主義或世界性流感的節目。

感謝近波轉寄來的一篇 Fauci 談論 COVID-19 等病毒傳染病，很值得一讀。我將它翻譯成為中文，請分享。

此文來自 Dr Fauci：

　　水痘是一種病毒。很多人都患過這種病，一旦最初的疾病過去了，可能就不會考慮太多了。但是它會留在體內並永遠存在，也許當患者長大會爆發令人痛苦的帶狀皰疹。這種病毒，不僅在幾週內克服後，就不會對健康產生其他影響。我們知道這一點，是因為它已經存在多年了，並且已經進行了醫學研究多年。皰疹也是一種病毒。一旦有人感染了它，它就會留體內，並永遠在那裡生活，而且只要他們有點疲憊或壓力大，它們就將爆發。也許每次遇到大事件（學校圖片，工作面試，重要約會）時，都會感到唇皰疹。在餘生中，患者不會在幾週內就克服它。我們知道這一點，是因為它已經存在多年了，並且進行過多年的醫學研究。艾滋病毒是一種病毒，它攻擊免疫系統，使攜帶者更容易感染其他疾病。它有一系列不斷出現的症狀和對健康的負面影響。幾十年來，才出現了可行的治療方法，使人們能夠過上合理的生活質量。一旦感染上它，它就永遠存在於體內，無法治癒。隨著時間的流逝，這會給身體造成巨大的損失，使艾滋病毒攜帶者面臨健康狀況的更高風險，例如：心血管疾病，腎臟疾病，糖尿病，骨骼疾病，肝病，認知障礙和某些類型的癌症。我們知道這一點，是因為它已經存在了很多年，並且醫學研究多年。

　　現在出現 COVID-19 病毒，我們有了一種新型病毒，可以快速的廣傳。症狀和健康影響的全貌才剛剛開始被編目，它的全貌，還鮮為人知。到目前為止，症狀可能包括：發燒、疲勞、咳嗽、肺炎、寒冷／顫抖、急性呼吸窘迫、肺損傷（可能是永久性的）喪失味覺（一種神經系統症狀）咽痛、頭痛、呼吸困難、精神混亂、腹瀉嘔吐、食慾不振。也有一些患 COVID-19 的報導有血栓中風現象（即使是相對年輕的人）眼睛腫脹、癲癇發作、肝損害、腎臟損害、皮疹、COVID 腳趾（怪異，對嗎？）即使在 60 天后，檢測到 COVID-19 呈陽性的人也會發病。許多人病了幾個星期，病情好轉，然後突然發作，又重新病了。Seattle 西雅圖的一名男子住院治療了 62 天，儘管可以釋放，但仍然有很長的康復之路。更不用說 110 萬美元（$1.1 million medical bill。）的醫療費用了。然後是 MIS-C。兒童多系統炎症綜合症，是指身體的不同部位（包括心臟，肺，腎臟，大腦，皮膚，眼睛或胃腸器官）發炎的疾病。MIS-C 患兒可能會發燒和出現各種症狀，包括腹痛，嘔吐，腹瀉，頸部疼痛，皮疹，眼睛有血絲或感到極度疲勞。雖然罕見，但已造成死亡。這種疾病已經存在多年，基本上已經六個月了。還沒有人知道長期的健康影響，或者它對於暴露於人群中的人們可能會在未來數年呈現出來。我們從字面上*不知道*我們不知道什麼。對於我們社會中那些建議人們謹慎的人來說是膽小鬼，對於那些拒絕採取最簡單的預防措施來保護自己和周圍人的人們，我要毫不誇張地說，真誠地問：你敢嗎？敢冒險別人的生命。當沒有人知道誰將是幸運的"輕度症狀"案以及誰可能生病或死亡時，誰敢於決定別人應該歡迎他們接受"克服"。因為雖然我們知道有些人更容易遭受更嚴重疾病的折磨，但我們也知道 20 歲和 30 歲的人死亡，馬拉松運動員和健身堅果已經死亡，兒童和嬰兒已經死亡。這些專家認識到還有很多我們還不知道的事情，但以我們確實所知，至於對其輕易傳播而嚇住，並建議基線預防措施，例如：經常洗手，身體疏遠，減少社交／公眾接觸，穿戴面具，咳嗽或打噴嚏遮蓋口鼻，避免觸摸臉部，對經常觸摸的表面進行消毒。為了減少暴露風險，我們可以做更多的事情，我認為，我們做到這點，會對大家都比較好。它不僅可以使曲線變平，並允許醫療保健提供者維持服務水平，而這種服務水平不會立即造成災難性的破壞。它還減少不必要的痛苦和死亡,並為科學界騰出時間來研究病毒。以便更全面地了解其短期和長期影響的廣度。

我拒絕說它"只是病毒",我們最終都可能會得到它。多麼粗心,懶惰,無情的立場。複製並粘貼即可共享。20.7.2020

第七章

身心靈自然醫學的養生

自然醫學的養生之道

　　自然醫學的養生之道，不外從身心靈三方面來說。身是身體，心是感官情緒，靈是靈性，包括宗教，哲學，是一種修養，形而上學。

　　宗教——心靈的體驗

心靈和個性：

● 德國的大政治家 Bismack 說：「人的個性是他的命運」（Character ist Schicksal）。

● 它不但決定一個人的命運，還決定人的生活素質和身體的健康和疾病。

● 情緒——健康的風向標

● 國外有學者統計，因情緒不好而致病者占 74%-76%；美國某醫院對就診病人統計，發現 65%的病人的疾病與社會逆境有關。

● 國外學者胡夫蘭德在《人生延壽》一書中指出："一切對人不利的影響中，最能使人短命夭亡的就要算是不好的情緒和惡劣的心境，如憂慮，頹喪，懼怕，貪求，怯懦，嫉妒和憎恨等。"巴甫洛夫指出："一切頑固的憂鬱和焦慮，足以給各種疾病大開方便之門。"由心靈引起的心理疾病，幾乎有 70%的身體疾病，由於心理影響而致病。所有的心理疾病，除了基因和環境外，幾乎都與心靈有關。

微　笑：

● 心喜時我們會笑。笑表示開朗，表示心情愉快，保持性情開朗、精神樂觀，情緒穩定，對我們身體有好處。即使沒有可高興的事情，若是能夠保持微笑，心情也會為之一鬆。這是一種克服心境不好的有效方法。笑一笑，十年少！

達成心身康健的要訣：

● 養生莫若養性
● 仁者壽
● 笑口常開，健康常在
● 心寬體胖
● 笑一笑，少一少；愁一愁，白了頭
● 百病生於氣
● 食補勿忘神補
● 百病生於氣，驚恐傷腎，喜傷心，悲憂傷肺，怒傷肝，思慮傷脾

健康要訣：

● 我命在我，不在天
● 津宜常咽
● 正氣存內，邪不可干；邪之所湊，其氣必虛
● 笑口常開，健康常在

飲食要訣：

- 三天不吃青，兩眼冒金星，若要身體壯，飯菜嚼成漿
- 早飯淡而好，午飯厚而飽，晚飯須要少，若能常如此，無病直到老
- 大蒜是個寶，治病不可少，一日吃三棗，終生不顯老
- 白菜吃半年，醫生享清閒，蘿蔔上了街，藥鋪關門歇
- 常吃蘿蔔常喝茶，大夫不用請到家，冬吃蘿蔔，夏吃姜，不勞醫生開藥方
- 健腦又益壽，食用核桃好，寧可一日無肉，不可一日無豆
- 欲得長生，腸中常清；欲得不死，腸中無滓，節日客來茶當酒
- 吃藥不忌口，枉費醫生手

運　動：

- 要維護健康就必須運動、伸展四肢
- 中醫在運動的方法，古稱為「導引」，是以肢體運動，配合呼吸韻律，和自我按摩相結合為其特點，也是一種以意念領導肢體，以氣合力，主以柔和之運動方式。

下面所談及的養生之道，涉及飲食食療，按摩，睡眠，運動，氣功。

這些以中醫的臟象學說為出發點，闡明診斷，健身，治療，傳統醫學的理論和實踐。

中醫的陰陽平衡，人就健康。陰陽失調，人就生病。這些都是作用於人體的免疫系統，是治本的，有病治病無病強身的養生方法。

➤ 自然醫學的養生法則

依照自然法則去運行，這就是自然醫學。老子曾說：「人法地，地法天，天法道，道法自然。」道法自然，即是一切順應自然的法則。

能夠按照自然法則生活，就是長壽之道。《黃帝內經》中記載，岐伯所說的一段話：上古之人，其知道者，法於陰陽，和於術數，食飲有節，起居有常，不妄作勞，故能形與神俱，而盡終其天年，度百歲乃去。今時之人不然也，以酒為漿，以妄為常，醉以入房，以欲竭其精，以耗散其真，不知持滿，不時禦神，務快其心，逆于生樂，起居無節，故半百而衰也。並且舉出「恬惔虛無，精神內守，病安從來？」這裡看出「其知道者」與不順應道之人，由於生活方式的不同，影響生命的重大區別。一種是「度百歲乃去也」，活到一百歲；另一種為「故半百而衰也」，才到五十歲，身體即衰弱。這裡看出健康與生活起居有節度，飲食有節，起居有常，不妄作勞，不亂作息與內心的安寧，為息息相關的環節。這進入心和靈的境界。

一般來說，一談到養生，多半是指飲食，運動，睡眠對養生的重要。而忽略了養心，養性，這正屬於靈的範疇，這種生活方式就能增進免疫系統的功能，就是健康長壽之道。18.6.2020

➤ 內經的養生

傳統古老中醫是將人體臟腑，納入宇宙天地之時間與空間中作出整體考量。它的規則仍然是陰陽，五行，天地人合一的臟象學說。這也正是中醫的養生法則。

「夫自古通天者，生之本，本於陰陽。天地之間六合之內，其氣九州九竅、五藏十二節，皆通乎天氣。其生五，其氣三，數犯此者，則邪氣傷人，此壽命之本也。」

《素問·六節藏象論》即云：「草生五色，五色之變，不可勝視，草生五味，五味之美，不可勝極。嗜欲不同，各有所通。天食人以五氣，地食人以五味。五氣入鼻，藏於心肺，上使五色修明，音聲能彰，五味入口，藏於腸胃，味有所藏，以養五氣，氣和而生，津液相成，神乃自生。」

「天食人以五氣，地食人以五味」即深入闡明：天以五氣由鼻入心肺、地以五味入口而藏於腸胃。由此「氣和而生，津液相成，神乃自生」。

這些精微運化與元氣的輸佈，賴於「天地之運，陰陽之化」，人體生命的活動規律與自然環境不可分割的道理，昭然可見。

這就是「藏象」學說的基本架構，貫穿中醫疾病診治原則與指導養生之方向。

《素問·陰陽應象大論》：「天有精，地有形；天有八紀，地有五里，故能為萬物之父母。清陽上天，濁陰歸地，是故天地之動靜，神明為之綱紀，故能以生長收藏，終而復始。惟賢人上配天以養頭，下象地以養足，中傍人事以養五藏。天氣通於肺，地氣通於嗌，風氣通於肝，雷氣通於心，谷氣通於脾，雨氣通於腎。六經為川，腸胃為海，⋯故治不法天之紀，不用地之理，則災害至矣。」

以「天有精，地有形」、「清陽上天，濁陰歸地」，將人與自然連繫對照，發展出人體生理、病理與養生之法則。

《黃帝內經。素問。宣明五氣篇》中說「久視傷血，久臥傷氣，久坐傷肉，久立傷骨，久行傷筋，是謂五勞所傷」。中醫裏特別忌「久」，強調任何事情不能過度。

　　《黃帝內經》的指導原則就是：「法於陰陽，和於術數，食飲有節，起居有常，⋯避之有時，恬淡虛無，真氣從之，精神內守」，這樣才是健康之道，即所謂「病安從來」？

　　養生之道就是按照這個法則：飲食有節，起居有常，不妄作勞，恬淡虛無。

　　它就是：注意營養，動靜合度，睡眠充足，內心平靜。這就是健身去病的道理。24.6.2020

養生的具體方法

➤ 氣功提肛法

提肛法，一提一鬆，配合一個呼吸，即是人體氣血的升降運動。清代醫家汪昂在《勿藥元詮》提出養生十六宜，特別強調「谷道宜常撮」，指的就是這個提肛法。

提肛法為配合呼吸收緊肛門處的肌肉鍛鍊方法。什麼姿勢都可以，全身放鬆，注意力集中在會陰肛門處。收縮腹部、臀部和盆腔底部肌肉，隨著呼吸將肛門一緊一松，一提一放。吸氣時肛門收縮上提，呼氣時放鬆。

人身的氣機，不過是一升一降，一呼一吸。升降不只是上下，還包括左升右降。配合提肛，則升降的幅度會更大，氣血更容易通暢周身。因此，平時沒事的時候就練習一下，有百益而無一裨。

提肛法的第一大好處在於能促進氣血的升降運動。人生病了，或者是左邊的肝血升不上去了，出現頭暈，乏力，面色蒼白等症，或者是右邊的肺金降不下來了，出現高血壓、高血脂、高血糖等病症。再如便秘即是右降不利，下肢靜脈曲張即是左升不利，這些都需要調整人體的左升右降平衡。提肛即是一個方便法門，不可不知。幾乎各種慢性病，莫不與氣血升降失常有關，知道了這個道理，也就明白這個方法的妙處了。

提肛法可以活動肛周的肌肉，促進局部血液循環，清除瘀血，促進新陳代謝，排便暢通。從中醫理論看，提肛可使中氣升提，臟腑強壯，並可調節氣血陰陽，因此對於預防和治療許多疾病大有好處。

　　提肛的同時，也可以提一下管小便的肌肉，就是忍小便時要收緊的那種感覺。這樣可以加強升提中氣的效果，對調理五臟，對各種臟腑下垂性疾病，如胃下垂、腎下垂、子宮下垂等都可取得效果。並且，這個動作可以按摩前列腺，促進會陰部的靜脈血液回流，使前列腺充血減輕、炎症消退，對於預防與治療前列腺疾病很有幫助，包括前列腺炎、前列腺肥大、尿失禁、小便不暢、遺精等。

　　胖子是中氣虛，俗云：十個胖子九個虛，什麼虛？這就是中氣虛。所以治療肥胖就要補虛，而不是瀉肚子。凡是用瀉法來治療肥胖的，不會有效果，不但越瀉越胖，而且越瀉越虛，體質急劇下降。我曾有肥胖病人，服食藥丸控制食慾來減肥，十幾年後，此藥物被禁止，因為發現它的危害副作用，後悔都來不及。提肛的同時，配合腹部一開一合，還可以運動腹部肌肉，自然也是一個鍛鍊減肥的方法。

提肛法重要的三個穴道：百會穴、會陰穴和長強穴

　　吸氣提肛時，最上面作用到百會穴，而呼氣作用到會陰穴，有人還能深入到足下的湧泉穴。這是一升一降的全身作用。提肛法還可以按摩骨盆下面的兩個重要穴位，即會陰穴和長強穴。這兩個穴位位於任脈和督脈從丹田向下開始上升的地方，如果提肛的同時配合舌抵上齶即可溝通任督，促進任脈與督脈的氣血循行，是真正的健身之道。中醫認為，元氣之所行，與任督二脈關係密切。元氣根於腎而行於任督。李時珍說：「任督二脈，人身之子午也，此元氣之所由生，真息之所由起」。

　　「提肛」真正奧秘，不只是對肛門的提落，而是在於對「會陰穴」

的提松和升降。

會陰穴是任脈、督脈、衝脈所起之處，任脈主陰，督脈主陽，會陰穴通過任、督二脈可以總領人體諸陰脈和諸陽脈，所以是養生最關鍵的部位。隨著會陰穴的升降與跳動，意引元精自尾閭關沿脊椎督脈上升入腦，然後再循任脈下降入腹，這樣就形成了一個小周天循環。小周天一開，諸經諸脈則能暢通無阻，經脈通暢則百病難侵。

進一步達到大周天，所有經脈通暢，可以感覺到百會穴和湧泉穴，一上一下的相呼應。

從養生的角度來看，人的「天門要常開，地戶要常閉」。養生學家稱百會穴為天門，會陰穴為地戶，天主動，地主靜。往上提會陰穴就等於把地戶關閉，而百會穴由於督脈的衝擊而打開。會陰穴松降則開，開使周身散亂之氣得以歸元。一提一降之間，使人降低消耗、激活心脈、培植真氣，增進健康。所以「提肛術」看似簡單，卻是使任督二脈周行全身的強身大法。會陰穴配合呼吸進行升降活動，就可以使人產生更多的元精，這是健身氣功功法的機密，是古代一些養生家從不外傳的養生秘訣。

這種呼吸法，有順呼吸法和逆呼吸法。

回春式呼吸法：把「腹式呼吸法」、「吸縮呼脹法」與「提肛運動」結合起來的益精法，稱為回春式呼吸法，反覆練習，可有很大的益腎強精效果。

此法是吸氣時使腹部凹下去，同時配合一定的時間，把肛門的括約肌也緊緊地收縮；反之在吐氣時，使肛門括約肌鬆弛。

這是一種反呼吸的功法。

　　練習此法還要注意，吸氣時要慢慢地、深深地使氣吸到肛門的部位，深深的吸氣，然後再慢慢地吐氣放鬆。

　　有人將「提肛術」稱之為「回春術」、「保齡功」。習練此功可以延緩人的心理、生理、身體包括面部的衰老，因為會陰穴有助陽之功，可以上下滋補，養精蓄銳。按摩和意守會陰穴，會使腎臟和生殖系統轉弱為強，進而增強人的精神和活力。

　　因此，提肛法既可升提中氣，又能促進任督通暢，是很好的延年益壽之道。如果是一般的小病輕病，如感冒、發燒、咳嗽等，即可用提肛法，舌抵上齶並配合意念交通任督即可快速治癒。

　　因此與這些組織和穴位相關的疾病都將有可能改善，如便秘、尿頻、尿失禁、小便不暢、下腹脹痛等病，都起到治療作用。特別是對於男性來說，這個方法可以增強恥骨尾骨肌，有助於改善對射精的控制，因此可增強性功能。但過度縱慾卻會瀉傷腎精，用此法者不可不慎。

　　經常提肛能強壯會陰，提高「性」趣。中年婦女，尤其是經陰道生產的多產婦，胎頭壓迫可導致骨盆底和陰道肌肉鬆弛，產傷時陰道擴張或韌帶裂傷會加重上述現象。經常提肛可以使整個骨盆底肌肉群變得堅韌，有利於生殖器官的血液供應，增強性感受能力，進而可提高夫妻性生活的質量，促進家庭和諧。

提肛什麼時候做？

　　此法不分時候，每日白天任何時間都可以做。據史料記載，清代的乾隆皇帝就喜歡在上朝時做此動作。早晨起床前以及晚上臨睡前最好能躺在床上做數十次提肛法，對於升提元氣有莫大的好處。

　　早在我國明朝就已流行的「養生十六宜」中，提倡人們「谷道宜常撮」，又稱「氣宜常提」。這裡的「谷道」實際上是指肛門。中醫學講，中氣宜升提，便是這個道理。

　　「撮谷道」就是做收縮肛門的動作。是謂：日撮谷道一百遍，治病消疾又延年。即提肛運動，吸氣時，舌抵上顎，將肛門向上提，迅速收縮並升提肛門及會陰，停頓 2-3 秒，再緩慢放鬆呼氣，呼氣時放鬆，舌抵下顎。

是一種很獨到的養生之術：

　　唐朝醫學家孫思邈極為推崇此法，《枕中方》一書中規勸世人：「谷道宜常撮。」認為肛門周圍的肌肉要間歇性地處於運動狀態才能養生健體，尤其對防治痔瘡有特別療效。

　　「撮谷道」簡便易行，隨時隨地都可以進行，它不受時間、地點、環境的限制，或蹲、或站、或坐、或躺，都可。其具體方法是：吸氣時稍微用力，提肛連同會陰穴一起上升，呼氣時一齊放鬆，每次反復 10 至 20 次，每日 3 至 5 次為宜。

　　「撮谷道」可以預防盆腔靜脈瘀血，增強血液循環，同時還可以使整個盆腔肌肉得到運動鍛鍊，適合各個年齡層的人群，尤其是中老年族。對於中老年人常患的痔瘡、肛裂、脫肛、便秘等症，「撮谷道」有明顯的防治作用。此外，對冠心病、高血壓、下肢靜脈曲張等慢性疾病，也有一定的輔助治療效果。提肛功又稱縮肛功，其實就是配合呼吸收緊肛門處的肌肉的一種鍛鍊方法。清初汪昂在《勿藥元詮》就提到「撮提谷道（肛門）」一法，即撮、抵（舌抵上齶）、閉（閉目上視）、經常提肛門有助於升提陽氣、通經活絡、溫煦五臟而益壽延年。

提肛呼吸法不僅能強腎治療腎臟疾病，強化肝臟功能，也可以治療胃腸系統、泌尿系統、婦科疾病、對於脫肛、痔瘡也很有效。還可以紓解身心壓力。

「提肛」之術簡便易行，無任何負面影響，不受時間、地點、場合的限制，無論在行進之間，還是坐臥之時均可習練此術。「吸氣時提肛，呼氣時松肛」，只要每天堅持提肛一百次，久之則會使精力充沛，心情愉悅、身強體健。5.7.2020

➢ 什麼飲食和按摩穴位對大腦最有助益

曾經聽說以腦補腦，這是中醫的一種以形補形方法，歐洲也有這樣的說法。人腦與全身細胞膜是由膽固醇所構成，因此膽固醇是人體必須的，而豬腦富含膽固醇與大量神經傳導物質，吃了可以補充膽固醇，某種程度來說還的確對大腦有益。只不過現代人的膽固醇普遍偏高，所以不宜也不必再用吃豬腦來補腦。那麼最好用什麼來補充腦？

核　桃：

核桃的內部形狀，皺皺折折，富有豐富的蛋白質，對腎臟和腦有補益作用。

核桃補腦，這是因為核桃中含有豐富的不飽和脂肪酸，能夠避免腦血管阻塞，補腦益智。不過核桃是屬於偏乾燥性的食物，不能食用過多，每日天 3-5 顆即可。否則會引起敏感性咳嗽、便秘、流鼻血的情況。

雞　蛋：

對神經的發育有重要作用，有增強記憶力、健腦益智的功效。

蛋黃含有豐富的卵磷脂與卵黃素，對神經的發育有重要的作用，能夠促進大腦發育，增加記憶力。

此外，雞蛋中的膽鹼則是合成神經傳導物質乙醯膽鹼的重要原料，臨床實驗證實，乙醯膽鹼能活化大腦記憶和學習能力，有助防止失智，而雞蛋的膽鹼含量幾乎是大豆的 3 倍，吸收效率也較高，是對大腦極為有益的食物。

魚　肉：

魚類，特別是深海魚，含有豐富的 omega-3 脂肪酸，比肉類高約 10 倍，有助防止步入老年前提早發生的腦部及記憶衰退等問題，是健腦的重要物質。特別是海水魚中含 DHA 不飽和脂肪酸，是促進神經細胞發育最重要的物質，具有健腦作用。

最好用蒸魚，也可烤魚，但避免用炸的。

黑芝麻：

黑芝麻，色黑入腎臟，可收到較好的健腦效果。

南　瓜：

南瓜中有一種益腦元素—胡蘿蔔素，能夠醒腦提神，改善神經衰弱、心神不寧的症狀。

南瓜含有豐富的 β-胡蘿蔔素與維生素 C。維生素 C 能促進腦細胞結構堅固，消除腦細胞結構的鬆弛或緊縮，使腦細胞敏銳地發揮功能。此外，南瓜子含有的鋅元素，可以幫助腦部發育，有助於腦部運轉；如果鋅攝取不足，容易導致記憶力衰退、記憶不集中等問題。

香　蕉：

磷被稱為智慧之鹽，而香蕉中正含有磷。同時香蕉還是色氨酸和維生素 B6 的極佳來源，吃香蕉能夠健腦明目提神。

小　米：

吃小米有防止衰老的作用。平常吃點小米粥，有益於腦的保健。

玉　米：

玉米有保護腦血管和降血脂作用。尤其是玉米中含水量谷氨酸較高，能幫助促進腦細胞代謝，常吃些玉米尤其是鮮玉米，具有健腦作用。

健腦除了均衡食補也要靠平時對大腦的保護。充足的睡眠是補腦的前提，幼童的充足睡眠時間是 8 小時，而成人的充足睡眠時間則是 6 至 7 小時，因人而異。

睡個好覺心情舒暢！健腦除了均衡食補也要靠平時對大腦的保護。充足的睡眠是補腦的前提，不要熬夜，不可開夜車，保持心情的愉悅，每天要有適當的運動。

按摩百會穴，它在在兩耳尖端往頭中間相交界處。最簡單的方法，

雙手四指尖，從頭額中間往後梳頭，就不但能作用到百會穴，還會作用
到督脈的穴道。

中醫的"鳴天鼓"，兩手掌蒙住左右雙耳，雙手中指。食指橫向腦後，
食指放在中指上，往下彈腦，24 下，有加強腦部的記憶力，健腦醒腦作
用。14.2.2020

➤ 『花生』的神奇功效！是保護心臟和結腸癌的剋星！

花生富含卵磷脂和腦磷脂，它是神經系統所需要的重要物質，能延
緩腦功能衰退，抑制血小板凝集，防止腦血栓形成。實驗證實，常食花
生可改善血液循環、增強記憶、延緩衰老，是名符其實的「長生果」。

近日，美國《烹飪之光》雜誌綜合最新研究結果，介紹了花生的 5
個好處：

1. 控制食慾

花生是高飽腹感食物，能讓人感覺更飽，或者飽的時間更長。《營
養與代謝》期刊上的一篇文章稱，用花生當零食的人吃得更少。花生的
高飽腹感並不僅僅是脂肪、膳食纖維和蛋白質含量的原因，而是所有因
素協同作用的結果。如果在早餐時吃花生或花生醬，就能減少這一天的
進食量。

2. 有助減鹽

鹹味零食通常是高鹽食物。但一般鹹味花生的鹽含量不多，不過還
是得要留意，有些鹹味花生，含鹽量過多，我就遇到過這種含鹽分高的

食品，每次吃過，都要飲用很多的水，來中和這種過鹹的食品。那麼這種花生，還是少食為妙。不管再好的食品，都不可過量的食用。

3. 穩定血糖

　　研究發現，如果人們把飲食中的一份紅肉換成花生，患糖尿病的風險會降低 21%。花生會減緩碳水化合物的吸收。如果早上吃點花生，那麼一天的血糖都不會過高。

4. 保持心臟健康

　　《營養學》雜誌的一篇文章指出，吃花生最多的人，患冠心病的風險能減少 35%。花生中的脂肪酸構成，再加上其他成分的作用，能降低低密度脂蛋白（壞膽固醇）的含量，讓心臟更加健康。

5. 減少結腸癌風險

　　研究發現，每周至少吃兩次花生的女性，患結腸癌的風險能降低 58%；而每周至少吃兩次花生的男性，能降低 27%的風險。科學家推測可能是花生中的葉酸和其他抗癌的營養物質起了作用。

➢ 最強抗發炎組合維生素 C + P

　　身體免疫力下降，會有發炎的現象，常感到疲勞、皮膚容易發癢、記憶力減退、眼睛畏光，嘴角長瘡，爬樓氣喘，蚊子叮久未消，擦傷久久不癒，當身體出現這些症狀，請小心，慢性發炎在身體蔓延，可能是免疫系統出問題。

　　「慢性發炎」包括睡眠出問題、口腔黏膜乾澀或常破洞、肌肉常痠痛、注意力不能集中、脖子和後腦杓痠脹，蚊子叮咬後腫塊難消，通常 2 天後紅腫會消退；如果超過 1 周，腫塊從一小點變成一大片，甚至出現潰爛，就是急性發炎轉變成慢性發炎，都是慢性發炎的現象。代表免疫系統出了問題。

　　想要抗發炎、逆轉老化現象，就要靠維生素 C。它是體內最普遍的抗氧化劑，可中和自由基，防止發炎、老化、癌化，它還能穩定肥大細胞，抑制過敏反應；維生素 C 能活化白血球，間接殺死細菌和病毒。

　　維生素 C 怕光、怕熱，以水果形式最容易攝取，蘋果，奇異果番茄，香蕉，葡萄，人參、五味子、大棗、麥芽、藕節、木瓜等也都含有豐富的維生素 C。

　　維生素 C 存在於橘子和其他水果和蔬菜中，對傷口的修復非常重要。關於紫外線產生的「陽光」維他命 D，對強健骨骼是必不可少。

　　維生素 P 的這個術語最早生於 20 世紀 30 年代，用來描述為植物提供色素的一系列化合物，它對健康有益。這些化合物現在稱為黃酮類化合物。

　　維生素 P，又稱為「生物類黃酮」，通常與維生素 C 同時存在，還有加乘效果，堪稱「最強抗發炎組合」。柑橘類、胡椒、茶、可哥的維生素 P 含量都很高。柑橘類水果、杏、棗、櫻桃、茄子、蕎麥、茶等維生素 P 與維生素 C 共存。特別是富含維生素 P（含量最多的部位是紫色表皮和果肉的接合處）。19.2.2020

➢ 健康與食品

柑橘類水果果瓣上的白色絲狀纖維可以延緩中風：

《營養學雜誌》上的研究發現，那些飲食中富含柑橘類水果和果汁的人——黃酮類化合物黃烷酮的主要來源——中風的風險比那些很少吃水果的人低 31%。

柑橘黃烷酮在果實和果皮之間的白色經絡中比在果肉中濃度更高，所以最好不要去掉這一部分。

1. 紅茶

研究人員稱，每天喝兩杯茶有助於改善心臟健康。台灣的一項研究發現，每天喝 450 毫升（約兩杯）紅茶或綠茶至少一年的人，與喝茶較少的人相比，動脈僵硬程度較低。

可可中發現的黃烷醇，對認知功能也有好處。

其他富含黃烷醇的食物包括藍莓、櫻桃、紅酒、蘋果、梨、蠶豆和花生。

2. 全面健康的紫色蔬菜

藍莓、覆盆子、草莓、李子、葡萄、茄子和紅甘藍等食物的藍色和紅色是由於一種叫做花青素的黃烷醇的存在。

3. 吃洋蔥對抗花粉過敏

花椰菜、生薑、蘆筍、綠葉蔬菜以及最重要的是洋蔥是槲皮素的來源，在實驗室研究中，槲皮素具有抗炎和抗過敏作用。建議多食用：

一、蘋果－類黃酮聚合物

二、梨－黃酮醇，黃烷-3-醇

三、藍莓－花青素

四、草莓－黃烷醇，花青素

這樣能夠加強抗炎症，增加免疫系統的功能。除此以外，還要注意心靈的安靜，生活規律，足夠睡眠和運動。

➢ 人體健康與睡眠

睡眠是很多人關心的問題。在德國我有一位報社主管的病人，他每晚吃安眠藥，十幾年下來，他說他到死海去游泳，皮膚都不會感覺冷。給他針灸時，一點感覺都沒有，針下毫無得氣感，可見得他身體受到失眠和吃安眠藥的影響，身體健康掃地，神經感官系統失常。

來我診所治療睡眠問題的病人比率僅次於痛症、和腸胃病。

今天連收到兩篇有關睡眠的文章，感謝 Daniel 和 Al Paul 寄來有關睡眠的主題。兩篇有一點相通處，如：鬧鐘影響心臟健康。

Daniel 寄來的是網路連線，是英文。

https://youtube/iYMzX0T9VbE

Al Paul 的原文附於下，請分享：

美國教授：睡覺，才是讓你延長生命的革命性新秘方

胡大一大夫 11 月 26 日

美國教授：睡覺，才是讓你延長生命的革命性新秘方

睡覺，一個讓你延長生命的革命性新秘方。

最近，我被一本書完全迷住了。夜以繼日，終於看完了。這本書的名字是《Why We Sleep》（我們為什麼睡覺）。

看書名似乎非常無聊沈悶，但是一旦翻開，絕對放不下手。今天，我給各位介紹一下書裡的精彩科學。

《Why We Sleep》的作者是一位名叫 Matthew Waler 的睡眠學專家，曾是哈佛醫學院教授，現在是伯克利大學心理學和神經科學的教授。

書的一開頭有這樣一段：

科學家們已經發現了一個可以讓你延長生命的革命性的新秘方。

它能提高你的記憶力，增加你的魅力；讓你保持苗條，降低食慾；保護你不得癌症和老年癡呆；不讓你感冒和傷風；降低你心臟病、心梗和糖尿病的風險。

你會感覺更快樂，不抑鬱，不緊張。你有興趣嗎？

Walker 教授說：這個可以包治百病的良方，不是愛馬仕，而是"睡眠"。22.12.19

➤ 耳朵與人體的關係和保健法

耳朵是人體的縮影，幾乎所有臟器的變化都能表現在耳朵上，其中關係最密切的就是腎。在德國有次在講解耳針時，有一位學生說他的腎臟動過手術，一看，果然在他耳朵相對應的腎臟區，有一個疤痕。看到這現象的學生們，都大為驚奇。

這是說明耳朵是人體的縮影，雖然這現象歐洲最早由法國醫生 Paul Nogier 在 1957 年提出的耳針反射區的原理（法語：Auriculothérapie）治療方法，認為耳朵類似於嬰兒胚胎形狀，因此耳朵的每個部位，都對應到特定的身體區域。因此，只要在特定的區域，以針刺激，就能達到治療的效果。

中醫學者認為這個理論是受到中國針灸的影響，很快就採用了這個技術，並且建立耳部穴道理論。

Paul Nogier 在 1957 年在《德國針術雜誌》發表〈形如胚胎倒影式的耳穴分布圖譜〉，正式建立耳針療法，很快就在德國針灸界流傳開來。他之後又發表了《耳療法》（Treatise of Auriculotherapy）。

➤ 張穎清與全息胚理論

張穎清（1947 年 2 月－2004 年 10 月 20 日），已故山東大學教授，中醫研究員，全息生物學的創始人。其所創立的全息生物學，在中國科學界引起了極大的爭議，被主流科學界認定為偽科學。這並不能抹煞他的建樹。

創立全息生物學：

張穎清在 1980 年代提出了全息胚理論，即「全息胚是作為生物體組成部分的、處於某個發育階段的特化的胚胎，一個生物體是由處於不同發育階段的、具有不同特化程度的多重全息胚組成的」，並創立了全息生物學。

1970 年代，張穎清在中國發表生物全息診療法，利用西方反射區的概念，作為中醫科學化的基礎。耳針被認為是生物全息療法的一環，引進中醫界。

基於法國醫生 Nogier 的基礎，中國中醫學者很快在耳朵發現了許多穴位，也在古代醫籍找到它的中醫根據，將其吸納，認定它是傳統針灸療法的一部份。

Nogier 的"胎像嬰兒"報導出來，但是紀元前 3 世紀的中國《內經》早就報導：腎開竅於耳，耳朵跟人體的經脈相通。

其中關係最密切的就是腎。

➤ 古人把大耳朵視為有福的象徵

耳朵大小與壽命的關係：

民間一向把耳朵大認為有福和長壽。

現代醫學觀察表明，耳大與長壽確實有一定關係。

科學研究證實耳朵的大小與人的壽命確實有一定的關係：

醫學科研者對 256 名 60～90 歲的老年人和 344 名 90～104 歲的長壽老人進行測定，結果顯示：長壽老人組，耳長平均值為男 7.13 釐米，女 6.89 釐米；60～69 歲老年人組耳長平均值為男 6.93 釐米，女 6.50 釐米。

顯然，長壽老人組耳長平均值，超過老年人組，在長壽老人組中耳長最長的達 8.8 釐米。因此有專家認為，耳廓長而大是長壽老人的特徵之一。

人們往往將耳朵大和壽命長聯繫起來，可以從兩個方面來解釋。

一是耳大者腎氣健。古人認為腎開竅於耳，故耳大是腎氣健的徵像，腎氣足則壽長，所以欲想長壽健康，護腎很重要。

二是壽命長者耳朵長得大。現代研究認為，人和其它哺乳動物一樣，成年後雖然全身和內臟的生長發育停止了，但耳朵卻是惟一的例外，它一輩子都在不斷長大，平均每 10 年長 1.4～2.2 毫米。雖然其增長的速率很不明顯，但確實是在增長的，這與身體的器官有一定關係。

耳朵形狀看體質：

耳朵厚而大：是腎氣充足的表現。

耳朵薄而小：多為腎氣虧虛。

耳朵外表看疾病：

耳朵色淡白：多見於風寒感冒，是陽氣不足。

耳朵紅腫：多是「上火」的表現，常見於肝膽火旺或濕熱。

耳垂上有一條明顯斜線紋：說明心氣虛；耳鳴和耳聾則說明腎氣虛弱。

耳朵局部有結節狀或條索狀隆起、點狀凹陷，而且沒有光澤：提示有慢性器質性疾病，如肝硬化、腫瘤等。

耳朵局部血管過於充盈、擴張，可見到圓圈狀、條段樣等改變，可能心肺功能異常，如冠心病、哮喘。

　　人的耳朵確實是一個非常神奇，把耳朵上的主要穴位連起來，其形狀恰似倒置於子宮中的胎兒。

　　人體各器官和組織在耳朵上都有相應的刺激點。一旦受到疾病侵犯，耳上的某個特定穴位就會產生預警信號。因此，當刺激某個耳穴時，就可以診斷和治療體內相應部位的疾病，很多中醫高手還可以通過觀察耳部皮膚顏色的深淺變化，有無凹凸變形、脫屑、毛細血管是否充盈等現像來協助診斷疾病。這是發展出來的耳針。

　　在冠心病病人的耳垂處常可見到一條斜形的皺痕，此皺痕為「冠心病溝」。耳垂對血管缺血現象很敏感，一旦冠狀動脈硬化引起冠心病時，耳垂組織就會發生缺血現象，出現萎縮變化，依據這條斜線狀的皺痕來診斷冠心病，準確率可達 90%。

　　在巴伐利亞州立電視台，在我診所拍攝的紀錄片中，如戒煙，減肥的影片，特地拍攝在耳朵上針灸和留針的鏡頭。

　　耳朵上某個特定的穴位埋藥籽或埋針，可以輔助治療各類疾病。

下面幾招可捏出健康：

1. 提拉耳尖法：用雙手拇、食指捏住耳朵上部，先揉捏此處，直至該處感到發熱為止，然後再往上提揪 15～20 次。此處主要有神門、交感、盆腔、內外生殖器、足部、腿、膝、胯關節的反射區以及肝陽等穴。

2. 上下按摩耳輪，並向外拉：以拇、食二指沿耳輪上下來回按壓和揉捏 36 次，然後再向外拉耳朵 15～20 次。耳輪處主要有頸椎、腰椎、胸椎、腰骶椎、肩、肘等部位的反射區。

四肢疼痛揉耳輪。

耳廓的外周耳輪相當於軀幹四肢，頸肩腰腿痛等軀體疼痛患者宜多按壓耳輪。

3. 下拉耳垂法：先將耳垂揉捏、搓熱 36 下，然後再向下拉耳垂 15-20 次，使之發熱發燙。耳垂處的穴位主要對應頭、額、眼、舌、牙、面頰等處。牙齦腫痛按耳垂。

耳垂相當於面部，當因「上火」導致牙齒、牙齦腫痛，或臉上長小疙瘩時，可以用拇指和食指揉捏耳垂，經常按捏耳垂還能美容養顏。

4. 按壓耳窩：先按壓外耳道開口邊的凹陷處 36 下，此部位有心、肺、氣管、三焦等穴，按壓至此處明顯的發熱、發燙。此處主要有脾、胃、肝、膽、大腸、小腸、腎、膀胱等部位的反射區。經常刺激耳甲腔部位，俗稱下耳窩，對血液和循環系統有保健作用。下耳窩相當於胸腔內臟器官。上耳窩，即耳甲腔上方的耳甲艇，相當於人的腹腔，按摩此處有助於消化，並有強腎健脾之功。打嗝，中醫稱為呃逆，就是由於脾胃處虛弱，以及生吃不良食物、暴飲暴食引起的胃氣上逆。

失眠上下耳窩都要按。失眠，中醫稱「不寐」，它是由心、脾虛弱造成，可按揉下耳窩中的「心」、及其上方上耳窩中的「脾」兩穴位。可將食指放到耳孔處，拇指放到耳的背面捏揉即可。

心絞痛時的立即急救法，首先要保持鎮定，不要驚慌，臥床休息，最好抬高上身，然後可對下耳窩進行按壓。方法是，將食指放到耳孔處，拇指放到耳的背面捏揉。這是最簡便有效的急救方法，可以迅速緩解心絞痛，度過危險期，等待醫生進一步的處理。

5. 摩擦上下耳根：中指放耳前，食指放耳後，沿著下耳根向上耳根推，要用勁摩擦 36 此次，推後不但耳部發熱，面部、頭部都會有明顯的發熱感覺，這對頭痛、頭昏、神經衰弱、耳鳴等病都有非常好的療效，而且還有明顯的美容效果。

   之後雙手雙手擦熱，雙手摩擦面部 36 下。

   這一套按摩揉擦操，最多 10 分鐘的時間，能使面部血液循環明顯改善。每日堅持這種按摩耳朵和顏面，能使面部光澤、彈性十足。

6. 做完這套操後，再用十指梳頭 100 次，可以刺激頭部的經絡，增加腦部的血液循環，降低血壓，有效的治療和預防腦動脈硬化、腦血栓的發生。

   這套簡單的耳部按摩操，可以在睡覺前和起床後各做一次。除了上述好處，它還能起到強壯內臟的效果，特別是堅持下去可以以補腎、固腎及治療氣虛，對腎虛、尿頻、夜尿多、前列腺炎及陽痿的人有明顯的效果。中醫的五味具有很深的道理　6.7.2020

➤ 每人都能夠時常按摩強身的穴位

人體腎臟元氣足，要按摩跟腎臟有關的五個穴道：湧泉（手掌按摩，摩擦）；太溪；復溜（按壓摩）－屬於腎經；關元（手掌按摩）穴屬於任脈。

這四個穴位都屬於陰經的穴道，此外加上腎俞穴（足太陽膀胱經手掌摩擦生熱後按摩），這樣陰陽穴位都顧及到了，才能夠達到陰陽相濟，補腎健身的效果。

➤ 手腳冰冷的原因和治療

手腳冰冷是很多陰盛陽虛型的人，時常有的現象。特別是在陰天更是手腳冰冷。

我就是屬於這型的人。

這種人，自己很容易看出，一般有要親近熱，喜歡陽氣暖氣的傾向。如喜歡喝熱水，用熱水洗澡沖澡。

在中醫來說是氣血虛。

那麼什麼是氣血？氣是在我們日常生活中，時常用的字，如空氣。呼吸是鼻子吸進新鮮空氣，這是維持生命必須的物質。人靠呼吸而生。不管中醫或是瑜伽都非常注重氣。但中醫所說的氣，比單純的空氣，更要複雜。中醫講運氣。生氣，斷氣，斷氣就是死亡。至於血，是人體滋養氣的營養物質，靠氣的運行，循環全身。

目得血而視覺，耳得血而聽，手得血而握，足得血而行。

中醫認為，氣血是維持人體生命活動最基本的物質。氣屬陽，是在體內循環不斷，具有很強活力的精微物質；血屬陰，是氣的載體並供給氣以充分的營養。即「氣為血之帥，血為氣之母」，血的運行有賴於氣的推動，氣的存在依附於血的滋養。

氣血不足是指中醫常說的氣虛和血虛。氣血不足會導致臟腑功能衰退，體質下降。

1. 氣　虛：

常由體內生化不足、耗散太過導致。多見於先天不足、營養不良、年老虛弱、疲勞過度，主要表現為精神倦怠，四肢無力、易眩暈、自汗、感冒等。

2. 血　虛：

這是體內陰血虧損的病理現象，可由失血過多、久病虛耗等導致。血虛者面色蒼白，唇、舌、指甲顏色暗淡，常表現為頭暈心悸、形體消瘦、雙目乾澀等。

3. 氣血兩虛：

一般氣虛者也會伴有血虛症狀，多表現為神疲乏力、心悸多夢、面色淡白或萎黃。此外，氣血對經脈、筋肉、皮膚的濡養作用減弱，常見肢體麻木、肌膚乾燥、瘙癢等表現。

中醫認為，陰陽和諧，氣血健旺，經絡順暢，則百病不生。因此，養足氣血對人體健康至關重要。

治療方法：

1. 食　療

氣血虛要多吃紅白蘿蔔湯。紅棗、豬肝、雞肉、豬肉、羊肉、海參等、黃豆、花生、芝麻、黑芝麻、黑豆、金針菜、蓮藕、黑木耳、柿子、菠菜。這些食物營養價值高，有補氣補血的作用，而且美味，不過三餐一定要準時，不可以暴飲暴食。

2. 穴道按摩

時常雙手互相擦抹，摩顏面，摩擦雙耳，按摩命門腎俞穴，時常擦摩腳心。

氣虛血虛要選擇多氣多血的陽明經，即手大腸經：曲池、合谷穴、足胃經、足三里穴、任脈的氣海、關元穴、脾經的血海穴，它主血行、血量、血質、糖尿病、血熱引起的皮膚疹子要多按血海穴以及三陰交穴。

3. 藥 補

大棗、枸杞、桂圓等，不直接食用也可以選擇泡茶煲湯等方法，對血虛有一定的改善，長期飲食會讓臉色變紅潤，不再蒼白無色。

先天性陽氣不足，高麗紅參鬚，它的作用，走到四肢，吉林紅參、黃耆提氣到外尾，紅棗、薑茶、薑比較燥、口苦、舌燥、口乾，要少吃。

女子血虛，要多喝湯，材料可以選擇補血的中藥，如當歸、熟地、川芎、白芍、阿膠等。用這些中藥和補血的食物一起做成可口的藥膳，如當歸生薑羊肉湯、阿膠燉黃酒、四物雞湯等，都有很好的養血補血效果。

4. 曬太陽

面部鼻子頂端，眼睛兩旁的睛明穴，是吸收陽光的穴位。要閉起眼睛。要注意不可過多，尤其夏天，不可暴露曬太陽，謹防中暑。冬天曬太陽是一種享受。

背後多曬太陽，風池穴、命門、腰眼穴，曬太陽，視同吃人參補品。

5. 注意生活規律，不可開夜車，要有足夠的睡眠。

6. 多運動。2.1.2020

> ## 花粉熱的治療法

花粉熱是敏感症的一種，得此病者在春天來臨時，就開始感到不適，打噴嚏，鼻堵塞，眼睛發癢，喉頭不適等等症狀都會出現。

中醫治療花粉熱，一般是針灸合谷，太衝，迎香，鼻串，印堂，列缺，足三里，三陰交，等穴看症狀病情加減。

德國巴伐利亞電視台，在我診所曾拍攝一部治療貓敏感的影片，並邀請一位西醫治療敏感症的教授，跟我為來賓，彼此溝通討論中西醫治療敏感症的不同方法和效果。

中醫的針灸是最好的治療花粉熱的根治辦法。

當然並不見得每一位患有花粉熱的人，會去針灸。那麼不妨透過食療來預防，減輕甚至有可能治癒花粉熱：

1. 蜂　蜜

蜂蜜受到人類重視和利用有一段長久的歷史，如：

● 西班牙發現距今約 1 萬年前的壁畫上就有描繪女性從蜂巢中採取蜂蜜的圖畫。

● 美索不達米亞文明的象形文字裡裡有蜂蜜的記載、在古代埃及的壁畫中也有關於養蜂的描繪。

● 古希臘亞里斯多德在他的著作《動物誌》中有著關於養蜂的記述，其中寫道，蜜蜂收集的蜂蜜，不是花的分泌物，而是花賜予的甘露。

● 中世紀的歐洲，修道院盛行養蜂，因為蜂蠟被作為照明用的蠟燭原料。

● 在醫藥上，蜂蜜可以用於治療咳嗽。作為外用藥，蜂蜜可以促進傷口癒合，治療潰瘍。

● 在中藥常與中藥材的粉末一起作成蜜丸，稱為蜜煉。蜂蜜炒乾後作為栓劑，可治療便秘；內服有潤燥通便的療效，但也能緩和瀉藥（大黃、芒硝）的瀉下之力。

　　專家提出，每天喝一勺蜂蜜就可以遠離傷風、氣喘、瘙癢、咳嗽及乾眼等季節性過敏症狀。蜂蜜能夠預防過敏的原因有兩個：一是其中含有微量的蜂毒。蜂毒是蜜蜂體內的一種有毒液體，但在臨床上用來治療法支氣管哮喘等過敏性疾病。二是蜂蜜裡面含有一定的花粉粒，經常喝會對花粉過敏產生一定的抵抗能力。

　　蜂花粉：蜂花粉（Pollen D'Abeille）由酶、花蜜、蜂蜜、花粉和蜂蠟混合而成，研究認為蜂花粉具有抗發炎、抗真菌和抗菌的功效。選擇本地產的蜂花粉效果最好，因為本地花蜜內含有導致過敏的同種花粉，也會有免疫療法效果。蜂蜜營養豐富，具有抗過敏、抗輻射、增強機體抗病能力的功效，每天喝一勺蜂蜜可緩解過敏症狀。

2. 檸　檬

　　整個的檸檬洗淨與濃鹽中浸泡，時間越久越好，能夠養肺，治療咳嗽不止。檸檬對花粉熱，導致的不適，能起到作用。

　　檸檬與純蜂蜜製作的食療更是相得益彰：

　　鮮檸檬含維生素 C 豐富，維生素 C 正是自然抗組織胺劑，若每天從飲食中攝取 1000 毫克，就足以避免過敏症的呈現。過敏性體質的人血液中游離氨基酸比健康人少，若能增加血液中的游離氨基酸，過敏症的發病率將大大降低。

用料：鮮檸檬 2 個，純正蜂蜜 250~300 毫升。

做法：鮮檸檬用沖洗，用鹽擦一會後再沖洗乾淨，抹乾後切薄片，放入
　　　玻璃瓶內，注入純正蜂蜜，浸一晚，存放冰箱，第二天可取 3~4
　　　片，温水沖服。

　　檸檬含豐富的維生素 C，解決西方人遠程航海致命的壞血病，英國海軍曾用以補充為他命 C。檸檬的維生素含量豐富，將檸檬切片或榨汁泡水喝，能防止或淡化皮膚色素沉澱，可以有美白潤膚的作用。

　　檸檬提煉出的精油可做為殺菌、收斂劑。增加身體對抗感染的抵抗力。對花粉熱，靜脈曲張、胃潰瘍、焦慮、憂鬱、消化問題有幫助。

　　多項研究表明，柑橘類水果還含有許多其他具有已知抗氧化、抗炎和抗菌特性的植物化合物。這些化合物可能在預防心臟病和某些類型的癌症，包括乳腺癌和結腸癌中發揮作用。

　　在亞洲，常見把檸檬與米醋結合，釀製成檸檬醋。當檸檬經過米醋的長時間釀製，能夠將檸檬皮的健康成分完全分解出，不但能喝進更多檸檬好處，更能幫助礦物質的吸收。

　　檸檬富含維生素 C，對人體發揮的作用猶如天然抗生素，具有抗菌消炎、增強人體免疫力等多種功效，平時可多喝熱檸檬水來保養身體。檸檬中含有維生素 B1、維生素 B2、維生素 C 等多種營養成分，還含有豐富的有機酸、檸檬酸，檸檬是高度鹼性食品，具有很強的抗氧化作用，

對促進肌膚的新陳代謝、延緩衰老及抑制色素沉著等十分有效。

維生素 C：維他命 C 有強抗氧化劑效果，能保護細胞免受損害、幫助身體抵抗感染，在過敏季節服用維生素 C 可以減少體內組胺的產生，從而減緩過敏反應。

高維生素 C 的食物包括橘子、橙子、柚子、莓子水果，還有甜椒和西藍花等蔬菜。

3. 洋　蔥

洋蔥：洋蔥富含槲皮素，研究表明，槲皮素有天然的抗組胺藥的功效，可減輕季節性過敏症狀。未加工的紅洋蔥的槲皮素濃度最高，其次是白洋蔥和青蔥，而加熱煮食會降低洋蔥里的槲皮素含量，所以生吃最好。

加強免疫系統，洋蔥除了蒜素以外，還富含槲皮素，槲皮素同樣是抗發炎的好幫手，可以藉由阻止病毒複製，生成病毒大軍，減弱感冒病毒引起的嚴重發炎症狀，不只如此，如果感冒帶有咳嗽、卡痰，平日攝取槲皮素也有益於舒緩支氣管過敏症狀，洋蔥的維生素 B 群和硒，可活化 T 細胞與 B 細胞，維護免疫機能。對抗花粉熱有功效。

洋蔥含有攝護腺素 A，能降低外周血管阻力，降低血黏度，可用於降低血壓、提神醒腦、緩解壓力、預防感冒。此外，洋蔥還能清除體內氧自由基，增強新陳代謝能力，抗衰老，預防骨質疏鬆，是適合中老年人的保健食物洋蔥的營養價值很高，對我們的身體也有很好的作用。

4. 大　蒜

　　大蒜是天然食物又能增強免疫力，對抗炎有作用，可以治療法花粉熱。

　　大蒜甚至還可以消除侵入肺臟的新冠性病毒。錄下一篇得此疾病病人的敘述："它的原理是，這位原本在研究防治植物病蟲害的專家發現大蒜中的「蒜辣素」可以殺死病毒，原本應用在農作方面，但屆時武漢肺炎爆發，他決定召集武漢兩個社區來實驗應用。方法是將大蒜搗成泥，放在可以放進口中的小湯匙上，閉上嘴巴，像吸菸一樣吸，用力吸到肺部然後閉氣，能閉多久就閉多久，讓蒜辣素存在你的肺部中清毒。

　　我在入院的第九天晚上開始吸，一開始吸3秒鐘就受不了開始咳嗽，但隨著吸入次數越多，當晚就可以從忍到3秒，到5秒，再到7秒才想咳嗽。隔天一早起床，肺部的呼吸空間變大非常多，大概有近九成的正常呼吸空間了。這天醫生再度幫我採檢，不意外的，隨後我被通知轉為陰性了。

5. 姜

　　花粉症很多不適症狀都表現為炎症，例如鼻腔、眼睛和喉嚨發炎腫脹，而姜含有抗氧化、消炎作用的化學物質，能天然緩解這類症狀。用姜來煮菜或者泡姜茶喝都可以。

● 生薑的功效：

● 生薑性味辛辣，入肺、脾、胃經，有解表散寒、溫中止嘔、化痰止咳、祛寒、補氣、平喘等作用。

● 吃薑三大好處：

- 增加食慾：炎炎夏日，人體受暑熱侵襲或出汗過多，促使消化液分泌減少，而生薑中的薑辣素卻能刺激舌頭的味覺神經和胃黏膜上的感受器，通過神經反射促使胃腸道充血並促進消化液的分泌，從而起到開胃健脾，促進消化，增進食慾的作用。

- 解毒殺菌：夏季，人們喜吃冷飲、涼菜等食物，由於這些食物極易受到外界病菌的污染，若不慎食入，便會引起噁心、嘔吐、腹痛、腹瀉等症狀，而生薑所含的揮髮油則有一定的殺菌解毒功效。

- 驅風散寒：夏日裡，人們對冷凍的或過涼的食物偏愛，久之，脾胃易虛寒，出現腹痛、腹瀉等症狀，而生薑有溫中、散寒、止痛的功效，可避免上述症狀的發生。同時，生薑的揮髮油可促進血液循環，對大腦皮層，心臟的呼吸中樞和血管運動中樞均有興奮作用。在飲食中加些姜，可提神醒腦、疏風散寒，防止腸胃感染及風寒感冒。

- 在這項作用中，姜也能夠康敏感。

　　姜黃：姜黃一直以它的抗炎效果而著名，它含有姜黃素可以減輕許多炎症引起的疾病症狀，有助於減少過敏性鼻炎引起的腫脹和刺激。另外，姜黃和黑胡椒同用，能大大提高姜黃素的生物利用度。

　　花粉症很多不適症狀都表現為炎症，例如鼻腔、眼睛和喉嚨發炎腫脹，而姜含有抗氧化、消炎作用的化學物質，能天然緩解這類症狀。用姜來煮菜或者泡姜茶喝都可以。

6. 香　蕉

　　香蕉中含有豐富的維生素 B6，此物質可促進血清素等大腦神經遞質的合成，而血清素可有效緩解過敏症狀。

據日本筑波大學的學者研究發現，定期食用香蕉能改善過敏症狀，特別是花粉過敏。筑波大學醫學醫療系谷中昭典教授領導的研究小組將患有中輕度杉樹花粉過敏症的 52 名成年患者分為兩組，一組在 8 周內每天吃兩根香蕉，另一組在同一時期內不吃香蕉。兩組均在這段時間內進行了三次檢查。結果發現，食用香蕉的參與者過敏反應明顯得到改善。谷中教授認為，香蕉中豐富的維生素 B6 能促進血清素等大腦神經遞質的合成，而血清素可有效緩解過敏症狀。

7. 胡蘿蔔

專家發現胡蘿蔔中的 β-胡蘿蔔素能有效預防花粉過敏症、過敏皮炎等過敏反應。專家通過實驗鼠研究發現，β-胡蘿蔔素能調節細胞內的平衡，使實驗鼠較難出現過敏反應。

胡蘿蔔的營養成分中，最重要的就是因其得名的胡蘿蔔素，胡蘿蔔根內含有 α、β（大多藏在外皮）、γ、ε-胡蘿蔔素和番茄烴、六氫番茄烴等類胡蘿蔔素，胡蘿蔔素有治療夜盲症、保護呼吸道和促進兒童生長等功能。此外，胡蘿蔔還含較多的維生素，鈣、磷、鐵等礦物質，澱粉、纖維素等糖類物質。

胡蘿蔔中還含有木質素，能增強機體內吞噬細胞的活性，提高吞噬細胞的識別、吞噬能力，預防各種感染類疾病，及預防癌症的發生。促進嬰幼兒生長維生素 A 是骨骼正常生長發育的必需物質，是機體生長的要素，有助於細胞增殖與生長。胡蘿蔔中的維生素 A 原含量非常之高，經常食用胡蘿蔔對促進嬰幼兒的生長發育具有重要意義。改善貧血。胡蘿蔔中的胡蘿蔔素的量很高，胡蘿蔔素有造血功能，經常食用胡蘿蔔能補充人體所需的血液，從而改善貧血或冷血症，同時含有豐富的鉀，對機體電解質的調節至關重要，能維護血壓。10.5.2020

從中醫的五臟六腑看養生

➤ 中醫的五味特性和養生

五味：指酸、甘、苦、辛、鹹五種味道。

中醫認為，問其所欲五味，以知其病所起所在。早起，若感覺口有酸甜苦辣咸，分別表示肝脾心肺腎有病。

這五味也是指藥物因功效不同而具有辛甘酸苦咸等味，既是藥物作用規律的高度概括，又是部分藥物真實滋味的具體表示。

最初是由健康人口嘗藥物的真實滋味而得知，繼而人們發現藥物的滋味與藥效之間有著密切的聯繫和對應性。如：

多甘味能補虛緩急；

多酸味能斂肺澀腸；

多苦味能降泄燥濕；

多鹹味能軟堅散結；

多辛味能發表行散；

（一）辛

1. 治療作用：能散、能行、能發散、行氣、活血作用。

2. 不良反應：辛味藥多大能耗氣傷陰。

（二）甘

1. 治療作用：能補、能緩、能和、有補虛、和中、緩急、調和藥

436

品性等作用。

2. 不良作用：膩膈礙胃，令人中滿。

（三）酸

1. 治療作用：能收、能澀，有收斂固澀作用。

2. 不良反應：如甘草酸二胺引起血壓升高，可能患者伴有頭暈、噁心、嘔吐症狀。

（四）苦

1. 治療作用：能泄、能燥、能堅、能泄含義有三：一指苦能通泄；二指苦能降泄；三指苦能清泄，能燥指苦燥顯能堅的含義有二：一指苦能堅陰，即瀉火存陰，二指堅厚腸胃。

2. 不良作用：能傷津、伐胃。

（五）咸

1. 治療作用：能軟、能下、有軟堅散結、瀉下通腸作用。

2. 不良作用：多食咸則脈凝冷，能傷脾胃。

　五欲：肝欲酸，心欲苦，脾欲甘，肺欲辛，腎欲咸，此五欲合五臟之氣也。

　五宜：青色宜酸，赤色宜苦，白色宜辛，黃色宜甘，黑色宜咸。

　五行：金、水、木、火、土

　五色：白、黑、綠、紅、黃

　五味：辛、咸、酸、苦、甘

　　五臟：肺、腎、肝、心、脾

　　五官：鼻、耳、目、舌、口

　　據《呂氏春秋通詮》載：「五行配五味」，謂酸屬木、苦屬火、甘屬土、辛屬金、咸屬水。

五味與五臟：

　　《黃帝內經》中有記載：食物的酸味與肝相應，有增強肝臟的功能；苦味與心相應，可增強心的功能；甘味與脾相應，可增強脾的功能；辛味與肺相應，可增強肺的功能；鹹味與腎相應，可增強腎的功能。

　　但是，在選擇食物時，必須五味調和，這樣才有利於健康；若五味過偏，會引起疾病的發生。如：酸味太過容易造成肝氣太旺而克制脾胃功能（木克土）；苦味太過又很容易造成心火太旺而克制肺氣（火克金）；甘味太過很容易造成脾胃過旺而克制腎氣（土克水）；辛味太過容易造成肺氣過盛而克制肝氣（金克木）；鹹味過多很容易造成腎氣過盛而克制心氣（水克火）。

各類食物與五臟滋補關係：

1. 酸生肝：酸味食物有增強消化功能和保護肝臟的作用，常吃不僅可以助消化，殺滅胃腸道內的病菌，還有防感冒、降血壓、軟化血管之功效。以酸味為主的烏梅、山萸肉、石榴、西紅柿、山楂、橙子、均富含維生素 C，可防癌、抗衰老，防治動脈硬化。

2. 苦生心：古有良藥苦口之說，中醫認為苦味食物能泄、能燥、能堅陰，具有除濕和利尿的作用。像橘皮、苦杏仁、苦瓜、百合等，常吃能防止毒素的積累，治療各種瘡症。

3. 甘入脾：性甘的食物可以補養氣血、補充熱量、解除疲勞，調胃解毒，還具有緩解痙攣等作用，如紅糖、桂圓肉、蜂蜜、米麵食品等都是補甘食物的不錯選擇。

4. 辛入肺：中醫認為辛味食物有發汗、理氣之功效。人們常吃的蔥、蒜、姜、辣椒、胡椒，均是以辛味為主的食物，這些食物既能保護血管、又可調理氣血、疏通經絡，經常食用，可預防風寒感冒。但患有痔瘡便秘、神經衰弱者不宜食用。

5. 咸入腎：咸為五味之冠，百吃不厭。中醫認為鹹味食物有調節人體細胞和血液滲透、保持正常代謝的功效。鹹味有瀉下、軟堅、散結和補益陰血等作用，如鹽、海帶、紫菜、海蜇等屬於優質的鹹味食物。19.7.2020

➤ 紅白蘿蔔對養生的功效

紅蘿蔔即是胡蘿蔔，在德國，一年四季都購買得到。

在台灣胡蘿蔔每年冬天 12 月到翌年 4 月是紅蘿蔔的盛產季節。

紅蘿蔔是維生素 A 含量第一的食物，可改善夜盲症。紅蘿蔔富含 β-胡蘿蔔素、茄紅素，也是高鉀食材，鈣、鎂、磷、鐵、鋅等礦物質含量都高，膳食纖維豐富，具抗氧化作用，有護眼、護膚、增強免疫力等功效，還能穩定血糖、預防三高、防癌的好食材。

白蘿蔔屬十字花科蔬菜，是抗癌的好食材，盛產於每年 9 月到翌年

5 月。含有硫化物，可預防胃癌、大腸癌等消化道的癌症。白蘿蔔含有豐富的膳食纖維、維生素 C 及鉀等營養素，熱量很低，可穩定血壓、血糖，有助於排便、瘦身、防癌。

含有大量的維他命 C、B1、B2，纖維素和微量的鈣、磷、鐵等元素。此外蘿蔔含有雙鏈核糖核酸能誘導人體產生干擾素，增強人體免疫力。蘿蔔含有辛辣味的芥子油，可以分解肉類脂肪，芥子油和蘿蔔中的澱粉酶一起互相作用，有促進胃腸蠕動的功效。一方面增進食欲，幫助消化，另一方面，它所含的纖維素可促進胃腸蠕動，促進排便。蘿蔔可以幫助排濁氣，《求醫不如求己》叢書中說："蘿蔔是好東西，生著吃打嗝，熟著吃放屁，空腹喝蘿蔔湯最容易放屁。"

按照中醫理論，白蘿蔔色白味辛入肺，對咳嗽有療效。但是生吃容易傷胃，煮熟後，味轉甜，入脾臟，易消化。

俗語說"冬吃蘿蔔夏吃薑，不用醫生開藥方"。是指蘿蔔和薑有較高的食療價值，它的藥膳俱佳之功能治療多種疾病。民間很多小偏方所以能達到某些方面的療效，是有它的藥理存在的。蘿蔔味辛甘，性涼，利五臟。宣行氣、化痰、消食，故有其療效。《本草綱目》認為蘿蔔能化積滯，是蔬中最有益者。

白蘿蔔、紅蘿蔔正值盛產季節，最美味好吃。紅蘿蔔富含維生素 A、B 群等，是護眼、預防三高的最佳蔬菜。

紅白蘿蔔湯：

這是我非常喜歡吃的一道蔬菜湯。

紅白蘿蔔一起煮，營養會打折？

謠傳紅、白蘿蔔不可一起煮食，因為紅蘿蔔含有抗壞血酸的氧化酶，會影響白蘿蔔的維生素 C 吸收，這是真的嗎？台安醫院營養師劉怡里認為，不必太過擔心。18.2.2020

➢ 肝的功能和維護肝臟方法

《內經》：肝，為將軍之官，謀慮出焉，五行屬木，通目，主筋，在音為角，在聲為呼，在變動為握，在志為怒，怒傷肝，悲勝怒。

肝開竅於目：眼病與肝有密切的關係，「肝」有病反映在眼睛上。

眼病是因為心中有不想看到的事。一些內向的人，一氣之下突然失明，這是跟情緒有關。

肝臟是人體的化學工廠，各種進入到肚裡的物質，不管有毒、沒毒，肝臟都會將其淨化。然而肝臟沒有神經，當肝臟因為長期的錯誤飲食或抽菸、熬夜等不良生活習慣，各種過敏問題，導致過度負荷，肝臟都默默承受，幾乎不會出現痛感，直到被病毒擊倒，甚至肝硬化，這時為時已晚，不得不慎。

肝的再生能力極強，但是不容許一再的對肝進行危害，如飲酒過量，生活熬夜，暴飲暴食，都會損害肝臟。

迎風流眼淚：

中醫，肝與淚相關，淚為肝液，如果常迎風流淚的話，那就說明肝有問題了。《素問‧宣明五氣篇》說：「五臟化液，心為汗，肺為涕，肝為淚，脾為涎，腎為唾，是謂五液。」在臨床上，若五臟的分泌異常，則可反映所屬臟腑的病變。長時間下去，就會造成所陰虛，所以遇到這種情況，要及時調理，以免延誤病情。

怒傷肝，肝病色青。

一個人生氣，面目鐵青，就是怒傷肝的顏色。

中醫時常遇到的名詞，肝陽上亢，會產生高血壓。

肝喜舒暢，需要開達鬱悶之氣

高血壓——憤怒：

按照中醫的說法：肝藏血，主疏泄條達，怒則氣逆，大怒傷身，大氣傷神。人在發怒時，體內會釋放出一種能量，使血液加快流速，無形中血壓會升高，心臟負荷加重。身體整個氣血都往頭上湧，這時會青筋暴起，面紅目赤，容易引起心腦血管爆裂，造成腦瘀血，腦血栓，心肌梗塞等的嚴重後果。

即使怒氣忍住，不發作出來，也會有危害，怒氣長期積壓，輕則容易肝血虧虛，造成貧血，肝的防禦能力下降，免疫系統受損，易得傳染性肝等疾病，引起肝硬化，肝癌等嚴重疾病。肝--壓抑的憤怒

許多生殖器官得癌症的人，都是跟心情有關，尤其是壓鬱性的忍氣吞聲，積怒在心的女性。

癌症跟心情和免疫系統有很大的關連，女性尤其要注意，肝在中醫為女人的先天之本，經常情緒不穩，就容易得乳腺增生，子宮肌瘤，盆腔炎等疾病。女子月經週期也跟情緒影響密切，怒則氣上，血不下行，瘀於其中，則易造成月經失調，腹痛，氣滯，甚則閉經等後果。

有一位在南華大學，上自然醫學研究所的學生，她在慈濟醫院癌症部門當護士，她說那裡不少年輕的女子得癌症，是因為家庭原因，婆媳不合，丈夫霸道。有人分析乳癌的心理情況為包容先生的內心壓抑。凡是瘤、癌都是氣滯血瘀，都跟肝臟不能疏散，抑悶有關。所以內經說，肝藏血，主疏泄條達。這跟心情有很大的關係。肝主筋，跟膽為表裏相關。筋會陽陵泉，在八會穴中，有兩個屬於肝，膽

臟之會——章門（肝）

筋之會---陽陵泉（膽）

腳痛—不想走出去，抽筋，足痛，腳痛，都跟肝有關。

肝經的太衝穴位，跟手上的大腸經的合谷穴位遙遙相對，此兩穴位都跟女子生殖器官有關，左右上下兩穴位同時針治，稱為開四關，能寧心靜氣，有消炎、降血壓的作用。

這兩個穴道我們時常按摩，會有寧心，增加免疫系統的能量。

眼睛忽然經常發花，眼角乾澀、看不清東西，是肝臟功能衰弱的先兆。

眼睛乾澀不妨眨眼，眼睛就會濕潤。或是張口打哈欠，也會有淚水產生。

　　肝開竅於目，得了肝病會在眼睛上有所表現，一般得肝病的人兩個眼角會發青。孩子如果受到驚嚇，鼻樑處常會出現青筋或者青痕，這也與肝有關聯。

　　肝性喜條達惡抑鬱，鬱悶壓抑的人應選擇多食芳香通氣的茴香、蘿蔔和橘子等。

　　要保護肝的話，不要讓眼睛太疲勞，有時用眼不當也會影響到肝臟。少喝酒，酗酒傷肝，熬夜傷肝。早起早睡，對肝臟好。中醫講，酸甜苦辣鹹「五味」對應人的「五臟」，其中「酸入肝」，多吃酸味食物能夠促進肝臟功能，起到保養肝臟的作用。檸檬、山楂、食醋、酸奶等都是健康食品。肝色青，多吃青菜，奇異果對肝好。1.7.2020

➢ 心開竅於舌的養生方法

　　中醫的五竅：心開竅於舌。

　　這裡竅不是孔，洞的意思，而是指心跟舌有連帶關係。

　　舌為心之苗，心氣散，則舌出不收。

　　高血壓中風，舌僵硬，語言受阻。針灸治療舌強，取舌下面的金津玉液兩穴，針刺出血。

　　金津玉液，經外奇穴名。出自《針灸大成》。別名廉泉，舌下穴。位於舌下兩側，夾舌兩邊，正位於舌側緣，左為金津，右為玉液，計2穴。布有面神經鼓索、三叉神經第三分支、舌神經舌下神經分支。主治舌尖糜爛，口腔潰瘍，口瘡，重舌，舌腫，洩瀉，失語，扁桃腺炎，口眼歪斜，流涎症，口乾，喉痹，消渴，漏經等。點刺出血；禁灸。可看出此兩個穴位的功效。

心跟小腸相表裡，當味覺遲鈍，伴隨而來的是心悸、夢多、失眠等症狀。

這就意味心臟功能受到了損害。這是操勞過度所致。當口中乾澀，舌苔厚重，尤其要警惕，防止心臟發生病變。

中國的「活」字非常的妙，左邊是三點水，右邊是舌。而舌字分析開來，這是千口水。這個活字告訴我們，津液的重要。

據云皇甫隆，一百多歲仍耳聰目明，精力充沛。曹操請教他長生之法。皇甫隆僅僅寫一個「活」字。曹操一看就明白，原來長壽的秘密就是「千口水」

口水即唾液，是人類和動物口腔中產生的一種液體，是一種無色且稀薄的液體，在古代也稱為「金津玉液」。

《黃帝內經》曰：「脾歸涎，腎歸唾」。古代導引家認為「咽唾養津法」有補養腎精的作用。自古以來，道家修煉者就把口水津液視為人身體的至寶，稱之以「金津玉液」、「瓊漿玉泉」，認為它能「潤五官、悅肌膚、固牙齒、強筋骨、通氣血、延壽命」。

陶弘景就說：「食玉泉者，能使人延年，除百病。」

俗諺「口咽唾液三百口，保你活到九十九。」

唾液含有豐富的水分、酵素、維他命 B、蛋白質、10 多種酶、近 10 種維生素、多種礦物質以及有機酸和激素等多種有益人體的成分，具有

445

消炎、解毒、養顏、美容和幫助消化的作用。

　　口水裡面還含有天然的抗癌因子，可以對癌細胞造成威脅甚至殺滅。美國喬治亞大學醫學專家研究結果顯示，致癌的黃麴黴素、亞硝酸鹽若與唾液接觸，三十秒後即會稀釋抑制。可見唾液有很強的防癌效果。

　　我們可以不求人的從自己的口舌中生成唾液。

　　唾液養生法據說是西漢蒯京所創。該法是在清晨起床後，起身端坐，或仰臥、站立，先凝神息慮片刻，輕輕吐氣三口，再閉氣咬牙，口內如含食物，用兩腮和舌做漱口動作 30 次，漱口時口內將生唾液，待唾液滿口時，用意念分三次將唾液送入丹田。如此三次，稱為三度九咽，名為「食玉泉」。初練時可能唾液不多，久練後便會自增。每天早晚各練一次，就會收到很好的養生效果，能使面部潤澤，精力充沛，體格健壯。蒯京因「食玉泉」而膚色紅潤，牙齒堅固，享年一百二十多歲。

　　十二段錦：閉目冥心坐，握固靜思神。叩齒三十六，兩手抱崑崙。左右鳴天鼓，二十四度聞。微擺搖天柱。赤龍攪水津，鼓漱三十六，神水滿口勻。一口分三咽，龍行虎自奔。閉氣搓手熱，背摩後精門。盡此一口氣，想火燒臍輪。左右轆轤轉。兩腳放舒伸，叉手雙虛托，低頭攀足頓。以侯神水至，再漱再吞津，如此三度畢，神水九次吞，咽下汨汨響，百脈自調勻。河車搬運畢，想發火燒身。金塊十二段，子後午前行。勤行無間斷，萬疾化為塵。

按照 12 段錦的赤龍攪水津的方法：

一、閉目冥心，舌尖輕舔上齶，調和氣息，舌端唾液頻生。當津液滿口

後，分 3 次咽下，咽時要汨汨有聲，直送丹田。如此便五臟邪火不
生，氣血流暢，百脈調勻。

二、赤龍攪海。舌在口腔內舔摩內側齒齦，由左至右、由上至下為序劃
兩個 9 圈；然後，舌以同一順序舔摩外側齒齦兩個 9 圈；共計 36
圈。此法固齒，健脾胃，輕身，祛病。

夏天養心很重要，養心要做到心靜。成語：心靜自然涼。

喜笑傷心：

《岳飛傳》"笑死牛皋，氣死金兀術"的故事：牛皋抓住了老對手金
兀術，騎在他身上，因為高興，過度大笑而亡，金兀術也在一氣之下，
壽終正寢。喜則氣緩，過度的嬉笑使人精神不集中，以致心氣渙散，輕
則易為瘋癲，如範進中舉，就是過度高興以致心氣渙散而瘋。《醫學入
門》也指出："暴喜動心不能主血"，意思是過喜則使氣血渙散，血行不
暢。那麼，最重的後果就是象牛皋那樣因笑而往生。中醫認為：心，為
君主之官，神明出焉，五行屬火，通舌，主脈，在音為徵，在聲為笑，
在變動為憂，在志為喜，喜傷心，恐勝喜。《內經》曰："暴怒傷陰，暴
喜傷陽。厥氣上行，滿脈去形。"這裏的滿脈去形，即是情志先傷陰陽，
後傷形體的結果。心為君主之官，其他情緒最終都會影響到心的變化，
正如《內經》所云："悲哀愁憂則心動，心動則五臟六腑皆搖。"心受傷，
人體的整個功能皆會受損，可見，心在五臟六腑的重要性。

心臟—心律不整。心血管疾病—受扭曲　缺乏喜悅　曲解的愛
肩膀僵硬—責任感太重，扛太多
背痛—工作過度，生命、家庭等受到威脅

　　要注意保持性情開朗、精神樂觀，情緒穩定，學會控制自己的感情，避免因喜、怒、哀、樂過度而引起情緒突然波動。27.6.2020

➢ 從中文的心字看中醫

　　從中文的「心」字看中醫：我一直對中文字的「心」字很感興趣，這個「心」字很有意思，是對我們人體的心臟最為象形的一個字。

　　英文解釋心為 heart；mind，intelligence；soul，但是卻是沒有中文的「心」字來得微妙微俏。

心字在說文解字：

　　心，甲骨文♡是象形字，字形像包形的內臟器官。金文♡在包形器官♡基礎上增加動脈和靜脈的入口管道形象人，並在包形器官的內部增加一點表示血液的指事符號I，整個字形像人體內包形的泵血器官。有的金文♡簡化血管形狀。有的金文♡省去表示血液的指事符號I。造字本義：名詞，人體的泵血器官，從靜脈接受血液並將其壓入動脈從而維持血液在整個循環系統中的流動。篆文♂基本承續金文字形。隸書心變形較大，至此，泵血器官的包形消失、血管形狀消失。古人發現，心不僅是泵血器官，還是感知器官，具有直覺思維的能力。

這裡看出「心」字：

1. 　心，是象形字，字形像包形的內臟器官。
2. 　金文在包形器官基礎上增加動脈和靜脈的入口管道形象，

3. 並在包形器官的內部增加一點表示血液的指事符號▎，
4. 整個字形像人體內包形的泵血器官。

　　這個「心」字，把心的形象，作用，動脈靜脈，血液，泵血器官——輸入輸出血液的器官，說的一清二楚，妙不可言。

　　再看人體的 12 經脈中的心經，心包經在人體的作用：

● 手少陰心經功能：中醫認為，心經具有將熱能、氧氣輸送到心臟的功能，主要治療胸、心循環系統等病症，它也包括精神方面的疾病。

● 認識手少陰心經：心經起於「心」的中間。向下連結小腸，所以中醫說的「心與小腸相表裡」，這是一陰一陽經的相組合。

● 心經的支流，從心經過喉嚨，到眼球內與腦相連，因此心經不但能養心，也主腦部神智的活動。

● 手少陰心經阻塞有什麼症狀？
　　心經阻塞最直接的影響就是產生心區部位的悶痛（胸口痛或胸口有擠壓感），依其經脈分支，也會出現上臂至手肘內側有酸痛麻痺感、手心發熱、喉嚨乾澀、眼睛疲勞或眼球充血等症狀。而阻塞的原因，大多來自於心氣不足或心血不足。
　　此外，中醫認為「心主神明」，神明意指人的外在表現及精神狀態，心經支脈連接到腦部，心經正常，生活精力充沛、精神飽滿，但若心經阻塞發生異常，情緒就容易起伏波動，也會出現失眠多夢、憂鬱易怒、心煩等精神不佳的情況。

● 手少陰心經當班時間，小憩養心
　　上午 11 點～下午 1 點是心經的當班時間，把握這個時間午休小憩片刻，就算睡不著也可以閉目養神 15 分鐘，對於保養心經有非常大的幫助。

- 三個心經重要穴道：少沖，神門，少海

- 手厥陰心包經功能：中醫認為心包經圍繞心臟，心包是心臟外部的薄膜，若把心包經比喻為人，則心為君主，心包經是代心受過的大臣。主要治療心、胸、胃、精神等病症。

- 認識手厥陰心包經：心包經起於兩乳之間。

- 手厥陰心包經阻塞有什麼症狀？
  心包經阻塞與心血功能不平衡有關係，其症狀包括心前區疼痛、心悸、胸至上腹疼痛或麻痺，依其經脈分支，也會出現上臂至前臂內側抽痛麻痺、腋下脹腫、手心發熱等症。心包是代君受過的大臣，因心主神明，故心包經出問題也常與精神方面有關。揉按心包經好處，在於消除心臟外部心包積液，解除心臟不必要壓迫，使心臟功能正常發揮，疏通心包經，有效預防心腦血管疾病，以及心肌梗塞。

- 手厥陰心包經當班時間，養神助眠
  晚上 7 點～9 點是心包經當班的時間，此時應開始靜心沉澱，保持心情的愉快，培養睡眠的良好情緒，有助保養心包經。
  心經與心包經息息相關，相互影響，心經與心包經治療上常放在一起。現代人工作生活壓力大，容易使心經與心包經瘀阻，所以按摩穴位是很好的養生法。

- 四個重要穴道：中衝，勞宮，內關，曲澤穴。婦女懷孕，中衝穴會有如脈搏似的跳動。內關穴非常的重要，是人體很重要的一個穴位，屬於靈龜八法中的一個穴位，管胸腹部和神智的穴位。

跟心有關的一些術語：

心腹之病（致命之禍；隱患）；心上刃（"忍"字的拆寫）；心肝肐蒂（心肝寶貝）；心氣（中醫指心臟的功能）；心系（系懸心臟於胸腔中的筋脈）；心脾（心臟與脾臟）。

中醫以心為思維器官，故後沿用為腦的代稱【mind】

心之官則思。——《孟子》

思想【thought】

他人有心，予忖度之。——《詩・小雅・巧言》

心憂炭賤。——唐・白居易《賣炭翁》

汝心之固。——《列子・湯問》

心樂之。——唐・柳宗元《至小丘西小石潭記》

用心專。——清・袁枚《黃生借書說》

心量（志氣；抱負）；心體（指思想）；心識（意識）；心想（思想；感情）；心裁（指思想，主意）；心用（思想行為）。

精神【spirit】：心神惝恍（神志不清，迷迷糊糊）；心神仿佛（心神恍惚不安）；心猿（比喻心神如猿猴般變化難以控制，心猿意馬）；心體（精神與肉體）。

心緒；心情【mood】。如：心猿難系（喻人心思散亂，難於把握）；心荒撩亂（心荒意亂）；心驚骨軟（神態惶恐）；心持兩端（分心，心緒不集中）。

思慮；謀劃【calculation】。如：心重（思慮太多）；心赴（變心；不

451

遵守諾言）；心模（揣測；估量）。

中心，中央【center】。

心號（兵卒上衣前後的標誌符號）；心經（《般若波羅密多心經》的簡稱。以其概括了《般若經》的核心，故稱）；心子；心臟；江心。

➤ 脾臟的功能和養生

內經：脾，為倉廩之官，五味出焉，五行屬土，通口，主肉，在音為宮，在聲為歌，在變動為噦，在志為思，思傷脾，怒勝思。

口齒伶俐的人多半消化好。

脾為倉廩之官，為身體提供充足的營養和水分。

焦慮傷脾。當思慮過度，易得脾胃系統的疾病，如脾胃脹滿，消化不良，面黃肌瘦，嚴重者容易引起胃潰瘍，十二指腸潰瘍等消化性疾病。思則氣結，當思緒過度，由此引起飲食上失衡而造成人體瘦弱的情況，五味使人口盲，過於喜歡美食，長期暴食美味佳餚，山珍海味，易使一身長累贅肉，造成高血脂，高血壓，高血糖的症狀，不貪美味，合理飲食，才是長久養生之道。

脾開竅於口，口唇是脾之官。嘴唇感覺麻木，飲食減少，身體日見消瘦，是胰臟功能在逐步衰減，這主要是由於飲食失調，饑飽不當所致，由於胰臟不好，便殃及胃，當胃受到損害時，嘴唇就會明顯地變得乾燥欲裂，麻木無味。

長夏養脾。平時可多吃一些能夠清熱、利濕、解毒的食物，如西瓜、烏梅、草莓、番茄、綠豆、黃瓜等。

　　唇色蒼白，唇色變淺，表示血紅素不足；嘴唇過白，則標誌血氣不足，唇色發黑唇色黯黑，可能是消化系統有病，如便秘、腹瀉、下腹脹痛、頭痛、失眠、通過口唇顏色的變化，我們可以看出一個人身體的健康狀況。

　　若是嘴唇兩邊長出一道往下的線條，要當心腸胃。這時最好試著微笑，讓心胸開朗。

　　脾氣，代表一個人的心緒心情。

脾經哪些穴道按摩效果高：

1.　太白穴

　　太，大也。白，肺之色也，氣也。太白穴名意指脾經的水濕雲氣在此吸熱蒸升，化為肺金之氣。

　　取穴方法：在足內側緣，當足大趾本節（第 1 蹠骨關節）後下方赤白肉際凹陷處。

　　主治：胃痛、腹脹、腸鳴、泄瀉、便秘、痔漏、腳氣、體重節痛、痢疾。

2.　配　伍

　　配中脘穴、足三里穴治胃痛

　　操作方法：推拿、按壓、按揉均可。操作時注意力道，以穴位處微微感到脹痛為度，不必用太大力氣，每天堅持按揉 3～5 分鐘。

　　保健作用：瘦腿、補脾補肺。

我們常說脾胃，胃與脾的健康息息相關，二者合稱人的「後天之本」。脾胃好的人皮膚細嫩、有光澤；肝為將軍之官，負責統血和思慮決斷；脾為倉廩之官，為身體提供充足的營養和水分。

3. 三陰交穴位

這是脾腎肝三經會合的穴位，在肝經的交會之處，此穴位置在內踝尖直上 3 寸，脛骨後緣靠近骨邊凹陷處。內踝高點上 3 寸脛骨內後緣。即，足內踝尖直上四橫指，脛骨後緣處。

三陰交穴的作用：三陰交穴，十總穴之一。所謂「婦科三陰交」，顧名思義此穴對於婦症甚有療效。

主治病症：腹痛、腸鳴、腹脹、泄瀉、便溏、月經不調、崩漏、帶下、陰挺、經閉、不孕、難產、遺精、陽痿、遺尿、疝氣、足痿、癮疹、失眠、神經衰弱、蕁麻疹、神經性皮炎。

● 三陰交是婦科疾病的剋星，是婦科主穴，對婦科疾病很有療效，如：子宮功能性出血、月經不調、經痛、帶下、不孕，崩漏、閉經、子宮脫垂、難產、產後血暈、惡露不行等；

● 三陰交還能治療男性生殖器官的疾病，如：遺精、遺尿、陽痿等；

● 三陰交也能緩解腹脹、消化不良、食欲不振、腸絞痛、腹泄、失眠、神經衰弱、全身無力、更年期綜合症。

三陰交穴按摩：我在教點穴按摩時，常用手指按壓學員，有些會說好痛，那麼就要時常按摩此穴。起初輕輕揉按，等敏感度減輕時，代表此穴相連的臟腑情況改善，這時每天還是要按摩，壓力可以較大一些，

每次揉按 3-5 分鐘，對身體健康會大有益處。5.7.2020

➤ 山藥能健脾補虛

《本草正》：山藥能健脾補虛，滋精固腎，治諸虛百損，療五勞七傷。第其氣輕性緩，非堪專任，故補脾肺必主參、朮；補腎水必君茱、地；澀帶濁須破故同研。

山藥是山中之藥、食中之藥。不僅可做成保健食品，而且具有調理疾病的藥用價值。《本草綱目》指出：山藥治諸虛百損、療五勞七傷、去頭面游風、止腰痛、除煩熱、補心氣不足、開達心孔、多記事、益腎氣、健脾胃、止瀉痢、潤毛皮，生搗貼腫、硬毒能治；《醫學衷中參西錄》中的玉液湯和滋培湯，以山藥配黃芪，可治消渴、虛勞喘逆，經常結合用枸杞子、桑椹子等這些藥食同源的中藥材做茶泡飲，可補腎強身，增強抵抗力，可以起到較好的保健養生功效。

山藥因其營養豐富，自古以來就被視為物美價廉的補虛佳品，既可作主糧，又可作蔬菜，還可以製成糖葫蘆之類的小吃。由於其具有很好的保健功效，男女老少都可以吃，但是並不是說山藥什麼人都能吃，吃山藥也有禁忌，下面我們來看看吃山藥的禁忌。

山藥與哪些食物不能同吃？

1. 山藥忌與鯉魚、甘遂同食，它們相剋。
2. 山藥與甘遂不要一同食用；也不可與鹼性藥物同服。
3. 山藥與豬肝。山藥富維生素 c，豬肝中含銅、鐵、鋅等金屬微量元素，

維生素 c 遇金屬離子，則加速氧化而破壞，降低了營養價值，故食
豬肝後，不宜食山藥。

4. 黃瓜、南瓜、胡蘿蔔、筍瓜中皆含維生素 c 分解酶，若山藥同食，
維生素 c 則被分解破壞。

5. 山藥與海味。一般海味（包括魚蝦藻類）除含鈣、鐵、磷、碘等礦物
質外，都含有豐富的蛋白質，而山楂、石榴等水果，都含有鞣酸，若
混合食用會化合成鞣酸蛋白，這種物質有收斂作用，會形成便秘，
增加腸內毒物的吸收，引起腹痛、噁心、嘔吐等症狀。

哪些人不能食用山藥？

1. 糖尿病患者不可多食：
雖然說山藥含有的黏液蛋白，有降低血糖的作用，但山藥屬根莖類
食物，澱粉量較高，如果過多食用反而不會降低血糖，而會導致血
糖升高。因此，患有糖尿病的人不可一次吃過量的山藥，如果某些
患者偏愛食山藥，那麼應適當減少主食的量，否則就會適得其反。

2. 愛吃火鍋的人：
山藥本身是一種補藥，在吃火鍋時，加上麻辣小料的作用，使性平
的山藥帶有一定的熱性，容易讓人上火，因此，在吃火鍋時，最好
少吃山藥。

3. 男性患攝護腺癌、女性患乳腺癌：
山藥中含有的薯蕷皂苷成分在人體內可以合成荷爾蒙，如睪丸激素
和雌性激素。因此，對於男性患有攝護腺癌、女性患有乳腺癌的病
人來說都不宜食用。

➢ 肺開竅於鼻，與大腸相表裡

《黃帝內經》:「肺者，氣之本」;肺為相傳之官。憂傷肺，喜勝憂;熱傷皮毛，寒勝熱;辛傷皮毛，苦勝辛。

把肺比作相傳之官，相傳之官就是既為宰相又為皇帝的老師，可見肺的重要性。它是腎臟之母。

人體的各種生理調節代償功能，都屬於肺的職責範圍;

《黃帝內經》:秋三月，此謂容平，天氣以急，地氣以明，早臥早起，與雞俱興，使志安寧，以緩秋刑，收斂神氣，使秋氣平，無外其志，使肺氣清，此秋氣之應，養收之道也。

肺是人體最「嬌嫩」的器官，它容易受內外因素損害，是人體第一道防線，也是最易失守的防線。作為五臟六腑的「華蓋」，肺像傘一樣給為它們遮風擋雨，秋季應好好養護它才能保一秋無恙，此時正是養肺好時節！

《黃帝內經》說:「肺者，氣之本」肺時刻不停地呼吸，才能維持人的生命活動，肺也有最怕的敵人，要避免，才能高效護肺。

肺有六怕:

怕寒、怕燥、怕熱、怕髒、肺怕憂愁、肺怕大便不通。

1. 肺怕寒

肺時刻不停地呼吸，才能維持人的生命活動，肺怕寒:肺位於胸腔，經絡與喉、鼻相連。寒邪最容易經口鼻犯肺，使肺氣不得發散，津液凝結，從而誘發感冒等呼吸道疾病。反覆受寒，可使人體免疫力下降，引發慢性鼻炎。

2. 肺怕燥

肺在五行中屬金，與秋氣相通，秋天氣候乾燥，容易耗傷津液，所以秋季常見口鼻乾燥、乾咳無痰、皮膚乾裂等病症，秋季養生應固護肺陰，少吃辛辣之品「白色入肺，辛入肺」。

可食白蘿蔔，蜂蜜等《黃帝內經》說：「肺者，氣之本。」而秋季正是養肺的季節，更要遠離燥，肺怕燥，肺在五行中屬金，與秋氣相通。秋天氣候乾燥，易耗傷津液，故秋季常見口鼻乾燥、乾咳無痰、皮膚乾裂等症。秋季養生應固護肺陰，少吃辛辣之品，以免加重秋燥對人體的危害。

同時，應多食蜂蜜、銀耳、甘蔗、梨、百合、芝麻、藕、杏仁、豆漿等以潤肺養陰。

3. 肺怕熱

中醫講「肺為嬌臟」，它既怕寒又怕熱。肺受熱後容易出現咳、喘（氣管炎、肺炎）等症狀，如果肺胃熱盛還可能導致面部起痘、酒渣鼻。

4. 肺怕髒，如霧霾、煙氣刺激

肺為「清虛之臟」，但霧霾、長期吸菸、導致肺泡內痰飲積滯，阻塞氣道，清氣不能吸入，濁氣不能排出，上下氣海不流通，血液不能正常循環。

我認識的德國兩位中國飯店老闆，他們是廚師出生，並不吸菸，但是得肺癌，在中年就過世。在台灣，有些主婦不吸菸，可是卻得肺癌而過世，根據調查，這是用煤氣烹飪，煤氣爐，有時不能立即點燃，煤氣溢出，久而久之，傷到了肺，也是得肺癌的原因。

5.　肺喜神志安寧，怕過度悲憂

《黃帝內經》指出，秋天應減少慾望和活動，以使「神志安寧，秋氣平，肺氣清」。因此，在夫妻生活方面，也要順應季節變化，適當調整頻率，更加符合健康養生的原則。對男性來說，秋天晝夜溫差較大，容易受涼，這容易影響到攝護腺功能。

悲傷和憂愁雖不同，但皆為負面情緒。《黃帝內經》說「悲則氣消」；「憂愁者，氣閉塞而不行」。以前得肺病的人，多半是多愁善感，內向憂鬱的人，說明過度悲哀或憂愁，最易損傷肺氣，或導致肺氣運行失常。因此，保持積極樂觀的心態，對保護肺臟極為重要。

6.　肺怕大便不通

肺和大腸經絡相通，關係密切。具體來說，大便通暢有利於肺氣下行。平時宜多進食些芝麻、杏仁等食品，不僅能潤腸通便，還具有養肺利肺之功。

7.　肺的養生和保健

1.　以「食」養肺（請參照肺的食療三篇）

秋季養肺適當多吃蔥、姜、蒜等辛味食物，因具有發散、行氣、活血、通竅等功效，可以補益肺氣。

2. 以「動」養肺

適當運動鍛鍊可以提高免疫力，運動不可劇烈。最好清晨或傍晚運動選擇運動量較少的方式，如慢跑、太極拳、散步等。

3. 以「暖」養肺

空調溫度不宜太低，也不要吹的時間過長。少食寒涼食物喝水以溫開水為宜。

4. 以「笑」養肺

悲傷低落的情緒會損傷肺，每天多笑能消除疲勞、解除抑鬱，還可使胸廓擴張、肺活量增大有助於宣發肺氣利於人體氣機升降。

養肺按揉那個穴位？

1. 貼敷並叩肺俞穴

肺是人體最「嬌嫩」的器官它容易受內外因素損害是人體最易失守的防線作為五臟六腑的「華蓋」肺像傘一樣給為它們遮風擋雨秋季應好好養護它才能保一秋無恙，此時正是養肺好時節。可貼敷貼敷並叩肺俞穴。

每晚臨睡前端坐椅上，兩膝天然分開雙手放在大腿上。全身抓緊意守丹田吸氣於胸中，兩手握成空心拳輕叩背部肺俞穴。這種辦法可以暢快胸中之氣有健肺養肺之成效。7.3.2020

➤ 腎臟在身體的作用，如何保護腎臟

內經：腎為作強之官，伎巧出焉，五行屬水，通耳，主骨，在音為羽，在聲為呻，在變動為栗（寒則戰栗，恐則戰栗，腎水之象也），在竅為耳，在味為咸，在志為恐，恐傷腎，思勝恐。

腎主骨，齒為骨之餘，腎為作強之官，腎是精力的源泉，腎臟影響免疫系統，腎強，能發揮智慧和技巧。

中醫有謂，「腎不虛，人不老；腎氣足，命長久」

中醫認為腎是人體最重要的部分，是陰陽的根本，生命的泉源，為"先天之本"。腎內藏有元陰、元陽（即腎陰、腎陽），是人體物質與功能的貯藏基地，又是推動生理活動場所。

腎陰，（又稱元陰、真水、真陰），即腎的物質與結構方面，為人體陰液的根源，對人體各臟腑組織起滋養、濡潤作用。

腎陽，（又稱元陽、真火、真陽），即腎的功能與熱力方面，為人體陽氣的根本，對人體各臟腑組織的功能起推動、溫煦作用。

腎陰與腎陽代表身體營養物質與生理功能之總和；物質（陰）一方面為生理功能（陽）供應能量，另一方面，功能（陽）又促進物質（陰）在體內貯備。具體反映了腎陰與腎陽之間的相互依存，相互為用，相互制約關係。這種動態平衡維持正常的生命活動。如《素問・生氣通天論》中記載：「陰平陽秘，精神乃治，陰陽離決，精氣乃絕。」陰與陽相互對抗、相互制約和相互排斥，以求其統一，即此意。

腎陰虛的主要症狀有：腰膝部位酸痛，頭暈或耳鳴，聽力下降，口乾咽燥，煩熱，手足掌心發熱，晚上出汗，大便乾結，男子遺精。脈搏

細弱無力或脈搏細弱快速。舌體紅，舌苔少。腎陰虛証，往往有陰虛火旺症狀。

腎陽虛的主要症狀有：腰膝部位酸痛或疼痛寒冷，畏寒，四肢冰冷，精神萎靡，小便不順暢或失禁遺尿，男子性功能下降，更可有陽萎，女子不孕，有時還出現水腫。脈搏細弱或要重按才能觸到細弱的脈搏。舌體胖大，有白色舌苔。腎陽虛証，往往有陽虛而寒的症狀。

腎陰與腎陽之間往往相互影響，在疾病發展過程中，若腎陰虧損長期不得改善，常可影響到腎陽，而導致陰陽兩虛，亦即"陰損及陽"；相反若是腎陽虛損長期不得改善，也可變化為陰陽兩虛，這情況又稱為"陽損及陰"。

所以在治療中，多數採用補陰配陽或補陽配陰，或陰陽併補，以促使內在陰陽的平衡。至於陰陽併補時，以補陰為主，還是補陽為主，則要視乎程度來厘定辨証施治的側重點。

腎的陽氣是人體物質代謝和生理功能的原動力，是人體生殖、生長、發育、衰老和死亡的決定因素。人的正常生存需要陽氣支持，所謂「得陽者生，失陽者亡」。「陽氣」越充足，人體越強壯。陽氣不足，人會生病。陽氣完全耗盡，人就會死亡。陽氣虛就會出現生理活動減弱和衰退，導致身體禦寒能力下降。《靈樞》：「人到四十，陽氣不足。損與日至。」隨著年齡的增長，人的陽氣會逐漸虧耗。人老以後會開始怕冷，就是腎中陽氣開始衰弱的緣故。

養生，從滋補腎中陽氣入手，陽氣旺盛，生命力就旺盛。

➤ 什麼是腎虛？冬天養腎

腎虛是中醫時常用到的詞句，它是指人體元氣虛。

春天手腳還是冰涼是腎陽虛，春季是萬物生發的季節，人的手腳處於身體的末端，如果冬天腎精藏得不夠的話，那麼供給身體的力量就少了，精氣到達不了四肢，就出現四肢冰冷的症狀。這時候，就需要補腎了。所以冬天一定要養腎，要保暖。

這些現象，在警告我們要對身體狀態做出改變了，疾病也就會乘「虛」而入了。

恐懼傷腎：

《內經》"大驚卒恐，則氣血分離，陰陽破散"。

所以腎要保暖。若是受驚，一定要休息，慢慢的喝溫水。

多飲水，最好是溫熱的水，對腎臟非常的重要。

喜歡口味重的食物來開胃，將元氣調上來幫助運化，就是一種腎虛的表現。

腎畏寒喜暖：

"腎寒則戰慄，恐則戰慄，腎水之象也"

老年人小便時頭部打戰，這表示老人是腎氣不足，氣血虛，所以下邊一使勁上邊就空了，小便時會打戰。這是腎虛。

如何使腎氣不外洩？小便時咬住後槽牙，以收斂自己的腎氣，不讓它外泄。

坐著時不自覺地抖腿：

說明腎精不足了。中國古代相書上說「男抖窮」，意思是男人坐在那兒沒事就抖腿，這是腎精不足的現象。腎精不足就會影響到思維；思維有問題，做事就會有問題；做事有問題，就不會成功；會導致窮苦。這是一連串的影響，所以，若是有這樣的行為，應該注意補腎精。

其實女子也是一樣，坐時喜歡抖腿，表示腎氣不足，要注意保養腎氣。

發低燒的現象：

說明氣血水平非常的低，也在一定程度表明腎氣不足的現象。一般臨床的低燒，指測腋窩溫度 37.3 °C-38 °C。正常體溫的範圍在 36 °C-37 °C。如果長期低燒，持續半個月到 1 個月，就要去醫院進行檢查原因和治療。

睡覺的時候經常的出汗：

中醫稱之為盜汗現象，是腎臟陰虛的一種典型的表現，持續的出現盜汗就會傷害腎陰從而危害到腎臟的健康，所以夜間出汗一定要重視。

白髮以及大量脫髮的現象，這也是腎虛。中醫講，腎臟是一個人的先天之本，食物飲食要清淡：黑芝麻、枸杞子、山藥，少飲酒，少吃薑、辣椒等刺激性強的食物。要用溫水刷牙、熱水泡腳。

耳中蟬鳴，或癢或重聽表示腎功能在逐步衰弱的信號，有時還會伴隨腳痛、尿頻等症狀，工作過於勞累的人尤其要注意做到勞逸結合。

➤ 養腎的按摩法

腎開竅於耳，「腎」上有病反映在耳朵上。

耳朵，保持耳朵不要受寒，要時常按摩耳朵。

五音令人耳聾，耳根清靜是表示耳朵也需要清靜，也是養生的法門。過分的用耳，消耗精力，貝多芬耳聾，固然有不同的原因，加上用耳過度，也是致聾的一個因素。耳朵不喜歡周邊有人撈叨，這不但傷耳，也勞心。

齒為骨之余，齒亦與腎精息息相關。安常扣齒（請參考十二段錦）

人隨著年紀的增長，腎氣氣血逐漸虧虛，營養牙齦的精微物質供給不足，會導致牙齦萎縮，進而出現牙齒鬆動的現象。

韓愈的祭十二郎文，內有「吾年未四十，而視茫茫，而髮蒼蒼，而齒牙動搖。韓愈（768 年－824 年 12 月 25 日）他才活到 56 歲，不到一甲子。

「腰為腎之府」，腎的位置在腰部，腰部的慢性損傷、疼痛常與腎有關。腎臟充養和滋潤脊髓，上注於腦而為腦髓，充養頭髮。

年紀輕輕頭髮就白了好多，中醫認為，頭髮為腎之華。華，就像花朵一樣，頭髮是腎的外觀，是腎的花朵。而頭髮的根在腎，如果年輕的就頭髮花白，說明腎精不足，也就是腎虛了。這時候就要補腎氣了。

腎俞穴（足太陽膀胱經，手掌摩擦生熱後按摩），即揉腰部。要常揉腎俞。

湧泉穴，在腳底心，上 1/3 出。常擦摸腳底心使之發熱。對腎臟有好處。

打太極拳：

太極拳是以腰部為樞紐的一項緩慢運動，非常適合體質虛弱的中老年人鍛鍊。腰為腎之府，經常活動腰部，能使氣血通暢，從而起到補腎的作用。

要常按摩關元（手掌按摩）穴，屬於任脈。

腎畏寒，不可光腳在溼地上行走。

腳底有湧泉穴（手掌按摩，摩擦）並保持腳的溫暖。冬季要穿厚襪子，保護腳部溫暖。

縮肛功，請參見養生的具體方法「➤ 氣功提肛法」

平臥或直立，全身放鬆，自然呼吸。吸氣時，做收腹縮肛動作；呼氣時放鬆，反覆進行 30 次左右。早晚均可進行。本功能提高盆腔周圍的血液循環，促進性器官的康復，對防治腎氣不足引起的陽痿早泄、女性性慾低下有功效。

這樣陰陽穴位，腎陰腎陽都顧及到了，才能夠達到陰陽相濟，補腎健身的效果。30.6.2020

> ## 痛風的預防與自然方法的治療

　　今天 Schweckhausen 的鄉長跟我們一塊在旅館早餐，之後帶我們到附近三十公里的地方和 Bad Triburg，以及我們訂購 21 株 Linden 樹木的大植物學校繞了一圈。先後四個小時。

　　鄉長是一位非常能幹的人，任勞任怨，處事公正，頗得鄉民和左鄰右舍人們的尊敬。

　　可是他的身體情況，每次見到他，都是每況愈下。我們很擔心，憂心。

　　今天他說他患痛風，醫生開給他最新最貴重的藥品服用。它的副作用很大，他讀了後，真不想吃，但是不得不服用。

　　在早餐時，給他倒了一杯葡萄柚的果汁。

　　他才喝一口，就說，好酸，不肯再喝。

　　我說酸能清除血管硬化，對他的身體有利。

　　他回答，可是他服用了最新最名貴的藥物，裡面說明，酸的飲食跟藥物有相抵觸的效果，所以他不能夠吃。他繼續說，他服用此藥物，皮膚上會出現水泡，我們看見的話，並不是他得了什麼病，這是藥物的反應，而且他服用藥物後，可能隨時不能夠走路，請我們見諒。

　　看到他這樣的受苦，使我想到痛風一病症，多麼的可怕，因而至少要使未得的人們警惕，知道它得病的原因，預防和治療的方法。

下面參考不同的網路資料，挑其實用有效的錄下：

　　按現代醫學的定義，痛風是一組異質性疾病。它是由於嘌呤（在台灣譯作「普林」）代謝紊亂導致的全身性疾病，它不止有關節炎的表現和痛風石的生成，還可伴發痛風性腎病、尿酸性尿路結石及代謝異常等。

痛風是尿酸在骨頭關節裡堆積多所造成，而醫生建議不要吃嘌呤類的食物，嘌呤是核酸分子上的「氮基」（nitrogen base），每個細胞都有它，即使不吃嘌呤類食物，它也存在。只是一旦吃得過多，在體內便可能堆積比較多，它是一種代謝產物，一旦無法正常代謝，就會產生痛風病症。

它是以反復發作的小關節（尤其是蹠趾關節，即人體的大都、太白穴位處）疼痛，當痛風石形成，伴高尿酸血症為特徵的疾病。如果只有高尿酸血症，即使合併尿酸性結石也不能稱之為痛風。高尿酸血症只有10～20%發生痛風。也就是說，只有當尿酸鹽結晶、沉積導致反應性關節炎時才能診斷為痛風。

痛風有哪些症狀與特徵？

急性關節炎常是痛風的首發症狀。典型發作是起病急驟，多於午夜因劇痛而驚醒，最易受累的部位是第一蹠趾關節，依次為踝、跟、膝、腕、指、肘等關節。90%單一發作，偶爾雙側或多關節同時或先後受累，呈紅腫熱痛，可有關節腔積液，也可伴發熱、白細胞增多等全身症狀。

發作常呈自限性，數小時、數天、數周自然緩解，緩解時局部出現本病特有的脫屑和瘙癢表現。緩解期可達數月、數年乃至終生。但多數反復發作，甚至到慢性關節炎階段。也有的患者沒有緩解期，直至延續數年甚至終生。

痛風石是痛風的特徵性損害，是由於尿酸結晶沉積在體內，刺激周圍組織，引起異物樣反應，形成的異物結節。痛風石最常見於關節內和關節附近。可呈黃色大小不一的隆起，小如芝麻，大如雞蛋，初起質軟，逐漸變得堅硬如石。在關節附近因磨損，容易破潰成瘺管，有白色糊狀物排出，不易癒合，但也很少繼發感染。嚴重的會傷害皮下組織、甚至軟骨、骨等，最終導致關節僵硬、破潰、畸形。

什麼人容易患上痛風？

痛風通常侵襲較肥胖的中老年人，男多於女。多於春秋季發病，飲酒、高蛋白飲食、腳扭傷是重要誘因，穿鞋過緊、走路過多、受寒、感染、手術等也可以誘發。

中醫角度分析痛風成因

從中醫的觀點來看，痛風是屬於「痺證」、「白虎歷節風」的範疇。尿酸過多可歸於「痰濁」、「濕濁」。病因可分為內因和外因兩個方面。

內因是正氣不足或勞倦過度導致脾腎功能失調：脾的運化功能不足，所以痰濁內生；腎分清泌濁的功能失調，則濕濁排泄量少緩慢，以致痰濁蓄積。

外因則是風寒濕邪侵襲人體，如居處或勞動環境寒冷潮濕，或涉水淋雨，或長期水下作業，或氣候劇變等原因。此時若再加上酗酒、暴食、或關節遭受外傷，會促使痰濁流注於關節、肌肉，造成氣血運行不暢而形成痺痛，也就是痛風關節炎。

痺證日久不愈，血脈瘀阻，津聚痰凝可由經絡而及臟腑，導致臟腑痺。

痛風治療依體質分成 4 類：

　　痛風可以用針灸、中藥或針藥結合的方法治療。針灸對於急慢性疼痛效果顯著。

1. 風濕熱痹者，清熱利濕、通經活絡，只針不灸，行瀉法。

2. 風寒濕痹者，溫化寒濕，痰瘀痹阻者除濕化痰、活血化瘀，可針灸並用，瀉法。

3. 肝腎虧虛者，滋養肝腎，通經活絡，多針少灸，平補平瀉。多取用足太陰脾經和發病局部穴位為主。

4. 虛胖水腫者，有一類痛風病人是屬於虛胖水腫的體質，肥胖而肌肉鬆軟，易流汗、常疲勞、常感腰以下沉重，甚至勞累後即出現下肢水腫，這類病人可用《防己黃耆湯》加減來控制尿酸，也能達到減重及改善疲勞的效果。

　　有許多方藥可以治療痛風，如急性的痛風關節炎發作，可依病情選用《當歸拈痛湯》、《上中下通用痛風丸》、《白虎加桂枝湯》或《四妙丸》等，單味藥可選用乳香、沒藥，皆可取得不錯的療效。

　　土茯苓、萆薢可降低血中尿酸濃度，薏苡仁、澤瀉、車前子、大腹皮、茯苓皮等中藥有助於尿酸的排泄，這些藥物經過適當的配伍後，可用於痛風的間歇期以降低尿酸。此外痛風最好的蔬菜是冬瓜和黃瓜配胡蘿蔔。

　　應該避免吃的食物：第一是魚皮，第二是內臟，第三是草菇及蘆筍，這幾樣一定要禁吃，太濃的肉湯也不要多吃；因為它們都被認為是含高嘌呤的食物，易堆積在骨節。其實最好的改善方法是運動及心情調適，因為若能進行很正常的運動，尿酸就不會在體內堆積，即使有很多嘌呤，也能排泄掉，就不會產生不適的症狀。

一個簡單的食療方法，就是常吃「四神湯」，它可以讓人很容易把堆積的尿酸排泄掉；四神湯內含薏仁、山藥、茯苓、芡實、蓮子，它有好幾種煮法，一種就是用水煮了加點糖或不加糖都行，或和豬排骨或雞骨頭一起煮，煮法可依個人口味做變化。

避免痛風上身，保養 3 大訣竅：

1. 日常生活中應當謹防風寒，勞逸適當。
2. 適當運動很有幫助，平時經常活動關節，多活動手指、腳趾、膝蓋和肘部，多做伸展運動，會趕走尿酸結晶在關節處的沉著。甩手運動很有用。
3. 晚上臨睡前泡泡腳，至少 30 分鐘，可減輕疼痛，並讓尿酸結晶重新溶解而排出體外。22.5.18

➢ 中西醫治療痛風類似的一種方法

這些日子來，我們在德國。

昨天這邊 Schweckhausen 的鄉長請我們到他家喝咖啡。

我們最關心的是他的身體。

他行動不方便，體重太重，背部疼痛，行走不便。但是人很有精神，跟我們一起反對在這周圍的鄉鎮，設立 9 個 233 公尺高的大風車發電。

談到他的大腳趾，他說，他曾患痛風。大腳趾痛的寸步難移。

他去找一位外科醫生，請求治療。醫生一看，就拿起一個刀，要給他開刀。

他說，先要照 X 光，醫生回答：這是痛風，不必照 X 光就知道。在你的大腳趾部分凝聚晶狀物，得要清除掉。說時，就給他消毒，拿了刀在他大腳指甲蓋下一劃，將一大堆的結晶體剔除。從此他再也沒有患痛風。

我很驚奇西醫用的這種治療法。

中醫治療痛風，是在腳大指指甲周圍的穴道，用三菱針刺出血，擠出周圍的瘀血和鬱積物，這樣疼痛消失，之後針腎經的母穴復溜穴，原穴太溪。

不管是中外，自然醫學都有類似動植物的某種形狀來治病的情況，如腰果補腎臟，動物的腰子，腎，來補腎臟。下面的一個秘方基於這個道理，它對很多病人有救命之恩，請點擊下面的網頁連線。

Subject：太好了！腎病從此不用再花錢洗腎受苦！救一個人等於救一個家！分享出去吧！http://momdata.blogspot.com/2014/11/blog-post_665.html　22.11.17.

> **解除眼睛乾澀的方法**

聽到一些同學說眼睛乾燥，不過她們用眼藥水點，就能夠解決這個問題。

可是這不是一個好方法，因為眼藥水內的防腐劑，容易被體內吸收。

最好的方法是應用身體本能的眨眼功能。

1. 眼睛睜大，然後閉上，數 1、2、3。

2. 眼睛又睜開，跟 1 一樣，然後閉上，數 1、2、3。

3. 這樣做兩次，眼睛再閉上，張開口打哈欠。

4. 這種作法不僅可以治療眼睛乾澀，對白內障、青光眼、黃斑疾病都有效。

5. 這樣做，能夠打通淚液小孔，使其通暢，促進眼睛血液循環。

6. 打呵欠是作用於腎臟，淚水跟腎臟有關。2.2.18.

人體腎臟元氣足，要按摩跟腎臟有關的五個穴道：

湧泉（手掌按摩，摩擦），太溪，复溜（按壓摩）—屬於腎經。

關元（手掌按摩）穴屬於任脈。

這四個穴位都屬於陰經的穴道，此外加上腎俞穴（足太陽膀胱經手掌摩擦生熱後按摩），這樣陰陽穴位都顧及到了，才能夠達到陰陽相濟，補腎健身的效果。

國家圖書館出版品預行編目資料

身心靈整體的自然醫學 / 虞和芳　著

臺中市：天空數位圖書　2020.09

面：14.8*21 公分

ISBN：978-957-9119-88-7（平裝）

1. 自然療法

418.99　　　　　　　　　　109013551

發 行 人：蔡秀美
出 版 者：天空數位圖書有限公司
作　　者：虞和芳
版面編輯：採編組
美工設計：設計組
出版日期：2020 年 09 月（初版）
銀行名稱：合作金庫銀行南台中分行
銀行帳戶：天空數位圖書有限公司
銀行帳號：006-1070717811498
郵政帳戶：天空數位圖書有限公司
劃撥帳號：22670142
定　　價：新台幣 580 元整
電子書發明專利第 I 306564 號
※如有缺頁、破損等請寄回更換

Family Sky

紙本書編輯印刷：
電子書編輯製作：
天空數位圖書公司 E-mail：familysky@familysky.com.tw　http://www.familysky.com.tw/
地址：40255台中市南區忠明南路787號30F國王大樓　Tel：04-22623893　Fax：04-22623863